颜德馨
用药经验集

主　编　颜　新　颜乾麟

副主编　韩鑫冰

编　委　（按姓氏笔画排列）

王　昀　吕章明　刘　珺　刘爱华　孙春霞　苏子镇

李桃桃　杨　扬　杨梦璇　张　旻　张　磊　陈丽娟

陈姈姈　胡晓贞　胡琪祥　费鸿翔　屠执中　韩天雄

韩鑫冰　颜　新　颜乾珍　颜乾麟　颜琼枝

学术秘书　李桃桃

人民卫生出版社

图书在版编目（CIP）数据

颜德馨用药经验集 / 颜新，颜乾麟主编 . —北京：
人民卫生出版社，2019
ISBN 978-7-117-29059-3

Ⅰ.①颜… Ⅱ.①颜…②颜… Ⅲ.①中药学－临床
药学－经验－中国－现代 Ⅳ.①R285.6

中国版本图书馆 CIP 数据核字（2019）第 231005 号

| 人卫智网 | www.ipmph.com | 医学教育、学术、考试、健康，购书智慧智能综合服务平台 |
| 人卫官网 | www.pmph.com | 人卫官方资讯发布平台 |

颜德馨用药经验集

主　　编：颜　新　颜乾麟
出版发行：人民卫生出版社（中继线 010-59780011）
地　　址：北京市朝阳区潘家园南里 19 号
邮　　编：100021
E - mail：pmph @ pmph.com
购书热线：010-59787592　010-59787584　010-65264830
印　　刷：保定市中画美凯印刷有限公司
经　　销：新华书店
开　　本：710×1000　1/16　印张：22.5　插页：4
字　　数：356 千字
版　　次：2019 年 11 月第 1 版　2021年 8 月第 1 版第 3 次印刷
标准书号：ISBN 978-7-117-29059-3
定　　价：78.00 元

打击盗版举报电话：010-59787491　E-mail：WQ @ pmph.com
质量问题联系电话：010-59787234　E-mail：zhiliang @ pmph.com

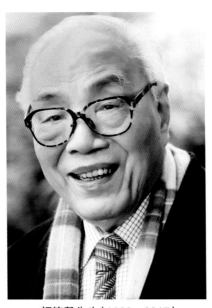

颜德馨先生（1920—2017）

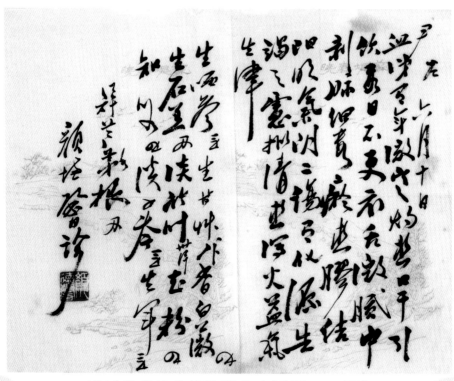

谨以此书纪念颜德馨先生诞辰 100 周年

颜德馨教授生平

颜德馨(1920—2017),男,汉族,祖籍山东,出生于江苏丹阳中医世家。主任医师,教授,博士生导师,著名中医药学家,国家级非物质文化遗产传统医药项目代表性传承人。曾任中国中医药学会理事、国家中医药管理局科技进步奖评审委员会委员及上海市中医药工作咨询委员会顾问、上海市医学领先专业专家委员会委员、国家自然科学基金评委等职,获得"上海市名中医"、第三届"上海市医学荣誉奖"等多项荣誉称号。2003年中华中医药学会特授予其终身成就奖,并聘为该会终身理事。2004年获得中国医师协会首届"中国医师奖"及"中国铁道学会铁道卫生学科带头人"称号,2009年5月当选国家首届"国医大师"。

颜德馨教授从医70余年,毕生以弘扬中医药文化、发展中医药事业为己任,长期从事中医药的临床、科研、教育和人才的培养工作。在学术上开拓创新,根据疑难病证的缠绵难愈、证候复杂等特点,倡导"久病必有瘀""怪病必有瘀",提出"衡法"治则,为诊治疑难病证建立了一套理论和治疗方法,尤其是运用于心脑血管病领域,颇有成效。主持"瘀血与衰老"科研项目,提出瘀血实邪乃人体衰老之主因的新观点,荣获国家中医药管理局科技进步二等奖,此外"脑梗灵治疗脑梗塞的临床与实验研究""衡法新药调节血脂功能的研究"等多项科研成果均获得各级科技进步奖。

颜德馨教授发表论文200余篇,出版《活血化瘀疗法临床实践》《医方囊秘》《气血与长寿》《中国中医抗衰老秘诀》《颜德馨医艺荟萃》《颜德馨诊治疑难病秘笈》《颜德馨临床经验集》《颜德馨膏方真迹》等著作10余部,曾多次赴美国、法国、加拿大等地讲学,为中医走向世界作出了贡献。在非典肆虐之际,临危受命,担任上海市中医防治专家组顾问、上海市中医治疗指导组组长,及华东地区防治非典首席科学家,为抗击非典作出了重要贡献。

颜德馨教授心系岐黄,热心中医事业建设,在上级领导支持下组建上海市中医心脑血管病临床医学中心、同济大学中医研究所。为加强下一代中医接班人的培养,于1999年个人捐资设立"颜德馨中医药人才奖励基金",2004年正式成立上海颜德馨中医药基金会,并担任理事长,为中医传承发展事业作出了卓越贡献。

主编简介

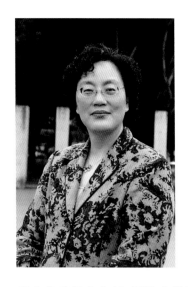

颜新,女,江苏丹阳人。医学博士、教授、主任医师、博士研究生导师。祖父为著名中医学家颜亦鲁先生,父亲为首届国医大师颜德馨教授。全国第二届名老中医学术经验继承班学员,师从颜德馨教授,海派中医颜氏内科第三代传人。

现任同济大学中医研究所副所长、国家中医药管理局名中医传承模式重点研究室主任,教育部学位中心评审委员,上海市科学技术专家库成员、上海市教委学科组委员、上海市学位委员会学科评议组成员,同济大学中医学学科专业委员会主任、同济大学医学与生命科学学部学位评审分委员会委员,上海市中医药学会亚健康分会、上海市中西医结合学会诊断专业委员会、上海市中医药学会学术流派分会副主任委员。

主持国家级、省部级科研项目十余项,发表学术论文四十余篇,参与编写出版著作 15 部,其中担任主编 10 部。曾荣获上海市科学技术进步二等奖、首届中医药学术传承高徒奖。多年来致力于中医学术史和疑难杂证的研究,重视经典理论与临床实践相结合,学术上推崇脾胃学说和气血学说,强调辨证论治。

主编简介

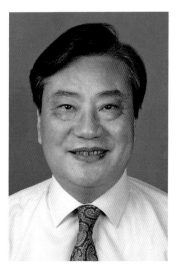

颜乾麟,江苏丹阳人,主任医师,海派中医颜氏内科第三代传承人,第四、五、六批全国老中医药专家学术经验继承工作指导老师,2007年获得"全国首届中医药传承高徒奖",2011年被评为"上海市名中医",2012年被评为"全国名老中医药专家工作室"指导专家。现任同济大学中医研究所副所长、上海市中医心脑血管病临床医学中心副主任。长期从事中医内、儿、妇科疾病的临床、科研、教学工作,尤其对中医心脑血管病的诊治有较深的研究。历年来发表论文80余篇,主编《中医气血证治学》《颜德馨临床医学丛书》等著作多部,主持国家级、省部级科研项目多项,国家973课题"气血学说继承与创新的研究"于2010年通过鉴定。1997年获上海市中医药科技进步二等奖,2013年获上海市科学技术进步三等奖、教育部2013年度高等学校科学研究科技进步奖二等奖和第四届上海中医药科技奖特别奖各1项。

路志正序

颜德馨教授是当代医林耆宿,海派中医"颜氏内科"领军人物。颜氏内科流派源起江苏孟河医派,在百年传承中既注重对传统特色的继承,又努力汲取新的学术思想,变中有持,崇尚实干,遣方用药,独具匠心,逐步形成了"用药和缓,强调辨证""注重脾胃,善运脾气""推崇气血,创立衡法"等主要学术观点,经三世家传,已成为海派中医内科主要学派之一,在海内外享有盛誉。

颜老为颜氏内科第二代传人,国家首届国医大师,创立"气为百病之长,血为百病之胎""久病必有瘀,怪病必有瘀"等学术观点,提出以调气活血法为主的"衡法"治则,为诊治心脑血管病、疑难病证等建立了一套理论和治疗方法,不但在学术思想上为颜氏内科增光添彩,且在中医治则学研究中开辟了新的天地。

余素与颜老交厚,深知其为人刚正不阿,虽经历种种坎坷,如战争、反右与"文革",但他坚信"无平不陂,无往不复"的祖训,无论在何种环境下始终刻苦钻研,为学孜孜不倦。颜老之先翁颜亦鲁公,得"孟河学派"之真传,颜氏父子传承,其后又负笈上海,从游于徐小圃、祝味菊、秦伯未、盛心如等名医门下,在多年的随师应诊中,勤思勤问,细心揣摩,潜心研究,取长补短,融会贯通,广纳先贤辨证用药经验。而后坚守临床八十载,始终坚持中医经典,发明中医方剂之义蕴,吸收现代药理之精华,博涉知病,屡用达药,积累了许多宝贵的用药经验及验方效方。颜老临证用药轻灵透达,通权达变,平衡醇和,精究配伍,不主峻猛攻逐,其味少量轻,法度严谨,可为后人表率。颜老在治疗各科疑难杂病、老年病等方面均取得显著疗效,医德高尚,医术高超,堪称医界德艺双馨的楷模,受世人敬仰,得到同道及后学的一致推崇。

今欣见颜氏传人系统研究颜氏学说,努力传承颜老学术与临证经验,用心编选《颜德馨用药经验集》,分单味药、药对、方剂三篇,条分缕析,剥茧抽丝,举案列证,梳理成书。这些学验方药,具有鲜明的中医属性,是颜老毕生理论与实践相结合的产物,如附子伍羚角、砂仁配熟地、桔梗伍枳壳,以及血府逐瘀汤、益气聪明汤的应用,益心汤、肺炎方的创制,均以效为验,其间蕴涵着丰富的中医理论的实践元素,是中医药创新发展的重要源泉,既裨益于临床,亦有利于教学,实为后学之瑰宝,必能嘉惠医林,为中外人民造福。

著者不弃老迈,征序于余,简述巅末是为序。

廉州医翁 路志正

2019 年 2 月于北京

前言

　　父亲的一生历尽沧桑，一直在临床上摸爬滚打，上下求索，为祖国中医药事业的传承和发展身体力行，奔走呼吁。

　　父亲幼承家学，青年时代背井离乡，孤身闯荡大上海之"十里洋场"。当时的上海滩，名医众多，流派纷呈，各有千秋，世家林立。另一方面，国家和民族处于兵燹风雨之中。父亲1936年考进由王一仁、秦伯未、严苍山、章次公等开办的中国医学院，次年新校舍即被"八·一三"的炮火摧毁，民族危亡和中医濒临灭绝的沉重打击，却催生了父亲自强济世之志。乱世之中的上海，行医十分艰难。班级里四十余名同学，从医的仅余三四人。虽生计捉襟见肘，但熬夜读书思索却日日必行。父亲青年时代养成的这个习惯，延续了他的一生。几十年来，我们看到最多的情景就是父亲在繁忙辛苦的工作之余，夜里总是坐在书桌前，读书、写字、思考，无论春夏秋冬、阴晴雨雪。这在我们的脑海中，几成定格。为了提高医技，父亲虚心请教名医名师，得到徐小圃、祝味菊、秦伯未、盛心如等先生的钟爱与指点。如曾治一位大咯血患者，初投犀角地黄汤凉血止血无效，遂求教于盛心如先生，盛先生云可于方中加生军三钱，寓降气降火、逐瘀通络、通因通用之意，投药后果然病势得遏。此次经历，父亲多次提起，感戴之心之情，溢于言表。同时，父亲常常前去"善堂"为贫苦之人免费诊病。父亲成名之后，一直不忘回报社会，服务民众。在其行医七十周年学术研讨会上，父亲曾言"病人是我的老师"，令人动容。2004年捐出历年稿费、积蓄，成立上海市颜德馨中医药基金会，资助全国基层中医师科研与著书，且每逢周末，于南京东路蔡同德堂开设义诊赠药活动，仁心仁德，造福广大病家。

　　1956年父亲进入上海铁路医院（今同济大学附属第十人民医院）工作，筹建中医科及中医病房，人员寥寥，困难重重，父亲无惧困局，坚定而执着，不懈努力，脚踏实地，建立和完善了科室各项规章制度，积极开展业务学习和临床工作，逐条制定和撰写了诊疗常规，并数次赴京，争取铁道部领导的支持，终于在综合性医院里建立起独立的，集教学、医疗、科研为一体的中医楼，成为无数中医人心目中的金字塔。如今在十院中医楼的颜氏内科传承基地陈列室里，保留着父亲当年请笔迹工整的医护人员誊写的各种疾病的诊疗常规，父亲的很多名方已经初露端倪，历经岁月变迁，经受了实践考验。

父亲医术高超，广为人知，一生活人无数。在很多顽症、重症面前，父亲从不退缩，总是知难而上，寻求攻克方法，绝不轻易转科、拒绝或放弃。迄今仍常常有病家找来，述说自身或其父辈当年被救治的经历。父亲在临床实践中千锤百炼而成的众多名方、效方，如脑梗灵、益心汤、肺炎方、疏风汤、净胰汤、消渴清、羌英汤等，以及许多珍贵的用药经验，如用水蛭治血管瘤、葶苈子治肺疾、升麻治血细胞减少、血府逐瘀汤治疑难病等，今天仍与我们一起，为无数病家减缓和解除病痛，功德无量。

上世纪 50 年代中后期，父亲参加了华东地区、上海市和医院的血液病攻关组，在与再生障碍性贫血、白血病等血液病的抗争中，发挥先祖当年在家乡治疗恶性疟疾的经验，总结出血液病的主要临床表现、病机转归，辨证与辨病相结合，率先运用雄黄制剂（砷剂）治疗，命名为"55 号胶囊"，60 年代即在专业杂志和会议资料上发表有关学术文章，这一选择与运用，为白血病的现代治疗作出了重大贡献。

在攻治血液病的过程中，父亲逐渐发现和认识到气血在人体生理、病理中的重要地位，源于实践基础，提出"久病必有瘀，怪病必有瘀"的病机认识，从活血化瘀法的灵活运用，到气血理论的发展，气血辨治体系的建立，创立"衡法"治则，提出"气虚血瘀为人体衰老的主要机制"学术创见，认为在八纲辨证中，气血辨证无处不在，并将气血理论广泛运用于疑难病、老年病中，扩展至抗衰老领域。几十年磨砺精进，获得医界广泛认同与运用。与此同时，父亲完成了对孟河医学精髓的继承与发展，理论与实践的创新达到了个人学术境界的高峰。

父亲编写《餐芝轩医集》时，时年六十有余，想来父亲当年的心情与我们今日相似。中医学的振兴、发展、壮大，需要传承。父亲以前每年举办讲习班，创办《铁路中医》杂志，提携全国铁路中医人才；培养博士研究生；开设同济大学中医大师传承班，亲自授课，言传身教；多年坚持对全国各地病患、中医医生等各路信件，认真逐一亲笔回复，滴滴心血，用意良苦，俱在为中医事业培养接班人与中坚力量。忆及一日在山里涧旁，一队年轻人欢声笑语，从旁经过，父亲微笑着侧身相让，言"长江后浪推前浪"，当为父亲重视与关爱后学的内心真实写照。父亲曾言"真正的中医值得用一生去爱"，他最看重的评价是"颜德馨是个好医生"。抚今忆昔，一年多来颜氏内科传人齐心协力、夜以继日，怀着对父亲的景仰与中医事业的热爱，编成此书，作为对父亲百年诞辰的纪念，以及中医界同仁、各位朋友的共同勉励。孙信德先生为本书题写书名，特致谢意。

愿伟大的中医事业昌明，昌明，再昌明。

颜乾麟　颜新
于己亥年八月

目录

第一篇　单药篇

○一、白术善治脾虚

白术性味苦、甘,温。入脾、胃经。功能补脾益胃,燥湿和中,安胎。主治脾胃气弱,不思饮食,倦怠少气,虚胀,泄泻,痰饮,水肿,黄疸,湿痹,小便不利,头晕,自汗,胎气不安。颜老推崇"脾统四脏"之说,临床习用白术治疗诸多疾病,多能见效。

［用药心得］

1. 补脾要药　白术味甘,专入脾胃,其性温,顺应"胃喜温而恶寒"之性。故颜老谓其为补脾要药,脾虚不健,白术能补;胃虚不纳,白术能助;凡脾胃失常者,白术皆能治。

2. 善治痰湿　白术味苦,苦能燥湿化痰。颜老认为痰、湿、水等邪,异名而同源,均与脾胃运化失常相关,白术能补脾运胃,又可祛湿化痰,是一味治疗脾胃病固本清源之药。

3. 随证配伍举隅

(1) 血证:脾为后天之本,气血生化之源,又主统血,运行上下,充周四体,五脏皆受气于脾。若脾气虚弱,则不能统摄而陷注于下,或渗溢于外,多见便血、尿血、崩漏、肌衄等,白术益气健脾,收敛止血,颇有殊功。颜老先父亦鲁公曾治大咯血气脱一例,以白术100g,米汤疾火煎服一大碗,药后二小时血止神清,肢和脉起,竟未复发。仿其意,颜老亦用之治肺结核大咯血,居经不行,每晨晚各以米汁调服白术粉一匙,一月后血止经行,体渐康复。血证当以胃药收功,土厚火敛,信而有征也。

(2) 便秘:人皆知白术止泻,殊不知白术既能燥湿实脾,复能缓脾生津,津润则便畅。《艺文类聚》卷八十一《术》谓白术"味重金浆,芳逾玉液"。白术能治老年人肠液枯燥之便秘,以生白术30g煎汤服之,大便遂即通畅。盖脾为太阴之脏,藏精气而不泻。凡脾土本虚,胃强脾弱,耗伤脾阴,或老年脏躁,产后体虚,皆使脾气不得输布,失其转输之能而使脾阴亏损,症见消渴便秘,治当补益脾阴,然滋阴之剂仅补其阴液,不能助其生化,唯有生白术一味,资其化源,治疗脾虚便秘,极为合拍。

(3)**浮肿**:浮肿之因甚多,故治法迥异。颜老宗先贤张景岳"水惟畏土,故其制在脾"(《景岳全书》卷之二十二《肿胀》)之意,认为白术一味,既能健脾制水,又能燥湿利水,尝用白术与赤小豆同煎服,临证治疗脾虚浮肿甚效。昔在自然灾害时期,浮肿病比比皆是,投之多验。

(4)**小儿单纯性泄泻**:小儿为纯阳之体,生机蓬勃,然脾运不健,又常为饮食所伤而泄泻,故有"脾常不足"之说。张元素《医学启源》卷之下《药类法象》称白术乃"去脾胃中湿"之品,湿胜则濡泻,湿去则泻止。颜老临证多用生白术、生扁豆同煮糯米粥,日服二次,颇效。

(5)**哮喘**:哮喘日久,必有伏饮,饮为阴邪,遇寒则发,治疗当以温药和之。颜老主张,夏令以白术煎服,冬病夏治,培土以生金,日服二次,常服可预防哮喘病发作。

(6)**耳源性眩晕**:耳源性眩晕症见眩晕耳鸣,如坐舟车,恶心呕吐。究其病机责之水饮痰浊上泛清窍,颜老常用白术与茯苓各15g,煎服其汁,利水化饮,其效堪佳。

4. 使用方法及用量 水煎服,9~30g。

[**病案举例**]

朱某,男,33岁。慢性泄泻多年,经医院检查确诊为慢性结肠炎,迭进中西药物治疗及灌肠而效不显。症见消瘦神萎,泄泻溏而不实,无黏液完谷,少腹隐隐作痛,形寒肢冷,食入运迟,夜分少寐,舌紫苔薄,脉沉细。治当温运脾阳,取附子理中汤加味。

处方:附子9g,党参9g,焦白术9g,干姜2.4g,炙甘草4.5g,茯苓9g,炒升麻6g,胡芦巴9g,石榴皮30g,赤石脂(包)30g,煨葛根9g,山药15g,扁豆9g,四神丸(吞)9g。14帖。

药后泄止,少腹隐痛,神疲乏力,夜寐欠宁,原方出入继续治疗而愈。

按语:腹泻日久以致形寒消瘦,神疲乏力,表明此病为张仲景《伤寒论·辨太阳病脉证并治》赤石脂禹余粮汤方所言"此利在下焦",已由脾及肾,故颜老取附子理中汤加味治之,加入升麻、葛根,乃取李杲"升阳除湿"之意,以达健脾止泻之功;佐以石榴皮、赤石脂以收敛止泻,标本同治,故取效亦捷。

（费鸿翔）

〇二、白芍善缓善敛,能补能泻

白芍味苦、酸,性微寒,入肝、脾经。功能养血和营,敛阴止汗,柔肝止痛,平抑肝阳。成无己《注解伤寒论》卷三《辨太阳病脉证并治法》云:"芍药之酸收,敛津液而益荣。"《注解伤寒论》卷六《辨少阴病脉证并治法》云:"酸,收也,泄也;芍药之酸,收阴气而泄邪热。"

[用药心得]

1. **善缓善敛** 白芍微苦能补阴,略酸能收敛,能敛肝之液,收肝之气,柔肝止痛而令气不妄行也,与甘草同用则有酸甘化阴之功。颜老每宗"女子以肝为先天"之旨,取白芍、甘草治疗妇人痛经、月经不调、崩漏等症。

2. **善补善泻** 芍药有赤白之分,古人谓白补而赤泻。颜老认为白芍亦能补能泻,既能养血益阴,又可泻火平肝,治疗肝胆失畅之女子经带胎产之病及各种肝胃不和之证。其味苦酸性寒,虽非脾经药,但能收脾气,补脾阴,清敛胃热。颜老常用之平热呕,止泄泻,除腹痛。

3. **随证配伍举隅**

(1) **腹痛**:《难经·十四难》云:"损其肝者,缓其中。"颜老常取白芍配炙甘草,酸甘相合,而成甲己化土之义,泻肝之邪,缓中焦脾气,以治疗肝胃不和之腹痛效果明显。凡腹痛属寒湿者,则取吴茱萸炒白芍治之,亦有效果。

(2) **多汗**:白芍味酸,颜老谓其能调和营卫,敛阴止汗,可治疗各种汗证。气虚自汗,配伍黄芪、防风;营卫不和汗出,配伍桂枝;阴虚盗汗,配伍生地、五味子;血虚汗出,配伍当归。

(3) **眩晕**:《素问·至真要大论篇》云:"诸风掉眩,皆属于肝。"颜老习用白芍养血柔肝之功能,治疗肝阳上亢之眩晕,性急易怒,口苦咽干,两胁胀痛,常配伍牛膝、代赭石等;如属肝气不疏者,常配伍柴胡、白术、当归等。

(4)**郁证**:颜老常谓:"百病无不由于气者,气机阻滞则成郁。"选白芍用于肝气郁结所致的性情抑郁、两胁胀痛、夜寐多梦等,常配伍柴胡、薄荷等,方如逍遥散。

(5)**肝炎**:白芍归经入肝,其味酸补肝,苦味泄肝。颜老认为急性肝炎多有肝郁化火之象,故常配伍柴胡,以疏肝泻火,方用柴芍六君汤;慢性肝炎多有肝血不足之证,故可配伍当归,以补养肝血,方用归芍六君汤。

4. 使用方法及用量

(1)**注意炮制方法及药效异同**:生白芍,药性偏凉;炒白芍药性平和;酒炒白芍寒性缓解,活血功效增强;醋炒白芍,偏于敛肝止痛,养血止血;白芍炭,偏于敛血止血。

(2)**用量**:水煎服,6~15g。

[**病案举例**]

黄某,男,57岁。病史:因头晕反复发作3年,加重1周入院。患者于3年前开始出现反复头晕,曾行颈椎X线摄片检查提示为:颈椎病。经骨科行牵引等治疗,症状缓解不明显。本次于1周前开始,头晕加重而入院治疗。检查:血压17/10.52kPa(127/79mmHg),神清,压颈试验(+)、转颈试验(+),心率89次/min,律齐,神经系统检查生理反射正常存在,病理反射未引出。入院时予半夏白术天麻汤加减,症状缓解不明显。初诊:头晕,转侧为甚,因劳累而加剧,发作时天旋地转,如坐舟车,时有胸闷,恶心欲吐,胃纳尚可,二便正常,睡眠可,口不干,形体偏胖,舌体胖,脉弦略滑。证属清阳不升,虚风上扰,痰瘀蒙窍。治宜益气升阳,祛风化瘀。方选益气聪明汤加减。

处方:黄芪30g,升麻9g,细辛4.5g,赤芍9g,白芍9g,天麻9g,川芎9g,葛根9g,藁本9g,白芷9g,黄柏6g。7帖。

二诊:头晕发作次数减少,仍胸闷、恶心,舌脉如前。痰浊未清,加强化痰之力,上方加法半夏9g、白术9g、海藻9g、泽泻15g,黄柏用量增加至10g。7帖。

药后头晕渐平,缓解出院。

按语:该患者为颈椎病,同时还有脑动脉硬化,症见体胖、胸闷、恶心、舌胖,为气虚痰湿之证;复因头晕多年,久病入络,故有肝风夹瘀之象。因此,本例总的病机是清阳不升,肝风夹痰瘀,上蒙清窍。治宜祛风平肝,益气升清,化浊通窍。方用益气聪明汤加减治疗,全方针对其风、痰、虚之病理特点,选方用药配伍精当。

（刘珺）

〇三、半夏功擅燥湿化痰

半夏辛温,有毒,入脾、胃、肺经。功能燥湿化痰,降逆止呕,消痞散结,为治痰满之要药。《名医别录·下品》谓其"消心腹胸膈痰热满结",颜老随证配伍,习用半夏主治痰湿引起的各种病症,疗效显著。

[**用药心得**]

1. **化痰要药**　半夏擅长化痰,凡湿痰、寒痰、风痰皆可用之,生用效果尤显。颜老治疗重症痫疾,证属痰浊内阻者,先取生半夏荡涤痰浊,待病情改善后,方改用制半夏以祛除余邪,从而达到邪去正安之效果。

2. **善于降逆**　半夏入脾、胃、肺经,既能降胃气以止呕,又可降肺气以止咳喘。颜老认为半夏降胃气兼能化湿,降肺气兼能化痰,用于实证者多,虚证必须配以补益之品同用,方可奏功。

3. **随证配伍举隅**

（1）咳喘:颜老治疗咳喘,若症见咳喘胸闷、痰多白沫、形寒神怯等寒痰内盛者,多宗仲景《金匮要略》"病痰饮者,当以温药和之"之意,取麻附细辛汤加半夏、葶苈子以逐痰泻肺;若症见咽痒咳喘、痰黏难出、舌红苔黄腻、脉滑数等风燥痰热交犯者,则用麻杏石甘汤加半夏、葶苈子,直泻肺金之痰热,一鼓而下,每每可立竿见影。

（2）眩晕:风痰上扰而致之眩晕,视物旋转,头重头痛,胸闷呕恶等,颜老习取半夏配伍天麻、白术、茯苓等以化痰平肝息风,如半夏白术天麻汤。

（3）**胸痹**：颜老遵循《金匮要略·胸痹心痛短气病脉证治》胸痹"阳微阴弦"之病机，认为"阴弦"多指痰瘀之邪，故法宗仲景瓜蒌薤白白酒汤治疗胸痹诸方，并加法半夏、茯苓、陈皮、枳壳、桔梗等药，治疗痰浊内阻型冠心病心绞痛，症状缓解迅速。

（4）**癫痫**：颜老认为癫证多由痰气交阻，而痫证多由于痰风内扰，二者发病均与痰相关，故习取半夏配石菖蒲、郁金、香附、远志、南星、陈皮、白芥子等治疗。

（5）**失眠**：《素问·逆调论篇》云："胃不和，则卧不安。"颜老习取半夏治疗痰湿阻胃引起的失眠，伴发头晕困重，辗转反侧，或伴咳痰色白量多，舌苔白腻等。属寒痰者，常用半夏配秫米；若痰阻肝热者，颜老则根据《冷庐医话》卷三《不寐》"半夏得阴而生，夏枯草得至阳而长"之论，常用半夏 9g、夏枯草 15g，浓煎服之，以求协调阴阳，交通心肾。

（6）**梅核气**：用于痰气交阻，互结咽喉所致的梅核气，症见咽中如有物阻，咳之不出，咽之不下，胸膈满闷，或咳或呕，颜老常取半夏配伍厚朴、紫苏、桔梗、枇杷叶等以行气解郁。

4. 使用方法及用量

（1）**生用效果尤显**：半夏制后毒燥之性虽去，而药力亦大为减弱，轻证初病，或可取效于一时，于重病痼疾则无益。应用生半夏，多宗仲景之法，主张久煮半小时以去其毒，并配以他药，治疗多种顽疾难病，颇多效验。生半夏虽有如许妙用，但终属燥湿祛痰辛烈之品，临床应用，须取其长而避其短。

（2）**使用注意**：本草言半夏反乌头。因其性温燥，缪希雍《神农本草经疏》卷十谓半夏"古人立三禁，谓血家、渴家、汗家也"，临床上虽非绝对禁用，然而诸凡阴虚、血枯、虚劳羸弱之人，仍应慎用，切勿孟浪从事。

（3）**用量**：生半夏 3~9g，制半夏用量可酌加。

［病案举例］

刘某，男，32 岁。患神经官能症十余载，迭进各种中医镇静安神药无效。入夜难眠，梦遗累发，头晕耳鸣，心悸胸闷，小溲黄赤，舌红苔薄黄，脉弦数。证属气郁化火，肝魂不宁。

处方：柴胡、法半夏、党参各 18g，黄芩、大黄、桂枝各 12g，煅龙骨 30g，煅牡蛎

48g,茯苓 24g,生姜 6g,红枣 10 枚。

上药共研粗末,每日取 27g,水煎服。服药 1 料后,诸症均减,入夜能睡 6 个小时,梦遗亦止,患者称多年来从未有这种轻松感。再以原方续进 14 料,以资巩固。

按语:柴胡加龙骨牡蛎汤为《伤寒论》治伤寒下后,胸满烦惊,小便不利,谵语,一身尽重,不能转侧方。移用治疗本例肝气不疏、郁而化火、肝魂不宁之不寐有良效。

（陈丽娟）

〇四、百合善清心润肺

百合甘、凉,归心、肺经。功擅清心安神,养阴润肺。颜老临床习用百合治疗心肺阴亏津少之证,颇有验案。

[用药心得]

1. **清心安神** 百合入心,性寒而能清心,味甘则能养阴,既可养阴安神,又解利心家之邪热。颜老多用其治疗邪热不盛而心阴不足之心悸失眠。

2. **润肺定魄** 百合入肺,《本草从新》卷十一谓:"久嗽之人,肺气必虚,虚则宜敛。百合之甘敛,甚于五味之酸收也。"该药以敛以养为主,故颜老常配伍用于久咳肺虚,亦用于热病后肺阴不足、余热未清之百合病。

3. **随证配伍举隅**

（1）**失眠**:颜老认为百合之花昼开夜合,顺乎阴阳痼寐之理。用于阴虚或热病之后余热未清之心悸失眠,常配伍知母,有润肺清热、宁心安神之效。

（2）**精神恍惚**:用于心阴不足之精神恍惚、胆怯心悸,常取百合与地黄、柏子仁、酸枣仁同用,能宁神定志,使心阴得养则心神自宁,心神得安则心阴可救。

（3）**肺虚久咳**:用于肺燥或阴虚之咳嗽、咯血,常配以川贝、甜杏仁、枇杷叶。

4. 使用方法及用量　水煎服,6~12g;外用有止血之功,适量。

[**病案举例**]

阙某,男,74岁。心悸,头晕,手指震颤,2年余。本有高血压、冠心病病史,唯2年来症情明显加重,头晕欲仆,怔忡频发,两手指颤抖难以自持,下肢浮肿,血压23/14kPa(173/105mmHg)。心电图示:ST段下移,房颤。经中西医多方治疗罔效。初诊:患者肢体肥胖,痰湿本重,郁久化热,气阴两亏,阴不足则虚火妄动,气不充则血停为瘀,肝风所以难平,怔忡因之屡发,亟予育阴潜阳,化痰通络。

处方:生地15g,麦冬9g,五味子6g,北沙参9g,太子参9g,丹参15g,百合9g,淮小麦30g,炙甘草4.5g,大枣6枚,海藻9g,生蒲黄(包)9g,龟甲(先煎)15g,珍珠粉0.3g,琥珀粉1.0g(二味和匀吞服)。

二诊:怔忡头晕见减,房颤未再复发,惟劳乏之后,肝阳上越,故头晕指颤仍见,加之秋燥在卫,咳嗽咽庥,痰咳不爽,舌红苔薄,脉弦小数。痰瘀交阻,久潜脉络,以平肝潜阳,痰瘀同化,方合机杼。

处方:生石决(先煎)30g,珍珠母(先煎)30g,郁金(矾水炒)9g,橘络4.5g,僵蚕9g,生蒲黄(包)9g,天麻4.5g,海藻9g,苏木9g,益母草30g,天竺黄4.5g,降香2.4g。

上方出入经治五月,头晕怔忡已平,肢体震颤几未再作。

按语:本例水不足以制火,阴不足以敛阳,掉眩振颤,心不交肾。坎水离火两相契印则肝木达茂,脾土健运,肺金通调矣。怔忡失宁,寝食不和,肝阳化风窜走经络则诸病丛生。颜老谓治病当分先后,故初诊取百合地黄汤合生脉散、甘麦大枣汤以治心悸,后取平肝息风之法以治震颤。辨证精细,用药次序清楚,举其纲领,撷其要害,若以杂应杂,必生偏胜之弊。

(刘珺)

〇五、白及止血生肌良药

白及性味苦、甘、涩、寒,归肺、胃经。功善补肺止血,消肿生肌,敛疮。《本草求真·平散》云白及:"方书既载功能入肺止血,又载能治跌仆折骨,汤火灼伤,恶疮痈肿,败疽死肌。"《重庆堂随笔》卷下:"白及最黏,大能补肺,可为上损善后之药。"

［用药心得］

1. 收敛止血　白及性极收敛,味苦气寒,归肺胃经,颜老认为白及既能清肺胃之邪热,又能收敛止血,用于肺胃血证,有一举两得之妙。

2. 消肿生肌　白及质地黏腻,无论内服外敷,均有消肿生肌之功,内服多用于肺痈、胃出血;外敷多用于手足皲裂、口腔溃疡,以及疔疮肿毒。

3. 随证配伍举隅

（1）**胃出血**:颜老认为凡出血之症,必有瘀血内结,血不循经,故治胃溃疡出血,必须寓活血于止血之中,自制止血粉(土大黄、生蒲黄、白及)化瘀降火而宁络,吞服可活血止血,治疗胃与十二指肠溃疡出血效果显著。

（2）**疔痈**:疔痈出现红、肿、热、痛四大症状。治疗原则以清热解毒、理气活血、消肿止痛为主,颜老习用五味消毒饮加白及,清热解毒,消肿生肌。

（3）**肺痈**:白及性涩,得秋金之令,能润肺止血,对结核杆菌有抑制作用。颜老治疗肺结核、肺脓肿空洞喜取白及与合欢皮同用,合欢皮甘平,功擅和血消痈,与白及相配,两者均入肺位,止中有通,用于肺病最为适宜。

4. 使用方法及用量　水煎服,6~15g;研粉温开水调服 3~6g;外用适量。

［病案举例］

刘某,女,17岁。肺痨,初起寒热,继之咳嗽,咯血巨口,气促面㿠,两颧绯红,月经年余未行,舌红无苔,脉细数。抗结核治疗疗效不显,乃嘱购白及 40g,研细末分作 10 日量,每晨用鸡蛋一只与白及粉调和,开水冲服,过旬,咯血痰红已止,嘱改用每晨以白粥汤调服白及粉 3g 和炒白术粉 6g,晚服八珍丸 9g,一月后天癸通行,热退咳平,面色转润,步入康壮。

按语:白及性涩,得秋金之令,能润肺止血,对结核杆菌有抑制作用,故能有效治疗肺痨咯血。颜老曾用白及合千金黄昏汤(一味合欢皮)治肺痈空洞多例,皆验。

（张磊 胡琪祥）

〇六、白僵蚕疗喉痹消蛋白

白僵蚕性平,味咸、辛,归肝、肺、胃经。息风止痉,祛风止痛,化痰散结是其效。现代多用于小儿惊厥,颜面神经麻痹,破伤风,癫痫,扁桃体炎,流行性腮腺炎,疔肿,颈淋巴结核等。颜老临床用僵蚕除治疗上述疾病之外,尚用于治疗喉痹和消除蛋白尿等。

[用药心得]

1. **功擅祛风** 僵蚕味辛性平,辛主散,颜老谓其善祛风邪,既入肺经,可祛外邪,又入肝经,能息内风,随症配伍,可用于外感风邪及肝风夹痰之证。

2. **喉科要药** 僵蚕功效祛风利咽,化痰散结,药效专入咽喉。正如《本草备要》谓僵蚕治"中风失音,头风齿痛,喉痹咽肿",颜老治咽喉之病,多选僵蚕,效果显著。

3. **随证配伍举隅**

(1)**喉痹**:僵蚕善治喉科诸病,凡咽喉肿痛、中风失语、慢性喉痹等,均可用之。颜老认为喉痹乃痰湿与瘀互结,循肝经上结声户所致,症见咽部微痛微痒,或似有异物阻于咽喉、声音嘶哑等,以气血为纲辨治,行气化痰,活血祛瘀,方用导痰汤合四物汤出入,如见有结节或肿块者,则佐以僵蚕、牡蛎、海藻、昆布等。取僵蚕咸能软坚,辛能散结之效。

(2)**蛋白尿**:颜老治蛋白尿重在气化,盖气化而愈者,愈出自然,临床常用宣肺化气之风药,颇有效验。除用自拟方疏风汤外,更有一法,即取僵蚕研末,每次吞服 1.5~2g,日服 2~3 次,适用于大量蛋白尿和低蛋白血症。

4. 使用方法及用量　水煎服,6~9g;焙干研末吞服,每次 2g,一日 2~3 次。

[病案举例]

毕某,男,45 岁。发现蛋白尿、血尿,血压增高,浮肿 1 年余。患者素体神疲乏力 5 年。1 年前因高血压就诊,查出患有慢性肾炎,24 小时尿蛋白定量 1 267.60mg,尿常规:尿蛋白(+++),尿红细胞潜血(++++)。平时症见神疲乏力,面目四肢浮肿,腰部板滞,眼花,记忆力下降,畏寒,喉中异物感,晨起有痰,质凝,块状,色灰黄,夜寐差,易醒,时有盗汗,大便稀,小便不畅,舌红,苔薄白,脉弦数。

初诊:慢性肾炎缠绵一载,风水内袭,内舍于肺,肺失宣降,水道不通,风水相搏,流溢肌肤,而致面目四肢浮肿;风水凌于上焦心肺,则乏力、心悸;肺肾同病,则伴有血压升高。风水内袭,肺肾同病,治拟疏风化浊。

处方:荆芥 9g,防风 9g,蝉衣 9g,薏苡仁根 30g,西河柳 9g,苍耳子 9g,葶苈子 9g,白僵蚕 9g,丹参 15g,泽兰叶 15g,生黄芪 30g,泽泻 9g,桂枝 3g,白术 15g,猪苓 15g,茯苓 15g。14 帖。

二诊:药后尚合病机,身心较爽,血压稳定,实验室检查尿蛋白(++)。脉濡弦,舌红,苔薄。前方加味。

处方:生黄芪 30g,薏苡仁根 30g,生蒲黄(包)9g,荆芥 9g,防风 9g,白僵蚕 9g,泽兰叶 9g,桃仁 9g,杏仁 9g,土牛膝 9g,车前子 9g,车前草 9g,玉米须 30g,赤芍 9g,丹皮 9g,泽泻 9g,葶苈子 9g,白术 15g。14 帖。

药后诸症皆明显好转,精神转振。续服 14 帖,尿常规:尿蛋白(+),尿红细胞潜血(++)。

按语:慢性肾炎起病缓慢,起病方式不一,证型多样,有些患者开始无明显症状,仅体检时发现尿蛋白、血尿或血压升高;有些患者起病后出现倦怠乏力,全身浮肿;也有些患者则始终无症状,直至出现贫血、呕吐、尿闭等才来就诊。故而该病的治疗应根据所处的不同阶段及主要临床表现,以解决好水肿、蛋白尿、血尿、高血压、贫血及晚期出现的尿毒症六大关为关键。颜老在多年治疗本病的临床实践中,总结出以下几点:①利水肿;②消蛋白;③止血尿;④纠贫血;⑤降血压;⑥去溺毒。至于本例,患者以蛋白尿、浮肿、高血压、血尿为主,初诊以经验方"疏风汤"加白僵蚕,疏风宣肺化气,控制蛋白尿;以五苓散加玉米须、葶苈子等温阳利水,消除水肿,降低血压;生蒲黄、丹皮、赤芍、土牛膝、泽兰叶等凉血止血,活血利水;一味黄芪,旨在"脾统四脏",有益根治此病。

(杨扬)

○七、白螺蛳壳收敛止酸,化痰止咳

白螺蛳壳甘淡,性寒,入肝、肺、胃经。内可收敛止酸,化痰散结;外可散结止痛,敛疮。《本草纲目·介部》第四十六卷《蜗螺》谓其主治"反胃膈气,痰嗽鼻渊,脱肛痔疾,疮疖下疳,烫火伤"。朱丹溪用其治疗"痰饮积及胃脘痛"(《丹溪心法》卷四《心脾痛》)。颜老临床取白螺蛳壳治疗吞酸吐酸,肺热咳嗽,颇有效验。

[用药心得]

1. **凉肝止酸** 白螺蛳壳性寒,善于凉泄肝气,味甘入胃,功能和胃,颜老治肝胃不和,郁而化火,胃脘灼痛,吞吐多酸者,习取白螺蛳壳、瓦楞子,有酸止痛定之功。

2. **化痰止咳** 白螺蛳壳为河中之动物贝壳,其性寒凉,其质重降,功能清肺肃气,颜老取其治疗肺热咳嗽、痰黄而黏者有效。

3. **随证配伍举隅**

(1)**胃痛吞酸**:吞酸者,肝木之谓,肝郁克胃,郁而化湿化热,湿热郁遏,故作吞酸。颜老临床习用苍连丸(苍术、黄连、吴茱萸、半夏、茯苓、陈皮)加白螺蛳壳、瓦楞子等治之,多能奏功。

(2)**肺热咳嗽**:肺为娇脏,既畏寒也畏热。热邪入肺,其痰色黄者,取麻杏石甘汤加白螺蛳壳、海浮石等治之,亦有良效。

4. **使用方法及用量** 水煎服,15~30g;外用适量,研末外敷。

［病案举例］

王某,男,49 岁。胃小弯、胃角多发性复合性溃疡,症见脘痛如刺,按之尤甚,胃纳不馨,食之痛剧,频泛酸水,大便时时发黑,舌红苔薄腻,脉细弦。久痛蓄瘀,瘀滞经络,肝胃不和,治拟活血化瘀、疏肝和胃。

处方:丹参 30g,百合 12g,川芎 12g,乌药 4.5g,赤芍 12g,九香虫 3g,白螺蛳壳 12g,砂仁(后下)2.4g,川楝子 9g,延胡索 9g,姜山栀 9g,失笑散(包)9g。14 帖。

药后即显其效,疼痛减轻,食欲较佳,大便转黄,原方加生白术,再服 14 帖,症状次第消失而愈。

按语:胃痛一证,初病在气,久病入络。颜老治疗胃痛日久不愈者,习取丹参饮加减以气血同治。《素问·痹论篇》云:"痛者,寒气多也,有寒故痛也。"但临床所及,痛久必生郁火,若泛用辛温理气之品,则有伤及胃阴之弊。颜老治此,每加姜山栀一味,既能开泄肝火,又可疏肝和胃,吞酸则加左金丸、白螺蛳壳、瓦楞子、煅牡蛎之类,临床颇多效验。

(颜乾珍)

〇八、缩泉良药白茧壳

白茧壳,又名蚕衣、茧黄、蚕茧壳、蚕壳,为蚕蛾科昆虫家蚕蛾的茧壳。性味甘温,入脾、胃经。主治遗尿,便血,尿血,血崩,消渴,疮痈。

［用药心得］

1. 内服止血止渴　白茧壳气温味甘,《本草纲目》谓其能治下血、血淋、血崩,煮汁饮,止消渴。颜老临床取其收涩之性,用于遗尿一证,也有疗效。

2. 外用解毒疗疮　《本草蒙筌》卷之十一谓"蚕茧烧研酒调,立使肿痛透孔,一茧一孔,功同茅针",颜老认为凡痈肿脓出不收口,或口腔溃疡,取本品研末外敷,有收疮生肌之功。

3. 随证配伍举隅

遗尿:遗尿多见于童稚,失禁多见于老人。以肾司二便,膀胱主约束,故前人谓其与肾、膀胱有关。颜老临证则从肝、从肺辨治遗尿、尿失禁患者,疗效满意。

足厥阴肝经环阴器,下元之病,亦与肝经攸关。肝体阴而用阳,以血为体,以气为用,藏血以养其体,疏气以遂其用。若肝失疏泄,初则气滞,久成血瘀,足厥阴肝脉气血失于宣通,气血不养前阴,以致膀胱失约,尿遗不止。颜老习用血府逐瘀汤,寓疏肝理气于行血之中,以顺肝之条达,气血畅通,则不治遗尿而尿遗自止。兼有下元亏损者,常加紫石英、韭菜子;气机下陷者,则加升麻、白萆壳。亦可以白萆壳 10 枚、红枣 8 枚,同煎饮用,为简便用法。

4. 使用方法及用量　水煎服,6~9g。

[病案举例]

谈某,女,17 岁。遗尿反复发作 11 年,口干,经常低热,入夜多梦,巩膜瘀斑累累,脉细弦而小数,舌紫红,苔薄腻。迭经补气益肾之剂无效,实其所实。治当疏肝理气,活血化瘀。

处方:生地 15g,当归 9g,川芎 9g,赤芍 9g,红花 9g,桃仁 9g,柴胡 6g,桔梗 6g,枳壳 6g,韭菜子 9g,白萆壳 9g,升麻 6g,生甘草 3g。

服药一月余,遗尿即愈,其他症状次第消失。

按语:本例遗尿反复发作十余载,兼有巩膜瘀斑、舌紫、入夜乱梦等瘀血征象,符合颜老倡导的"久病必有瘀""怪病必有瘀"的辨证思路,故取血府逐瘀汤加韭菜子、白萆壳,通涩并用而收效。颜老临床治疗生殖、泌尿系统疾病喜遵"足厥阴肝经环阴器而过"之理论,每用疏肝活血法治疗不射精、阳痿、慢性尿路感染、小儿遗尿、老人小便失禁等,均有一定疗效。

(颜新)

〇九、荜茇定痛止泻有殊功

荜茇性热,味辛,归胃、大肠经,具温中散寒、下气止痛之效。《本草便读·草部》谓荜茇"大辛大热,味类胡椒,入胃与大肠,阳明药也。温中散寒,破滞气,开郁结,下气除痰"。

[用药心得]

1. **散寒气,擅长止痛**　颜老遵《素问·痹论篇》"痛者,寒气多也"之说,谓荜茇辛热善祛寒邪而止痛,习用荜茇治胃痛、腹痛、胸痹作痛等,效果明显。

2. **温中寒,能疗虚痢**　荜茇归手足阳明经,功擅温胃阳,祛大肠寒湿。颜老对慢性泄泻属脾胃阳虚夹有寒湿者,习用荜茇治之。

3. **随证配伍举隅**

(1) **胃痛**:颜老推崇《素问·生气通天论篇》"阳气者,若天与日,失其所则折寿而不彰"之论,临床重视顾护阳气,擅于温运阳气。凡饮食水谷积滞胃腑,阻遏不通而致胃痛、胀满、反胃、恶心呕吐、泛酸、形寒不渴,舌淡脉细者,多从胃阳不振、浊阴潜踞例立法,习用荜茇配合附子、吴茱萸、公丁香、半夏等,以复阳腑腐熟通降之职。

(2) **泄泻**:泄泻日久,脾阳受损,症见肠鸣泄泻,粪便清稀,畏寒肢冷,脉虚弱者,颜老习用附子理中汤加荜茇同投,颇有效验,谓荜茇与附子、干姜相须配伍,温补脾肾之功尤显。

4. **使用方法及用量**　入煎剂,其性辛热,用量不宜过大,常取 1.5~3g。

[病案举例]

夏某,女,38 岁。半年来腹痛腹泻反复发作,日渐消瘦,少腹胀满,左侧为甚。经纤维结肠镜检查,诊断为慢性结肠炎。迭投清化湿热、通腑消导、补益脾胃诸法,均不见效,特来求治。初诊:面色萎黄,形体消瘦,腹痛隐隐,大便日行三四次,不成形,完谷不化,舌淡苔薄白,脉沉细。脾肾阳虚,火不生土,湿邪乘虚而入,运化功能失司。法当温脾肾之阳气,化中焦之湿浊,犹离照当空,阴霾自散也。

处方:附片6g,吴萸2.4g,公丁香2.4g,荜茇2.4g,九香虫2.4g,花椒2.4g,小茴香3g,炙甘草4.5g,没药4.5g,失笑散(包煎)9g。14帖。

药后腹痛腹泻渐渐见缓,上方出入治疗一月而愈。

按语:慢性结肠炎,腹痛隐隐,大便日行三四次,不成形,完谷不化,舌淡苔薄白,脉沉细,一派腑阳不振之象。又有久病久治乏效之经历,亦属"久病必有瘀"例。颜老取温通腑阳(附片、吴萸、公丁香、荜茇、花椒)为主,佐以散瘀止痛(没药、失笑散)之法。药后腑阳重振,湿浊宣化,收"离照当空,阴霾自散"之效。

（杨扬）

一〇、冰片开窍启闭消热肿

冰片又名片脑、桔片、艾片、龙脑香等。《本草纲目·木部·龙脑香》曰:"龙脑者,因其状加贵重之称也。以白莹如冰,及作梅花片者为良。故俗呼为冰片脑,或云梅花脑。"香气馥烈,久则尽耗,主治心腹邪气,风湿积聚,散心经伏热,疗喉痹脑痛,小儿痘陷,通诸窍,散郁火。

[用药心得]

1. **开窍要药** 冰片芳香走窜,主入心经,为开窍要药。颜老治中风神昏属热闭者,每与竹沥、胆星、黄连同用;属寒闭者,则与石菖蒲、郁金同投。

2. **清热消肿** 冰片味辛苦,性凉,外敷用之,其凉如冰,故名"冰片"。颜老治疗因火热郁闭、邪热上攻所致的咽喉肿痛、目赤肿痛、口舌生疮等,习取冰片,或内服,或外敷,多能奏功。

3. **随证配伍举隅**

(1) **神昏、烦躁、痉厥**:颜老家传使用冰片的处方,名蜜犀丸,治中风神昏,半身不遂,口眼㖞斜,言语不利,小儿惊风发搐。方用槐米四两,当归、玄参、制川乌各二两,麻黄、乳汁拌茯苓、防风、薄荷、甘草各一两,猪牙皂去皮五钱研末,梅花冰片另研五分合入共为蜜丸,如樱桃大,每服一丸,小儿半丸,清茶下。临床应用多年,颇有效验。

(2)咽喉肿痛:颜老先父亦鲁公师从马培之高徒贺季衡,家藏马培之秘方多则,例如冰梅丸,治咽喉风痰紧缩,不能言语,红肿急痛,用之立效。大青时梅三十个,大梅片一钱,川雅连一钱,西瓜霜二钱,硼砂二钱半,水飞青黛一钱,制僵蚕四钱,淡黄芩一钱半,薄荷一钱半,苦甘草一钱半,制半夏三钱,荆芥穗二钱,象贝母四钱,雄精三钱。上十三味共研细末,将大青梅挖去核,纳明矾粉填满,于阴瓦上焙至矾枯梅熟,去矾将梅打烂和上药末杵百锤为丸,如龙眼核大,阴干,以棉纸包裹外套鞘壳,贮之罐内,临用去外鞘壳和棉纸,令含口中徐徐噙化,痰出即松。

4. 使用方法及用量　入丸散,不宜入煎剂,每日 0.03~0.1g。

（屠执中　韩鑫冰）

一一、运脾胜品论苍术

苍术味辛苦,性温,入脾、胃、肝经。功能燥湿健脾,解郁辟秽。一善祛湿,上中下皆可用;二善解郁,痰、火、湿、食、气、血六郁皆能解;三为运脾胜品,祛湿、化痰、逐饮皆其所长。颜老临床善用此品,据痰瘀同源以及脾统四脏的观点,在辨治瘀浊久凝时常加苍术。

[用药心得]

1. **湿家要药**　颜老燥湿常用苍术,湿去脾自健,脾健湿自化,作用广而用法多。如湿热并重、肝阳夹湿、气虚夹湿、湿温口甜等证,皆可用之。并认为脾统四脏,运用苍术调治脾胃,不仅能治疗本脏的病变,还能治疗他脏病变。

2. **运脾佳品**　补脾不如运脾,运脾醒脾之品,首推苍术。颜老取苍术运脾开胃,治疗幼儿消化不良,或成人胃纳不馨,效果如汤沃雪。临床上凡须用滋腻补剂时,每辅以苍术一味,有利于脾胃之吸收,有事半功倍之效。

3. 随证配伍举隅

(1)**脾胃病**:脾胃同居中州,治湿阻中焦证,颜老习取苍术为君,辅以川朴、陈皮、姜半夏、白茯苓等以健脾运中,偏寒者加桂枝、干姜;夹热者加黄芩、山栀、川连,其他如党参、白术之健脾补虚,木香、香附、甘松之理气止痛,均随证酌情而投。

(2)**肝胆病**:颜老取苍术配犀角 ① 为主药,自拟犀泽汤(广犀角、苍术、泽兰、败酱草、仙人对坐草、平地木、土茯苓),治疗多例乙型肝炎患者,均有良效。甲肝流行时期,曾制成单味苍术片,广泛用于甲肝预防和善后,以期达到"四季脾旺不受邪""正气存内,邪不可干""见肝之病,知肝传脾,当先实脾"之目的。

(3)**消渴病**:颜老创导"脾胰同源"之说,应用运脾法治疗胰岛素抵抗的糖尿病病变,临床习用苍术健中运脾,使脾气健运,不治渴而渴自止,常配伍知母、地锦草、生蒲黄等。

(4)**郁证**:颜老认为苍术气味辛烈,不仅可治湿郁,尚能行气以疗气郁,用于肝脾气郁所致的气、血、痰、火、食、湿等郁,常配伍香附、川芎、半夏、郁金、生麦芽等。

(5)**风温**:肺炎属中医学"风温"范畴,温病多兼湿邪。苍术温燥,能发汗,能化湿,为治湿温要药。颜老取苍术味辛主开,配伍黄芩味苦主降,用于湿热蕴结卫气分之病症。

4. 使用方法及用量

(1)**使用注意**:本品性温,实热或阴虚内热者慎用。若属目昏、便燥、腹胀,肝郁化火伤阴之证,取苍术与黑芝麻拌炒,或配以石斛、麦冬、玄参同用,则可避免伤津耗阴之弊。

(2)**用量**:水煎服,9~15g。

[**病案举例**]

李某,男,40岁。1975年春,因肝大,作肝功能检查发现谷丙转氨酶382U/L,

---

① 现临床须用代用品,后同。

麝香草酚浊度试验16U,乙肝表面抗原阳性。初诊:颜面色黄鲜明,神萎,头晕,口苦,右胁隐痛不已,腹胀有形,溲赤便秘,左脉弦数,右脉滑数,舌青紫,苔黄腻,中部灰黄。肝强脾弱,湿热瘀滞,当清热解毒,化湿祛瘀。

处方:

(1) 广犀角粉(吞)3g,泽兰15g,败酱草15g,土茯苓30g,四川金钱草30g,平地木30g,沉香粉(吞)1.5g,生薏苡仁18g,猪赤苓各15g,郁金6g,川楝子9g,桃仁12g,苍术9g,大腹皮12g,红花9g,赤芍9g。

(2) 白花蛇舌草30g,干蟾皮9g,龙葵30g,蜀羊泉30g,蛇莓30g,石打穿30g,半枝莲30g,七叶一枝花30g。

二诊:以上二方交替服用2月余,黄疸消失,复查肝功能:谷丙转氨酶40U/L,麝香草酚浊度试验6U,乙肝表面抗原阴性,临床症状基本消失,嘱继续服药1月。

以后多次复查肝功能正常,随访多年,疗效巩固。

按语:本案以犀泽汤为基本方,其中广犀角与苍术同用,擅长搜剔气分及血分湿热,尤善治湿热瘀结之证。广犀角不仅善清热凉血,且解毒力大功宏,对乙肝表面抗原转阴多有促进。苍术能解郁燥湿,历代医家多有推崇,临床多用于慢性肝炎湿浊交结难化者。现今因动物保护,犀角均以水牛角替之,虽量有十倍余,力仍有不逮。

(陈丽娟)

一二、川芎上行头目下行血海

川芎味辛性温,入肝、胆、心包经。功能活血行气,祛风止痛,为妇科要药和治头痛要药。《本草汇言·草部》谓川芎:"芎藭上行头目,下调经水,中开郁结,血中气药……味辛性阳,气善走窜而无阴凝黏滞之态,虽入血分,又能去一切风,调一切气。"颜老临床习用川芎治疗气血瘀滞证,常有"气通血活,何患不除"之功。

[用药心得]

1. 头痛专药　川芎辛温,擅长祛风,又能活血,有"头痛必用川芎"之说,颜老用川芎治头痛,防其辛散太过,伤及气血,或配以当归、白芍以护营血,或伍以黄芪、白术以固卫气,皆固本清源之法。

2. 血中气药　颜老认为川芎一味,既入气分,又归血分,入气分能行气解诸郁,归血分能活血化瘀,临床全在于配伍适当,如川芎配当归,补血化瘀,可治胸痹胸痛;川芎配苍术,疏肝解郁,可疗情志痰病。

3. 随证配伍举隅

(1) **头痛**:《医学启源·随证治病用药》言"头痛须用川芎",川芎辛温香窜,走而不守,尤能上行头目。颜老临床常重用川芎,活血通络,引药上行脑络,奏止痛之效,配伍羌活、藁本、石楠叶、望江南等宣发风邪,治疗风寒、肝火、痰浊、瘀血等引起的顽固性头痛,均有良效。

(2) **中风后遗症**:颜老取川芎能上行头目,与水蛭、生蒲黄、白芷、通天草、灵芝等为伍,活血通窍,治疗中风后遗症。

(3) **脑血管性痴呆**:老年脑髓渐空,若痰瘀之邪客于脑则窍蒙、络阻,虚实夹杂,元神失其健全,取川芎配伍黄芪、党参等补气活血,引血上行;配丹参、赤芍、石菖蒲等祛瘀通窍。

(4) **胸痹心痛**:用于瘀血内阻心脉而致的胸痹心痛,胸闷如塞,心悸怔忡,动则气促,舌紫脉弦等,常与丹参、桂枝、檀香等配伍。

(5) **痛经**:妇人经前腹痛,其病机多由肝郁血瘀所致,颜老取川芎既可行气解郁,又能活血止痛,常配伍当归、赤芍、桃仁、柴胡、香附等疏肝活血。嘱患者在经前1周开始服药,每能起到经畅痛止之效。

4. 使用方法及用量

(1) **使用注意**:凡阴虚火旺,多汗及月经过多者慎用。

(2) **用量**:水煎服,6~9g。个别病例曾用至30g。

[病案举例]

张某,男,32岁。患者于2年前头部外伤后,经常头晕头痛,头痛以右侧为甚,反复发作,发作时伴有恶心、呕吐。经某医院诊断为脑震荡后遗症,采用多种疗法治疗,效果不显而来沪医治。

初诊:右侧头痛头昏,甚则伴恶心呕吐,舌苔薄腻,脉细弦。瘀血阻滞,损伤脑络,肝风上旋。治以活血化瘀,平肝息风,佐以和胃降逆。

处方:丹参12g,当归9g,赤芍9g,川芎15g,桃仁9g,红花9g,珍珠母(先煎)30g,代赭石(先煎)30g,制南星6g,竹茹9g,姜半夏9g,制川乌6g,蜈蚣2条。4帖。

二诊:按脑络瘀阻例立法后,头痛明显减轻,恶心亦少见,苔薄,舌质转红,脉仍弦。瘀血化而未楚,再守原方加姜黄连3g。7帖。

药后诸症消除。再予原方7帖,返回原住地服用,随访2年未复发。

按语:头部外伤后必有血液内凝,瘀血阻滞则灵窍失于畅通,肝风得以上旋,病机关键全在脑络瘀阻。本病例用桃红四物汤去生地加丹参以活血化瘀、疏通脑络为主;辅以珍珠母、代赭石、南星、川乌、蜈蚣平肝潜阳,祛风息风;佐以半夏、竹茹和胃降逆。共奏活血化瘀,平肝和胃之功。药后瘀血除,脑络通,肝阳潜,胃气降而诸症消失。脑震荡后遗症较顽固,易复发,治则当立足于化瘀通络,曾以血府逐瘀汤重用川芎治愈多例,因"头为诸阳之会,唯风可到",川芎化瘀息风,倍其量即取此意。

(张旻)

一三、柴胡善除肝家诸邪

柴胡味苦、辛,性微寒,归肝、胆经。功能解表退热,疏肝解郁,升举阳气,尤善治疗肝气郁滞所致的各类病症。《滇南本草》第一卷谓其能"除肝家邪热,劳热,行肝经逆结之气,止左胁肝气疼痛"。颜老临床习用柴胡主治肝气不疏引起的各种病症,颇有效验。

［用药心得］

1. 疏肝解郁要药　柴胡专入肝胆经,其味辛能疏肝胆气,性微寒能清肝火,凡情志内郁、肝郁化火或痰、湿、食积、瘀血等邪气阻滞肝气流通,形成局部或全身的气机不畅或阻滞,皆可以用柴胡疏泄气机。古人有"柴胡劫肝阴"之说,颜老认为只要配伍得当,即可防止此弊。

2. 重视用量变化 颜老临床应用柴胡治病,极其重视剂量变化。治外感寒热往来用量宜大,方如小柴胡汤;治肝郁气滞用量中等,方如逍遥散;治中气下陷用量宜小,方如补中益气汤。

3. 随证配伍举隅

(1) 胆囊结石:胆附于肝,六腑以通为用,颜老治胆结石引起的胆绞痛,习取柴胡剂,大气一转,通则不痛,临床多配以青皮、莪术、带皮槟榔、绿萼梅等,使其壅滞之气得利。

(2) 胸痹胸痛:气行则血行,治瘀需治气,颜老治胸痹胸痛属气滞血瘀者,取柴胡与枳壳、川芎、当归、赤芍等为伍以行气活血,方如血府逐瘀汤;属气虚血瘀者,则投以益心汤。

(3) 外感发热:风寒入表恶寒发热,身痛无汗者,颜老习用荆防败毒散治之,取柴胡与荆防同用,以发散表邪;若风寒化热,则配伍大青叶、羌活、清水豆卷、甜茶叶、马鞭草等发汗退热。

(4) 颈性眩晕:颜老诊治颈性眩晕,每从清阳不升立法,取黄芪、党参、升麻、柴胡同用,以使气血上养空窍而平眩晕。

4. 使用方法及用量

(1) 生用、醋炙或酒炒:解表退热宜生用,疏肝解郁宜醋炙,升阳可生用或酒炙。

(2) 用量:水煎服,6~9g。

[**病案举例**]

李某,女,45岁。患胆囊结石多年,近期频发,以致肤色灰黄不华,巩膜黄染,上腹胀满,右胁作痛,呕吐不食,小便短赤,大便秘结,舌红苔灰黄腻,脉沉细。湿困肌肤,脾阳受损,治宜温阳化浊。

药用:淡附片6g,茵陈30g,山栀9g,大黄(后下)9g,柴胡9g,青皮6g,广木香6g,姜半夏9g,焦楂曲各9g,金钱草30g,车前草30g。

服药1周,黄疸渐退,呕吐亦平,胁痛腹胀见减,原方继续治疗10天,黄疸全消,其他诸症次第消失。

（张旻）

一四、车前子善清肝而利尿通淋

车前子性味甘、寒,入肝、肾、膀胱经。功能利水,清热,明目,祛痰。主治小便不通,淋浊,带下,尿血,暑湿泻痢,咳嗽多痰,湿痹,目赤障翳。颜老认为车前子性滑利而通小便,功兼强阴益精,为祛湿而不伤正之良药,常用于治疗淋证、水肿等。

［用药心得］

1. **利尿通淋**　车前子入膀胱经,既能利水消肿,又可开窍通淋。颜老指出茯苓、泽泻只能利水,瞿麦、萹蓄仅能通淋,而车前子一味兼有利水通淋二者功效,可广泛用于水肿、淋证等。

2. **清肝明目**　车前子性寒,入肝经,功擅清肝明目,对肝阳上亢之头晕目眩颇有疗效。颜老取其清肝明目作用,用于高血压的治疗。曾以单味车前子15g水煎服,临床观察250例高血压患者,发现其疗效确切,作用温和,有效率达82.5%,尤其是在改善浮肿、眩晕、头痛、目糊、失眠等症状方面,疗效显著。

3. **随证配伍举隅**

（1）**淋证、水肿**:本品与瞿麦、萹蓄、滑石等药同用,能泄热利水,清膀胱热,治疗淋证;与猪苓、茯苓、泽泻同用,则能利水化湿,治疗水邪停滞之水肿,正所谓"治湿不利小便,非其治也"。

（2）**泄泻**:颜老认为车前子利小便而不伤气,临床取车前子15g,或车前草30g,与米同煮稠粥,顿服之,治大便滑泻者甚效,乃取"利小便而实大便"之意。

（3）**肝旺目昏**:颜老习取车前子加入柴胡加龙骨牡蛎汤、天麻钩藤饮,用于治疗肝气旺盛所引起的头晕、目昏等症,多见效验。

4. **使用方法及用量**　水煎服,9~15g。

[病案举例]

张某,男,65 岁。有高血压病史 5 年,曾服药物治疗,但控制不佳,时有头晕不适。平时工作劳累,时感焦虑、失眠,近来又有脱发。胃纳一般,大便尚调畅。初诊:肝家气火本重,高血压 5 年余,未系统治疗。目眯,脱发,失眠,大腑畅,脉细弦小数,舌紫苔薄腻。拟平肝活血,清心安神。

处方:天麻 9g,钩藤 15g,白菊花 9g,车前子 9g,怀牛膝 9g,丹皮 9g,夏枯草 15g,白蒺藜 9g,决明子 15g,生山楂 9g,黄芩 9g,丹参 9g,夜交藤 15g。14 帖。

药后头晕、目眯即除,睡眠亦安,脱发程度减轻。

按语:肝为将军之官,烦劳则张,阳亢于上,则发为眩晕。患者操劳繁忙,暗耗心血,营分不足,风阳上潜,时见头晕、失眠、心烦、目眯;肝郁久而气血不畅则脱发。方用天麻钩藤饮加减,配合菊花、车前子、夏枯草、丹皮等平肝清肝之药,颇合病机,故能一方而定。

(费鸿翔)

一五、磁石功擅补肾潜阳

磁石始载于《神农本草经·中品》,性味咸、寒,归肝、心、肾经。具平肝潜阳,镇惊安神之功。颜老认为磁石色黑入肾,质重喜降,潜降之力大于补肾之功,故临床每配以补肝肾之品治疗肾虚阳亢、神魂不宁类病证。

[用药心得]

1. **补肾潜阳** 磁石为矿物类药物,一般金石药物多质重而有毒,不可久服,但磁石不同,无猛悍之气,归入肝肾两经,更有补肾益精之功,既能养肾脏、强骨气,又可平肝阳,潜浮阳。故颜老常取磁石与补益药同用,可收阴平阳秘、神安脑宁之效。

2. **安神定魂** 磁石质重喜降,既降心火以安神,亦降肝火以定魂。颜老临床对精神分裂症、癫痫、老年性痴呆、神经衰弱等,若见健忘失眠、幻听幻觉等神魂不宁者,则首选磁石配石菖蒲、蒲黄、丹参等活血开窍,安神定魂,确有疗效。

3. 随证配伍举隅

(1) 心悸失眠:肝藏血,主疏泄,肝失其常,每致气血不和,波及心神不宁,而致心悸阵作,入夜难寐,颜老治此习取血府逐瘀汤加磁朱丸煎服,效果颇佳。

(2) 眩晕:用于肝阳上亢所致眩晕,常配伍石决明、生牡蛎、白芍等平肝潜阳药物;必要时颜老每每加入少量附子同用,以降肾火,即所谓温潜法,治疗顽固性高血压,收效颇佳。

(3) 耳鸣:肾开窍于耳,肝亦寄之,肾气通于耳,肾精充足,则耳闻能聪;若肾虚阳亢,虚火上炎,则耳鸣耳聋。颜老常用熟地配磁石治疗肾水不足之耳鸣耳聋,补精血而滋耳窍,平肝阳而潜内风,使精血调和,肾气充足。

(4) 咳喘:肺主气,肾纳气,肺肾不足,则咳喘并见,临床多见于肺气肿、支气管哮喘等反复发作疾病,表现为咳嗽、气短、动则气喘、腰膝酸软等,颜老在辨证用药基础上加入磁石,并配伍五味子、苏子、肉桂等,可收良好纳气定喘之功效。

4. 使用方法及用量　本品临床常用量为9~30g,宜先煎,也可取本品浸酒,制成药酒内服。因难于消化,入丸、散不可久服多服,脾胃虚弱者慎用。

[病案举例]

杨某,女,52岁。因不慎跌仆,头部着地,持续眩晕1月余。头颅CT示:额叶深部少量脑出血。曾用半夏白术天麻汤合泽泻汤加味而未效。请颜老诊治。初诊:头晕如蒙,遇劳加剧,心烦不安,耳有闭塞感,舌淡黯,脉弦。证属瘀滞经脉,清窍失养,兼有郁结。治以活血开窍,取血府逐瘀汤出入。

处方:磁石(先煎)30g,灵芝15g,川芎15g,生蒲黄(包煎)9g,柴胡9g,桃仁9g,葛根9g,红花9g,当归9g,赤芍9g,枳壳9g,桔梗6g,黄连3g。14帖。

二诊:头晕、心烦均减,仍感不耐烦劳,神疲,耳有闭塞,舌淡红,苔白,脉弦。脾气不足已显,上方加苍术9g。进14帖,诸症悉除。

按语:脑部损伤后血肿未吸收完全,病理变化未改善,瘀血胶滞不解,清窍失养,加之心情焦虑,气机不畅,气滞血瘀,气血失和,诸窍受阻。方中桃仁、红花、当归、赤芍、川芎、生蒲黄活血通络;枳壳宽利中州;桔梗载药上行;葛根升清降浊,可使气血得以上下贯通;又因气滞与血瘀常互为因果,故以柴胡疏肝理气,升阳达郁,符合气行则血行之义;黄连、灵芝、磁石清心除烦安神;后方加苍术运脾祛痰以速其效。诸药合用,祛其浊,还其清,调其血气,使瘀浊得去,气血得疏,清灵得复,眩晕乃除。

（韩天雄）

一六、斩关夺隘话大黄

大黄又名将军,味苦性寒,入脾、胃、大肠、心包、肝经。功能泻火凉血,行瘀通腑。《药品化义·火药》云:"大黄气味重浊,直降下行,走而不守,有斩关夺门之功,故号将军。"凡邪入血分所致瘀滞、热毒、癥块,用之能使下行。加入化瘀药中,则能加速化瘀之力。血家用之可以凉血散血,降气降火,迅速达到止血之目的。颜老临床常用于多种急危重症,效果颇佳。

［用药心得］

1. **大苦大寒,长于下通大便**　凡伤寒温病,实热结于中下二焦,大便不通者,颜老多取大黄治之,并谓退热不利大便,非其治也。

2. **直入血分,善于清除瘀热**　大黄为将军之药,能入血分,破一切瘀血;兼入气分,少用既可调气;性味寒凉,又可清邪热而通便。临床用其治疗瘀热所致的疑难病证,如中风、癫痫、狂病、痴呆、血证等,经常法久治不愈者,若加用大黄一味,使风火得降,瘀血得破,腑气得通,邪有出路,有拨乱反正之功。

3. **随证配伍举隅**

（1）**中风病:**急性中风,神志不清,大腑不通,颜老认为证属风火痰交阻脑府者,当急投大黄釜底抽薪,可配伍天麻、全蝎、胆南星、白附子、黄连、黄芩、石菖蒲、远志等。

（2）**痫病:**用于肝火痰热而致的痫病,症见猝然仆倒,不省人事,四肢拘挛,口中叫吼,口吐白沫,烦躁不安,气高息粗,口苦且干,便秘便干,舌红,苔黄腻,脉弦滑数等,常与石菖蒲、黄芩、栀子、龙胆草、半夏、胆南星、茯苓相配。

（3）**狂病**：用于痰火夹瘀而致的狂病,症见少寐易惊,疑虑丛生,妄见妄闻,容色晦黯,大便秘结,舌青紫,或有瘀斑,苔薄,脉细涩等,常与桃仁、水蛭等同用,如桃核承气汤、抵当汤。

（4）**痴呆**：用于痰热阻于脑窍而致的痴呆,症见心情烦躁,言语啰嗦,或多疑善虑,头痛失眠,甚则哭笑无常,忿不欲生,大便秘结,舌苔黄腻或白腻,脉弦滑,常与黄芩、黄连、黄柏、山栀等同用。

（5）**血证**：颜老谓"大黄入血直能凉血化瘀,推陈致新",用于气火上扰,血热妄行所致的血证甚效。临证配生蒲黄、白及共研为止血粉,治疗上消化道出血;配降香、紫雪丹治各种咯血、衄血等;辅以外用生大黄粉与鸡蛋清调敷涌泉穴,引火下行,折其锐气。

（6）**关格**：《景岳全书·本草正》谓大黄："导瘀血,通水道,退湿热。"颜老习用生大黄、六月雪各 30g,煎成 100~150ml 保留灌肠,每日 1 次,治疗肾功能不全者,有一定疗效。

（7）**便秘**：《古今医鉴》卷之二称"大黄夺土将军,逐滞通瘀,下胃肠结热",为通腑之第一要药。热秘者,加枳壳、川朴、莱菔子、山栀、芒硝;寒秘者,则配附子以温通,全在灵活化裁。

（8）**感染性高热**：颜老谓"大黄撤热有釜底抽薪之力",常用大黄与玄参、麦冬、生地兼施,石膏与西洋参、鲜苇茎汁、雪梨浆并用以除热。颜老谓其功有三:急下护阴存阳,急下疏瀹气机,急下清除热、毒、瘀。

4. 使用方法及用量

（1）**内外同修,巧用单方**：治咯血用大黄研粉,与鸡蛋清调敷两侧太阳穴以清血热;治疗急性胰腺炎,采用大剂量生大黄,一次量为10g,每天至少用30g,还可参照症情加量,以舌苔黄腻程度及大便次数为调整药量的标准。

（2）**使用注意**：本品为峻烈攻下之品,易伤正气,如非实证,不宜妄用;本品苦寒,易伤胃气,脾胃虚弱者慎用;其性沉降,且善活血祛瘀,故妇女怀孕、月经期、哺乳期应忌用。

（3）**用量**：水煎服,5~15g。通便宜后下,活血宜酒炒。

［病案举例］

戴某,男,42 岁。结核病史已二十余年,多次反复咯血,本次因再次大咯血入院。入院后每隔 2~3 小时即咯血一次,每次 40~200ml,3 天内估计达 3 000ml 左右,经各种止血措施均未效,胸科医院会诊认为保守疗法困难,主张手术治疗,乃请中医会诊。初诊:病者倚床而坐,气促声壮,舌红苔薄,脉细滑小数。血家瘀热交阻,迫血妄行,急以清营凉血而宁血络。

处方:(1) 广犀角(先煎)12g,鲜生地 60g,丹皮 9g,赤芍 15g,大黄 6g,白及粉、参三七各 3g(和匀另吞)。

(2) 紫雪丹 1.5g(分 2 次吞服)。

(3) 附子粉、姜汁调敷两足涌泉穴;生大黄粉、鸡子清调敷两太阳穴。

二诊:整口咯血已止,但仍有少量咯血,咯血前烦躁袒胸露腹,喜凉爽,但下肢喜暖,舌红苔灰黑,脉细缓而涩。气阴两亏,阴不敛阳,气瘀未化,拟降气宁荣,育阴化瘀。

处方:生地 12g,麦冬 9g,五味子 4.5g,北沙参 18g,丹皮 9g,石斛 12g,桃仁 12g,芦根 30g,冬瓜子 15g,黄芪 15g,生薏苡仁 12g,白芍 12g,降香 2.4g。

药后脉静身凉,咯血即止。

按语:本例大咯血,先宗凉血宁络、降火归原之旨,投以犀角地黄汤加大黄,兼外敷法而见效,但大量失血后,气血已衰,出现下肢冷、舌红而灰、脉细涩与袒胸露腹、烦躁等阳越之象,阴阳俱耗,证属瘀热未化之虚中夹实,故用生脉散加黄芪以防其脱;以千金苇茎汤去瘀清火;再取降香降上逆之气,祛瘀止血,取得了满意疗效。颜老指出历代医家治疗血证,均喜用大黄。大黄降火化瘀,用于急性大出血颇效。但缠绵不愈或年老体弱患者,用过大黄仍不效者,则用降香较合,缪仲淳《先醒斋医学广笔记》卷之二曰:“凡治吐血,宜行血不宜止血,宜补肝不宜伐肝,宜降气不宜降火。”降香既能降气,又能行血,用之得当,确实有效。

（陈丽娟）

一七、当归善补血而行血

当归味甘,性辛温,入肝、心、脾经。功能补血活血,调经止痛,润燥滑肠。其补中有动,行中有补,诚血中之气药,亦血中之圣药也。《本草详节》卷一云:"当归,能领昏乱之血各归所当之经,故名当归。"颜老临床习用当归主治血虚夹瘀所致的各种疑难病症。

[用药心得]

1. 主血分之病,能补能攻 本品佐以补则补,佐以攻则通,故能育营养血,调畅气血,凡有形虚损、气血失畅之病,无所不宜。颜老用之通气血,利筋骨,治痹痛,疗瘫痪,润便秘等。

2. 治血虚夹瘀,活血止痛 当归头秉上行之性,有升发之用;当归身主守,补固有功,能养血;当归尾主通,能行血逐瘀。王肯堂《证治准绳·胁痛》谓:"气与血犹水也,盛则流畅,少则壅滞。故气血不虚则不滞,既虚则鲜有不滞者。"故颜老每取全当归补血活血,凡属血虚血滞所引起的一切病症,均可使用,而以血分有寒者最为适宜。

3. 随证配伍举隅

(1) **血虚证**:由于有形之血生于无形之气,根据"补气以生血"之机制,颜老治疗血液病以"贫血"为主要表现者,习取当归配伍黄芪,即当归补血汤。黄芪能大补脾肺之气,以益生血之源,当归益血和营,以使阳生阴长,气旺血生。

(2) **心悸失眠**:根据"心主血脉,心藏神"之机制,可与熟地、白芍、阿胶、酸枣仁等相配,用于心血虚所致之心悸怔忡,失眠多梦,眩晕健忘,面白无华,舌唇色淡等。当归专补心血,心得血养,诸症自除。

(3) **妇科病**:当归养血活血,调经止痛,甘温而润,辛香善于行走;川芎活血行气,祛风止痛,上行头目,下行血海,升阳气,祛湿气,味辛升散而不守,能温通血脉,活血祛瘀以调经,行气开郁而止痛,为血中之气药。二药相伍,名"佛手散",能通达气血,散瘀止痛,可使补而不滞,补中有散,治疗血虚寒夹瘀之证,颜老善用此方治疗经前头痛、痛经、产后瘀血腹痛等妇科病。

（4）**脱发**：据"发为血之余"之病机,以当归补血行血,侧柏叶苦寒,入肝经,肝主风,主藏血,故能凉血乌发。二药合用取名为"生发丸",常用于血虚血热所致脱发或须发早白,效果明显。

4. 使用方法及用量

（1）**使用注意**：调经活血可酒炒。湿阻中满及大便溏稀者慎用。

（2）**用量**：水煎服,6~15g。

[病案举例]

唐某,女,23岁。患者近4年来,月经后期,且不规律,有时3~4月行经1次,妇科检查正常,经前乳房胀痛,白带量多,外阴瘙痒,经期无腹痛,夜分少寐,胃纳、二便正常,舌红苔薄,脉小数。初诊：患者近年来,月经逾期而至,于今为甚,经前乳房胀痛,甚则拒按,夜分艰寐,脉细数,舌红苔薄。女子以肝为先天,肝气失于条达,导致营卫不和,治拟调畅法。

处方：柴胡9g,赤白芍各9g,丹皮9g,山栀9g,枳壳9g,桔梗6g,降香2.4g,郁金9g,椿根皮9g,炒黄柏9g,当归9g,香附9g,月季花3g,怀牛膝9g,茺蔚子9g,鸡血藤9g,甘草3g。28帖。

调治1月后,经候如期。

按语：月经后期多因肾虚或血寒、气滞、痰湿、瘀浊阻滞冲任所致。乳房为足厥阴肝经所贯,本案患者时有情绪波动并经行乳胀,乃肝经气机阻滞表现;肝气逆乱,血随气行,气乱血亦乱,血气不和,气滞血瘀,冲任不得相资,故见月经后期、夜寐不安等症。总的病机是肝失条达,气滞血瘀。治疗以丹栀逍遥散加减,疏肝理气,养血祛瘀;枳壳、桔梗调畅气机;降香、郁金、香附、月季花、茺蔚子、鸡血藤理气活血;牛膝滋补肝肾;椿根皮、黄柏清热利湿治白带。调治1月后,气机调畅,肝之疏泄条达功能得复,冲任蓄溢有度,经候如期。方与病合,故收到满意疗效。

（刘珺）

一八、丹参祛瘀生新不伤正

丹参味苦,性微寒,入心、心包、肝经。功能活血调经,祛瘀止痛,凉血消痈,除烦安神,祛瘀生新而不伤正,一味丹参散,功同四物汤。颜老临证体会则认为本品补血力稍逊,而偏于活血止痛,上行入脑,下行归心,常用于心脑病属气滞血瘀者。

[用药心得]

1. **善清心火**　丹参色赤味苦,与心相合,专入心经,苦能清心,使心神常清。颜老认为老年性痴呆出现精神行为障碍,多由心火亢盛所致,习取丹参治之,效果明显。

2. **性能走窍**　丹参气味轻清,故能走窍,通利关节,调养血脉。主治骨节肿痛,经水不调,丹毒湿聚,暴赤眼痛。

3. **随证配伍举隅**

(1) **胸痹心痛**:颜老治疗胸痹之代表方益心汤中即用丹参配伍降香、川芎等。对瘀血郁久化热之胸痹者,亦可单用煎汤治之,有良好缓解心绞痛作用。

(2) **慢性胃炎**:胃痛日久,每易郁而化火,气滞血瘀,颜老常取丹参与檀香、砂仁为伍,心胃同治。

(3) **失眠**:丹参味苦性寒,入心包经而有清心之功,入肝经则有定魂之能,临床配黄连、生地、柏子仁,用于治疗失眠,证属心火夹瘀血,神魂不宁,乱梦纷纭者,颇有效果。

(4) **疮痈肿毒**:根据《素问·至真要大论篇》"诸痛痒疮,皆属于心"之说,颜老每取丹参配伍金银花、连翘等,共奏清热解毒、凉血活血之功,治疗疔疮肿毒,局部疼痛者。

4. **使用方法及用量**

(1) **使用注意**:活血化瘀宜酒炙用。反藜芦。

(2) **用量**:水煎服,5~15g。

［病案举例］

王某,男,37岁,工人。患脱疽一载,溃破疼痛,近来增剧,夜不安眠,舌红而干,苔薄黄,脉细数。瘀热交搏,气血运行不畅,脉络阻塞,治拟清热化瘀,和营通络。

处方:金银花、玄参、丹参各15g,忍冬藤30g,当归、丹皮各9g,川牛膝10g,乳香、没药、生甘草各4.5g。另用中药洋金花浸液外洗,足趾溃疡逐渐愈合,下肢疼痛消失。

按语:对于局部红肿疼痛、高热烦躁、舌红脉数等热毒型周围血管病,如急性血管炎以及病程日久,肢体出现溃烂继发感染者,颜老认为,应根据热毒轻重和体质不同使用清热解毒、清热凉血、养阴清热等方法,常用方剂如仙方活命饮、五味消毒饮、犀角地黄汤、四妙勇安汤等,如脓水流漓,为湿热偏盛者,加用三妙散,同时配合活血化瘀之品以提高疗效。

(张旻)

一九、除烦宣郁淡豆豉

淡豆豉性味苦寒,入肺、胃经。功能解表除烦,宣郁解毒。主治伤寒热病,寒热,头痛,烦躁,胸闷。《本草经疏》卷二十五《豉》:"盖黑豆性本寒,得蒸晒之,气必温,非苦温则不能发汗开腠理,治伤寒头痛寒热,及瘴气恶毒也。苦以涌吐,故能治烦躁满闷。"颜老认为豆豉"善开发上焦之郁热,宣泄阴浊之留着",临床常用于外感热病以及口腔疾病等,多有效验。

［用药心得］

1. **宣郁除烦** 颜老认为淡豆豉温而不燥,既可作为辛温解表药,发汗透邪,又可宣发邪热郁结之烦躁,用于外感发热无汗、心烦不安等,有一举两得之功。

2. 口腔要药　《圣济总录》卷第一百一十七《口疮》载豆豉散方："豆豉（四两炒），上一味，捣罗为散，每用绵裹一钱匕含之，日五七次。"颜老认为豆豉既可宣散邪热，又能祛逐湿浊之邪，治疗湿热引起的口腔溃疡等，颇有疗效。

3. 随证配伍举隅

（1）外感表证：本品辛散轻浮，能疏散表邪，且发汗解表之力颇为平稳，无论风寒、风热表证，皆可配伍使用。用治风热感冒，或温病初起，发热，微恶风寒，头痛口渴，咽痛等症，常与金银花、连翘、薄荷、牛蒡子等药同用；若风寒感冒初起，恶寒发热，无汗，头痛，鼻塞等症，常配葱白，方如葱豉汤。

（2）热病烦闷：本品辛散，苦泄性凉，既能透散外邪，又能宣散邪热、除烦，常与清热泻火除烦的栀子同用，既可治疗外感热病，邪热内郁胸中，也能除肝郁湿热，心中懊恼，烦热不眠。

（3）口腔炎：颜老临床常以豆豉研末外用治疗口腔炎，对小儿尤佳。试用于真菌性口腔炎，亦有显著疗效。治疗复发性口腔溃疡，则取豆豉配以栀子、小麦、石膏、地骨皮、茯苓、淡竹叶、胡黄连、凤凰衣、橄榄苗等清热透邪，也有一定效果。

4. 使用方法及用量　内服：水煎服，6~12g；或入丸剂。外用：捣敷或炒焦研末调敷。

［病案举例］

颜老曾治一麻疹后口腔炎，症见满口及舌腭溃疡糜烂，不能进食，口水极多，经甲紫、金霉素、甘油、冰硼散、珠黄散等治疗无效，后用豆豉粉外敷局部，一日三次，翌晨即见局部干燥，口水减少，至第四日痊愈。后又治疗多例皆效。

按语：豆豉，气味苦寒，入肺、胃经，《随息居饮食谱·调和类》谓："淡豉入药，和中，治湿热诸病。"颜老认为口腔病证的形成，每由湿热上熏所致，故习取豆豉治疗诸多口腔溃疡，均能收功。

（费鸿翔）

二〇、独活入少阴之经,擅长祛风止痛

独活味辛、苦,性微温,入肾、膀胱经,有祛风除湿、通痹止痛之能。《名医别录·上品》曰:"主治诸贼风,百节痛风无久新者。一名胡王使者,一名独摇草,草得风不摇,无风自动。"作用偏里偏下,主散在里伏风及寒湿而通利关节止痛,尤善治少阴伏风头痛及下半身风寒湿痹。颜老常以之治疗少阴头痛、腰痛等诸痹痛。

[用药心得]

1. **独入少阴**　独活之气细而不雄,长于入少阴之经,颜老谓羌活气味较烈,善于走表,多与发散之药相配;独活气味较淡,长于走里,可与补益药同用,故而常以之治疗足少阴伤风头痛,以及湿痹、腰脊疼痛等。

2. **长于止痛**　独活辛苦温,辛能祛风,苦能燥湿,温能散寒,凡风、寒、湿引起的头痛、痹证、腰膝疼痛,颜老皆取独活治之,并谓独活药性平和,既可与解表药羌活同用,亦可与补益药桑寄生配伍,内外表里诸痛均可用之。

3. **随证配伍举隅**

(1) **腰痛**:腰痛一证,多关于少阴,其有寒湿之象者,症见腰部沉重而痛,转侧不利,阴雨天加重,苔白腻,脉沉缓等。颜老常用独活祛肾寒,除湿痹,配伍桑寄生、杜仲、干姜、茯苓等治之。

(2) **中风**:颜老临证治疗中风,常用独活。独活一名独摇草,能沉能浮,既祛外风,也搜肝风,如中风闭证口噤不开,习与羌活、石菖蒲、僵蚕同用;若中风半身不遂、四肢顽痹等,则多配以羚羊角、桂枝、白芍、桑枝等。

(3) **少阴头痛连齿**:独活功能祛风散寒除湿,而入少阴之经,颜老临证习用其治疗少阴头痛连齿,并常配以细辛同用;对于太阳经头痛,则配伍羌活、川芎、防风、石楠叶等。

4. **使用方法及用量**

(1) **使用注意**:津血不足者不宜用。

（2）**用量**：水煎服，9g。

［病案举例］

周某，男，45岁。腰背酸痛，转侧不利6年之久，发病初期仅感骶髂两侧微痛，嗣后疼痛沿脊柱上行至背，出现活动受限。曾外院就诊，拟诊强直性脊柱炎。初诊：腰痛缠绵六载，他院诊为强直性脊柱炎，俯仰不利，口中微咸，食入运迟，左胁饱胀，放射至腰膝，脉沉涩，舌苔薄腻。肝肾不足乃其本，寒湿交困乃其标，取扶正达邪之法。

处方：桑寄生15g，羌独活各9g，细辛4g，苍白术各9g，狗脊9g，川断仲各9g，肉桂4g，白芍9g，甘草6g，党参15g，当归9g，茯苓15g，土鳖虫6g。28帖。

药后感腰部酸痛有减。上方续服1月，自觉腰痛较服药期间明显减轻。

（吕章明）

二一、地龙功擅祛痰瘀

地龙味咸性寒，入肝、脾、肺经，功能清热息风，通络利尿。入肝经而清肝火，息肝风而定痉；归脾经而化痰热；其性走窜，善于通行经络，活血祛瘀。一药兼有清火、定痉、活血等多种功效，极适宜于痰热瘀阻、肝风内动所致的神昏谵语、痉挛抽搐，以及小儿癫痫诸症，颜老多用其治中风半身不遂。

［用药心得］

1. **擅祛经络痰瘀**　对于痰瘀阻滞经络引起的肢体、脑部功能障碍或疼痛，颜老常于方中加入地龙，化痰逐瘀，通络止痛。因其性寒，每与黄芪、当归、川芎等辛温之品配伍。如颜老经验方益气化瘀醒脑汤。

2. **功能清肺定喘**　颜老取地龙性寒，能入肺经之功，每用治肺热咳嗽或哮喘急性发作期，既可清肺中之邪热，又能肃降肺气以平喘。

3. 随证配伍举隅

(1)**中风**:用于各种原因所引起的半身不遂,口舌㖞斜,言语不利,偏身麻木,口角流涎等。如气虚血瘀所致的中风后遗症,常与黄芪、当归、赤芍、川芎等补气活血药配伍应用,如补阳还五汤。

(2)**痉病**:用于热极生风所致的神昏谵语、痉挛抽搐等。常与黄连、大青叶、羚羊角、钩藤等同用;痰热盛者,则配伍贝母、竹沥、胆南星等涤痰定惊。

(3)**眩晕、头痛**:用于肝阳上亢所引起的眩晕、头痛等。常配以天麻、钩藤、夏枯草、石决明等平降肝阳。

(4)**痹证**:地龙咸寒,长于通络;马钱子苦寒大毒,擅长止痛。二者相须,通络止痛,治疗各种顽固性关节疼痛,疗效甚好。风湿热痹,关节红肿热痛者,每取鲜地龙捣碎外敷,也可起到消肿止痛之效。

(5)**支气管哮喘**:哮喘剧作,多因痰浊胶滞,气失升降,日久不愈,或长期用激素治疗,导致病情虚实相交,寒热错杂,颜老治此守"急则治其标"之说,每取麻黄附子细辛汤加地龙治疗,效果明显。

4. **使用方法及用量**

(1)**使用注意**:因本品味腥,内服易致呕吐,每炒香研末装胶囊服或配少量陈皮入煎剂,可减轻此反应。

(2)**用量**:水煎服,5~15g;鲜品 10~20g。

[**病案举例**]

章某,男,62 岁。患者阑尾炎切除术后出现右下肢深静脉炎,行动后疼痛加剧,局部皮温较低,自觉胸痞心悸,脉沉涩,舌淡苔薄。证属气血瘀滞,复以高年积劳,气分已虚,气虚则血流不畅,更益瘀血之势,故拟益气化瘀,标本兼顾。

处方:生黄芪 30g,当归、红花、川芎、漏芦、王不留行各 9g,桃仁、川牛膝、威灵仙各 12g,地龙 6g,桂枝 4g。8 帖。

药后下肢有汗,为循环来复之机,上方加鹿角 9g,桂枝增为 6g,去漏芦,以加强温通补益之力。连服 12 帖,症状完全消失。

按语:本病病机为气虚血瘀,肢体失去濡养而出现肢端发凉、疼痛,为本虚标实之证。故重用生黄芪大补元气;当归、红花等补血活血;桂枝、鹿角温养血脉;地龙化瘀通络。令气通血活,气旺血行。据现代药理研究地龙含蚓激酶,既能防止血栓形成,亦能溶解血栓。

（胡晓贞）

二二、丁香温中散滞,降逆止呕

丁香气味辛温,入肺、脾、胃、肾经,功能温中散寒,降逆止呕。上散肺邪,祛上焦风寒湿热;中暖脾胃,祛积秽之沉寒宿壅;下暖肾命,治冲脉之寒气上冲。颜老习用丁香治疗胃寒引起的呃逆、呕吐等症。

[用药心得]

1. **温中散滞** 丁香辛温纯阳,唯胃脘寒积凝滞者,服之有效。颜老认为丁香味辛能行气,性温能散寒,为散寒止痛之良药。内服治疗胃寒冷痛;外用每与肉桂配伍,研末外敷,治疗腰背及四肢关节冷痛。

2. **除呕止呃** 丁香性趋下降,入肾经。凡脾胃气寒、气滞为呃,或脾肾阳亏,不能消谷,食久则呕者,颜老每取丁香温阳降逆,以求止呕定呃之功。

3. **随证配伍举隅**

（1）**脘腹冷痛**:颜老认为脾胃喜温而恶寒,对脘腹冷痛,喜温喜按,舌苔白腻者,主张投以温运,法从釜底加薪,喜用公丁香温振脾阳,配以干姜、白蔻仁、半夏等,使火能生土,坎阳鼓动,中宫大健。

（2）**呃逆**:颜老十分重视胃阳作用,对中阳不振、寒湿阻遏引起的呃逆,善用丁香柿蒂汤加减投之。

（3）**痰饮**:颜老临床治痰饮,症见咽喉哽噎,咳吐白沫,痰盈碗者,每取公丁香配半夏、细辛、五味子、干姜等温脾阳,化痰饮。

4. **使用方法及用量** 水煎服,1.5~3g。外用研末调敷,与肉桂等分共研细末,名丁桂散,有温经通络、活血止痛之功,可用于阴疽、跌打损伤等。

[病案举例]

金某,男,27 岁。1 年前患者因饮食油腻荤腥后,出现恶心、腹胀腹泻,胃镜检查示:慢性浅表性胃炎。后服疏肝健脾中药未见明显好转。现患者自诉恶心,清晨嗳气,胃脘胀气痞闷,且不随进食而改变,伴头重如蒙,痰多易咳,色白,无泛酸、呕吐,无胃痛,夜寐不安,易早醒,精神欠振,二便正常。

初诊:1 年前饮食不慎,导致胸闷泛恶,继之胸闷、嗳气,日渐消瘦,晨起多痰,神萎失眠,舌红苔薄而不润,脉弦数。胃阳不振,寒湿与痰浊阻滞,升降失职。

处方:姜半夏 30g,茯苓 15g,生姜 5 片,姜黄连 4.5g,吴茱萸 3g,旋覆花(包)9g,代赭石(先)30g,川朴 9g,枳实 9g,公丁香 2.4g。14 帖。

二诊:依胃中无阳义立法,晨起恶心、嗳气已见好转,痰少,面色渐华。舌红,苔薄,再取前法,以竟全功。

处方:姜半夏 30g,白芥子 9g,莱菔子 9g,枳壳 9g,桔梗 6g,川朴 6g,姜川连 4.5g,吴茱萸 3g,干姜 2.4g,桂枝 3g,泽泻 9g,猪茯苓各 9g,白术 9g。14 帖。

药后泛恶嗳气等症俱减。嗣后,颜老对本例诊治做了阐微与解惑。

按语:患者青年男性,见有口干口苦、嗳气纳差等肝胃不和症状,但其长服疏肝和胃之剂,情症却好转不显,故应考虑有其他原因。盖脾胃主运化受纳,脾失健运,胃失和降,津液代谢失其常度,痰浊水饮最易生成。患者自述感泛恶不适,胃脘痞闷有水声,头重如蒙,咳痰白沫,临床表现与小半夏茯苓汤证"卒呕吐,心下痞,膈间有水,眩悸者"的描述十分相似,况且,病久不愈,阳虚无疑,故应考虑为水饮停于胃脘之证。法当温通胃阳,降气化痰。投以小半夏茯苓汤,方中半夏、生姜温化寒凝,降逆止呕;茯苓益气健脾,渗利水湿。其中半夏、茯苓剂量均应在 15g 以上,量少则恐难以取效。公丁香温肾助阳以煦脾土;旋覆花、代赭石降逆和胃;黄连、吴茱萸二药配伍,寒热配对,起燥湿和胃、开郁散结之功。二诊加五苓散以祛痰湿,诸药配合,治病求本,饮去则胃脘诸症好转。

(颜乾珍)

二三、灯心草清心宁神止汗通淋

灯心草别称秧草、水灯心等,为灯心草科植物灯心草的干燥茎髓,理直,扎成小把。味甘淡,性微寒,归心、肺、小肠经,功能清心火,利小便。颜老常用于治疗心烦失眠,尿少涩痛,口舌生疮。

[用药心得]

1. **清心降火** 灯心草性微寒,入心经,善清心降火,经朱砂炮制后,则为朱灯心,借朱砂安神作用,使得效果更增。颜老习用朱灯心治疗心火上亢证。但因辰砂或朱砂是汞之化合物,有一定毒性,不宜久服、多服,近年来药店亦少有供给,常常缺货,所以常以灯心草代之。

2. **通利小便** 灯心草味淡质轻,颜老谓心与小肠相表里,灯心草能通利小便,热气下行从小便而解,故也除心经之湿邪。

3. **随证配伍举隅**

(1)**汗证**:虽言自汗属于气虚不固,盗汗属于阴虚不藏,但因汗为心之液,颜老治疗汗证多选用清心、养心之品,协同使用。如用灯心草引热下行,或加柏子仁养心等。同时自汗之人亦有元气不足、阴火亢盛者,而盗汗由阴虚不能敛藏,每每有火,盖阴虚易生内热之故。两种情况均可佐以清降,灯心草清轻下行,轻舟快楫,疗效更著。

(2)**多寐**:多寐嗜睡之症,除气虚清阳不升,湿浊蒙困之外,心火上炎,暗灼阴血,阴血既亏,心无所主,神失所养,亦为重要病机。多寐症见舌红瘦瘪,脉细数者,颜老常于主方中配用莲子心、连翘心、淡竹叶、朱灯心等,待火撤心气清朗,上下呼应,自能复原。

(3)**淋证**:颜老治疗小便不利、赤涩疼痛、淋沥不畅等,初发者用八正散出入;气化不及者易久病与反复发作,或多见于老年人,可参入清心莲子饮中佐使;对前列腺肥大的患者,颜老主张补肾、清热与软坚三大原则,灯心草亦可酌情运用。

（4）癫狂：癫狂多由痰涎壅塞、痰火上亢、蒙蔽心窍脑髓所致，或语无伦次，或狂躁不安，总以化痰清心、降气降火为主要治则。颜老临床常投癫狂梦醒汤、黄连温胆汤、生铁落饮等，配伍黄连、生地、茯苓、木通、竹叶、灯心草等。

4. 使用方法及用量　水煎服，1~3g。

［病案举例］

吴某，男，66岁。心悸怔忡，甚则头晕，纳食不馨，口淡乏味，脉滑数，苔白垢腻。久病入络，厥气上逆夹痰瘀交搏为患。治以温化痰瘀，佐以平潜宁心。

处方：附子4.5g，苍白术（炒）各9g，川朴6g，半夏9g，陈皮6g，北秫米（包）9g，云苓9g，炙远志6g，煅龙牡各15g，沉香曲9g，丹参20g，琥珀粉（吞服）1.5g。7帖。

二诊：心悸小安，舌苔白腻，脉滑数。痰瘀交困，心阳受制，再守原法进步。

处方：附子6g，苍白术各9g，川朴6g，半夏9g，陈皮9g，云苓15g，柏子仁9g，楂曲各9g，朱灯心3束，煅龙牡各30g，丹参30g，琥珀粉（吞服）1.5g。7帖。

三诊：心悸未作，胸闷亦展，纳食见馨，舌苔亦化，脉小数。刻值暑湿当令，以东垣清暑益气汤善其后。

处方：炒苍白术各9g，五味子6g，麦冬9g，党参9g，黄芪15g，泽泻9g，丹参30g，炒神曲9g，炒升麻4.5g，当归9g，炙草4.5g，葛根9g。7帖。

（颜新）

二四、淡秋石功擅降火

淡秋石别名：秋丹石、秋冰、秋石，属钙化合物类。本品古代用石膏浸入童便中制成，现时用人中白浸去咸臭，晒干，研成粉，再加白及将水拌和，制成方块。性味咸、寒，归肺、肾经，功能滋阴降火。主治虚劳羸瘦，骨蒸潮热，咳嗽，咯血，咽喉肿痛，遗精等。颜老临床习用淡秋石主治阴虚发热之疑难病症，颇有验案。

[用药心得]

1. 降火性趋下　秋石以秋命名,专取秋气下降之意,其味咸入肾,性寒而降火,凡阴亏火亢之骨蒸痨热、咯血、咽喉肿痛等,颜老习取秋石投之。历代本草谓童便滋阴降火,宜用童男,八岁至十二岁为佳,年小者力不足,年大者即有情感,故多不取。

2. 止血不留瘀　血遇寒而止,逢热而行。秋石性味咸寒,其性下行,能清降上逆之血溢,故而对阳络出血之咯血、鼻衄有效,且能渗血去瘀,有止血不留瘀之功。

3. 随证配伍举隅

(1) 骨蒸潮热:骨蒸潮热多为阴虚火旺,阴液亏虚,不能制阳,阳气偏亢,午后卫阳渐入于里,夜间卫阳行于里,使得体内阳气容易亢胜而生内热。"骨"表示部位深在,"蒸"是熏蒸的意思,形容阴虚潮热自里透发而出,故称为骨蒸。颜老常用《张氏医通》卷十三《虚损门》的瑞金丹,秋石与大黄二味等分微炒研末,治疗阴虚骨蒸潮热、虚劳吐衄溲便等血证。大黄和秋石同用,一清一滋,亢者得其平而亏者得其益。大黄得秋石之咸而苦不伤阴,秋石得大黄之寒而咸不损胃,有化瘀止血、滋阴降火的功效。

(2) 吐血、咯血、鼻衄:推求吐血、咯血、鼻衄之本,实不出阴虚阳亢四字,阳亢者火盛,伤及阳络,迫血上溢,颜老谓秋石原由"溲溺"炼制而成,其性寒,专能降火,其味咸,专能下行于肾,用于上溢血证,均有效果。

4. 使用方法及用量　水煎服,3~6g。

[病案举例]

游某,男,63岁。咳喘史十余年,反复发作,入院前四日感受风邪,咳嗽加剧,咯血鲜红,约1 000ml,恶寒发热,胸闷气绝,动则加剧,门诊以"阻塞性肺气肿、肺源性心脏病合并心衰"入院。入院后因病情垂危而予中西医结合治疗,寒热退而心衰初定,但咯血绵绵,匝月未已,中药投生脉饮、千金苇茎汤、泻白散、石膏知母汤等,轮番施治,并遍投西药止血剂,咯血依然,乃邀颜老查房。

初诊:咯血延绵,痰血夹黄,其色紫红,甚则盈口有块,面色红润,头痛目眩,胸闷气短,喘息不能平卧,动则多汗,下肢作胀,颈脉怒张,口中秽浊,干苦作渴,大便难艰,舌红唇紫,苔黄中燥,脉弦数右滑,两尺微弱。高年气阴已衰,肺胃之火与痰瘀胶滞失宜,血络不安,塞其所实,益壮其势。以清热化瘀、育阴宁络为法,取瑞金丹加味。

处方:大黄9g,淡秋石(冲服)4.5g,生地30g,黛蛤散(包)9g,三七粉(吞服)2.0g,丹皮9g,荆芥炭9g,焦栀9g,茅芦根各30g,蒲黄炒阿胶9g。5帖。另:停用一切西药。

二诊:药后大便日行三四次,痰血随止,咳喘心悸,痰多头晕,口干不欲饮,脉细滑,舌红苔黄。痰瘀有清泄之机,溢血得归经之路,不再生枝则吉。

处方:原方去大黄、秋石,加麦冬9g,南北沙参各9g,川贝母6g,枇杷叶9g。7帖。

第二方服完,症势大却而出院。

按语:瑞金丹,方中大黄大苦大寒,气味俱厚,性沉而降,引入血分,破一切瘀血,推陈致新,仲景治心气不足、吐血之泻心汤即用此为君,《血证论》推为吐血圣药;秋石滋阴降火而不伤胃,返本还原且能散血,气味咸温,润肺滋肾,养阴止血。两者配合,止血之功更优,且大黄得秋石之制,不伤阴,不败胃,尤为良方。凡阳明热盛,痰血凝滞,血络损伤所致吐血,用之皆验。

(韩鑫冰)

二五、附子为通十二经纯阳要药

附子味大辛,性大热,气雄烈,有大毒,其性走而不守,功能助阳补火,散寒除湿。能引补气药行十二经,以追复散失之元阳;引补血药入血分,以滋养不足之真阴;引发散之药开腠理,以驱逐在表之风寒;引温暖药达下焦,以祛除在里之冷湿。《本草正义》卷之七《毒草类》谓:“其性善走,故为通行十二经纯阳之要药,外则达皮毛而除表寒,里则达下元而温痼冷,彻内彻外,凡三焦经络,诸脏诸腑,果有真寒,无不可治。”颜老认为附子为百药之长,功兼通补,温补阳气,有利于气血复原,散寒通阳,可促使气血畅通,对经治不愈的疑难病,每在辨证基础上加附子而获效颇丰。

[用药心得]

1. 附子为纯阳之品,功擅温阳 附子味辛性热,功能动而不静,通行全身经络脏腑,故颜老称其为"纯阳之品",临床用其补心阳、暖脾阳、壮肾阳,用于久病阳虚之证,有立竿见影之效。

颜老推崇《素问·生气通天论篇》"阳气者,若天与日,失其所,则折寿而不彰,故天运当以日光明"之说,并欣赏《景岳全书》卷之三《道集·传忠录》"盖人得天地之气以有生,而有生之气即阳气也,无阳则无生矣,故凡自生而长,自长而壮,无非阳气为之主,而精血皆其化生也。是以阳盛则精血盛,生气盛也;阳衰则精血衰,生气衰也"之论,重视阳气在疾病发生发展中的作用。临证巧施附子温阳,详见如下。

(1)温阳活血:取温阳药与活血药同用,治疗心血管疾病。心居阳位,体阴而用阳,诸阳受气于胸中。故凡素体心气不足或心阳不振致胸阳不展,心阳衰弱,阳气失于斡旋,气血运行不畅,则胸痹心痛之症遂作,多见痛势彻背,神萎乏力,汗时自出,舌淡质紫,脉沉弱等,其实质多属阳虚阴凝,阳虚为本,阴凝为标。颜老在心血管疾病的临床治疗中,推崇张仲景"阳微阴弦"的病机分析,特别强调"有一分阳气,便有一分生机"的观点,认为温运阳气是治疗心血管疾病的重要法则,尤其对一些危重的心血管病,更不可忽视温运阳气的必要性。立法用药当以温阳为主,活血为辅。常用附子汤治疗冠心病,方以附子温阳散寒,人参、白术、茯苓甘温益气,芍药和营活血,诸药合用,共奏温经散寒、益气活血之功。胸闷心悸者,加丹参、葛根;胸痛剧烈者,加参三七、血竭;唇青舌紫者,加莪术、水蛭等。

(2)温胃健脾:取温阳药与健脾药同用,治疗慢性胃炎。脾胃同居中焦,脾属阴脏,主运化,胃为阳土,主受纳,阴阳相配,升降既济。叶桂提出"胃阴学说",诸多医家重胃阴而忽视胃阳。然病变无穷,阳腑有阳伤之疾,阴脏有阴亏之虞。颜老临床十分重视胃阳的作用,认为胃为水谷之海,日以纳食消谷为职,故凡饮食生冷,水湿内停,多伤胃阳。临证凡见水谷积滞胃腑,阻遏不通而致反胃、恶心呕吐、泛酸诸症,多责之于胃阳不振,浊阴潜踞。法当釜底加薪,临床喜用附子、荜澄茄、荜茇、吴茱萸、灶心土、公丁香、半夏、茯苓、枳壳、厚朴等品,温通胃阳,取益火生土之意,坎阳鼓动,中宫大健,再予苍白二术健脾扶正,胃之腐熟功能得复矣。

(3)温肺祛寒: 取温阳药与宣肃肺气药同用治疗哮喘。哮喘有新、久、虚、实之分,新喘属实,多责之于肺;久喘属虚,多责之于肾。颜老认为其为沉痼之病,日久属纯虚者极少,且缠绵反复,正气溃散,精气内伤,最易招六淫之邪侵袭,六淫之中,又以寒邪十居八九。寒犯娇脏,气失升降,痰浊内生,寒痰胶滞,则痰鸣气促,胸中满塞,不能平卧。故《圣济总录·肺气喘急门》谓:"肺气喘急者,肺肾气虚,因中寒湿至阴之气所为也。"小青龙汤固然为治寒喘病的良方,但颜老认为其未能标本同治,而常用阳和汤加减以鹿角胶、炮姜、肉桂、附子温肺,麻黄、白芥子宣肺,熟地补肺,温、宣、补三法并用,攻补兼施,用治哮喘反复频发,本虚标实者,常应手生效。

(4)辛温利咽: 取温阳药与宣肺利咽药同用,治疗慢性咽炎。慢性咽炎以咽部微痛微痒,或似有异物阻于咽喉,声音嘶哑等为主要表现,医家囿于常法,多从风燥痰热或阴虚火旺论治。颜老则习以气血阴阳为纲辨治,认为肾为阴阳之宅,足少阴肾脉循喉咙,挟舌本,如若肾阳虚于下,阴寒结于上,寒滞于咽喉则见咽部黯红,时感胀闷,苔薄白;或若外感热病治不当法,过用寒凉滋腻之品,戕阳伐气,邪入少阴,以致火虚于下,寒凝其中,格阳而上,无根之火内灼咽喉,可见咽喉微痛、肿胀,咽部黏膜淡红,畏寒肢冷,神疲乏力,舌胖苔白,脉沉弱等。治疗当宗"甚者从之,从者反之"之义,投以辛温。可予桂附地黄汤与半夏散加减主之。临床每加大黄反佐之,盖因大黄能使热药不致被浮阳格拒,因势利导,直捣病处,有相得益彰之功。

(5)温肾利水: 取温阳药与利水药同用,治疗慢性肾炎。慢性肾炎为常见多发病之一,病程延绵,证候复杂,治疗棘手,水肿为其常见症状。对于水肿的治疗,颜老认为应注重温补肾阳。肿本乎水,《素问·阴阳别论篇》云"三阴结,谓之水",手足太阴肺脾经,一主通调水道,一以转输水精,然则权柄均操纵于足少阴肾经,正如《景岳全书·肿胀》所云:"凡水肿等证,其本在肾,其标在肺,其制在脾。"肾司开阖,肾气从阳则开,从阴则阖,阴气太盛,关门常阖,气不化水,通调转输之机亦废,大水弥漫,群阴用事,汩没真阳。当此之际,开腠理,转津液,通三焦,破痼冷,非借温肾一法,难布阳和之局。肾中真阳之气得温而上升,脾之斡旋,肺之治节皆能复其职司,故主张温肾治水,宜峻宜猛,药如附子、桂枝、巴戟天、干姜、椒目、小茴香等。但宜中病即止,水肿大势已却,即当减量或停用,矫枉过正非良策也。颜老临床常用自拟温阳逐水饮:鹿角片9g,肉桂3g,巴戟天9g,附子4.5g,黄芪12g,杜仲9g,猪苓9g,商陆9g,黑白丑各9g,泽泻15g,椒目2.4g,茯苓15g。本方附桂同用,能守能走,其守者,下元得暖而肾气方充;其走者,经络瘀水一并冲决,大有还复真火、启发神机之功。

(6) **温阳搜剔**:取温阳药与散寒通络药同用,治疗周围血管病。周围血管病包括血栓闭塞性脉管炎、雷诺现象、大动脉炎、红斑性肢痛症、下肢静脉曲张等疾病,临床治疗颇为棘手。虽然它们的发病原因与病理变化有所不同,但都存在血液循环障碍和微循环障碍,因此属于中医"血瘀"范畴。长期以来,颜老本着"流水不腐""脉宜常通"之原则,用温经散寒法治疗这类疾病。此法适用于肢体寒冷发紫,疼痛剧烈,舌淡,脉细或难以触及等寒凝性慢性周围血管病。《伤寒论》中用通脉四逆汤治阴证厥逆,脉沉微细欲绝。颜老认为其伸发阳气,化凝通脉,足资效法,临证常以阳和汤与麻黄附子细辛汤加减,药用麻黄、附子、桂枝、细辛、毛冬青、白芥子、当归、川芎等,本法温经散寒,回阳通脉,搜剔瘀浊,扩张血管,具有改善肢体血液循环作用,若与补气养血等法配合,灵活运用疗效更佳。

2. 祛邪要药 附子气味辛热,善祛阴寒之邪,凡寒邪、湿邪、痰饮等,他药治疗不效者,颜老常在方中加入附子一味,往往可以起到"离照当空,阴霾自散"之效。

3. 随证配伍举隅

(1) **胸痹**:附子为大辛大热之品,主入手少阴心经,功能大补心阳,其性走而不守,善于祛除寒邪,疏通血气,用治胸痹有一举三得之妙,乃治疗胸痹之要药。用于心阳虚衰所致之胸痹心痛,甚则胸痛彻背,心中空虚,惕惕而动,形寒肢冷,气短息促,神疲乏力,面色清白,舌淡,或舌淡胖而嫩,脉细弱,或结,或代,或迟。如取麻黄附子细辛汤治疗慢性肺源性心脏病,常与小青龙汤、三子养亲汤、苓桂术甘汤同用;取附子汤、参附汤治疗冠心病,如心绞痛、心肌梗死等引起的胸痛;取通脉四逆汤治疗病态窦房结综合征,并可酌加石菖蒲、郁金开郁以通脉。临证如见脉细而微,舌胖而淡,属阳微阴弦者,当取附子汤等温阳散寒;若见脉虚而数,舌红质干属气阴两亏者,则宜附子剂合生脉散同用,用附子振阳,生脉养阴,共成复脉之师。

（2）**心水**：用于心阳虚日久，水饮凝聚于胸中而致的颜面、四肢浮肿，心胸憋闷如窒，心悸怔忡，动则气促，舌淡，苔薄白，脉沉细而弱。常与白术、茯苓等配伍使用，如真武汤；并常配川芎、当归、红花、赤芍、泽兰、益母草等活血之品，使血从水化。

（3）**中风**：多用于中风脱证病情危笃时，临床所见为目合手撒，冷汗淋漓，二便自遗，气息俱微。如阳气虚脱，则用参附汤；如阴阳俱脱，则用参附汤合生脉散；如兼痰浊闭窍者，可配羚羊角、竹沥、姜汁等豁痰开窍。

（4）**头痛**：多用于气虚及阳所致之头痛，症见头痛日久，时剧时轻，四肢欠温，遇风冷则发作或加剧，或伴眩晕，或伴干呕，或伴吐清水，舌质淡，苔薄白，脉弦紧。常与防风、细辛、茯苓、全蝎等同用。

（5）**肺胀**：附子味辛，辛入肺经，故能温肺散寒，助阳固表，与麻黄配伍，宣补并用，攻补兼施，则善治肺胀咳喘。肺胀一证，饮邪充斥，淹蔽阳气，以致阳不外卫，勿能御邪，稍一冒寒触风，即可引动伏饮，夹感而发，证属本虚标实，颜老认为此非一般宣肺化痰药所能胜任，三拗汤、华盖散、小青龙汤等方中之麻黄功在宣散，温阳之力多嫌不足，唯有加入附子一味，温扶阳气，庶可克敌，临床凡见咳喘频发、咳痰清稀、背俞寒冷、舌苔白腻等阳虚阴凝证者，取小青龙汤加附子投之，每能奏效。

（6）**阴黄**：附子性大热，不仅祛寒以温暖脾胃，尚能燥湿以除脾湿。与退黄专药茵陈相使而用，温阳化湿，专治阴黄。黄疸发病，当以湿邪为要，所谓"黄家所得，从湿得之"（《金匮要略·黄疸病脉证并治》），湿性黏滞，缠绵难祛，最易遏气损阳，故而黄疸日久不退，必然损伤阳气，加重水湿的停滞，遂成阴黄变证，症见肤色如烟熏，舌润脉沉，颜老治此常在茵陈剂中佐以少量附子，振奋脾阳，祛除寒湿。

（7）**尿石**：附子气雄，擅补肾阳，温膀胱之气，与石韦等清利通淋之剂同用，则有温阳行气，通淋排石之功。颜老指出石淋一证，肾虚气化失利为本，湿热蕴结下焦为标。肾主水，司二便，肾阳旺盛，气化有权，生化有序，湿热无以蕴结，结石无法形成。若肾阳衰弱，气化乏力，清浊泌别失司，湿浊无法下注而沉积为石。治疗若拘泥清热通淋，不但结石难以攻下，且久服攻利，反有耗气损阳之弊，临证常施以温肾通阳之附子，以补代通，使阳气充盈，气化则能出焉。

（8）**关格**：附子与大黄相配,乃取《金匮要略·腹满寒疝宿食病脉证治》大黄附子汤之意,主治寒积实证,多用于慢性肾炎尿毒症期,病机为脾肾阳亏,寒湿内生,浊邪弥漫三焦。小便不通者曰关,呕吐不止者曰格。大黄为降浊要药,有祛浊通腑之力,唯其性寒凉,久服必伐肾阳,而附子辛热,功能温散寒浊而开闭结,并能制大黄寒性而存其走泄之性,二味同用,共成温散寒浊、苦辛通降之剂,而奏通关除格之功。

（9）**疑难杂症**：临床所见之慢性病、疑难病,缠绵不愈,最终均可伤及人体之阳气。凡病日久,阳气必虚,故扶阳为治久病之要诀。附子为补命门真火第一要药,既行气分,又入血分,既能温阳,又可通阳。颜老认为通补阳气乃治疗疑难疾病的主要治则之一,临证在治疗疑难病及常法不效之病时,每在辨证的基础上,酌加附子,既可振奋阳气,又助正气祛邪外出,还能温通使气血通畅,以达事半功倍之效。

4. 使用方法及用量

（1）**毒性及用法用量**：一般用量3~12g,先煎半小时;回阳救逆则必用生附子,可用至15~30g,先煎半小时到1小时。附子用量的大小与多种因素有关,首先是病情的轻重与疾病的性质;其次是患者体质的强弱和所处地域以及季节气候的影响;再次则是附子炮制正确与否以及煎煮的方法是否得当,一般应要求文火煎煮30分钟以上,这样附子的毒性作用可以明显降低而并不丧失其治疗作用。

（2）**注意事项及配伍**：颜老认为附子是温阳救逆的主药,在使用时既要大胆,又要适当配伍,制其有余,调其不足。常用配伍方法有:①阳中生阴,配生地、麦冬甘润制其燥;②甘缓调和,配甘草甘缓制其毒;③阴阳双调,配生脉散;④镇潜抑逆,配龙骨、牡蛎;⑤温阳泻火,配知母、黄柏。本草言附子反半夏,颜老临床常取其相反之性,治疗厥逆、反胃、哮喘等顽症,温阳而化饮,降逆而散结,多能取效,而无不良反应。

［病案举例］

吴某,男,66岁。近年来逐渐排尿不畅,外院检查确诊为前列腺肥大,迭经中西药物治疗效果欠佳。近来右腰部疼痛,排尿滴沥不爽,少腹胀满难忍,面浮肢肿,便溏不实,舌淡苔薄白,脉细缓。高年肾阳虚惫,膀胱气化不利,治当温肾化气。

处方：制附子 9g，续断 9g，补骨脂 9g，菟丝子 9g，川牛膝 9g，泽泻 9g，狗脊 10g，桑寄生 15g，细辛 3g，肉桂（后下）、小茴香各 2.4g。14 帖。

二诊：药后排尿渐见通畅，面浮肢肿亦退，大便见实，唯腰酸。舌淡苔薄，脉细。肾虚渐复，阴凝化而未尽，治宗前法，原方续进 7 帖。

按语：本案病机在于下焦命门火衰，膀胱气化不利，故用附子、肉桂、细辛、狗脊、续断、菟丝子温肾壮腰，加小茴香、泽泻使药力直达下焦病所，再配伍牛膝益肾、化瘀，引药下行、导浊邪从小便而出，一药四用。药合病机，故获良效。

（孙春霞）

二六、桂枝（肉桂）温阳通脉良

桂枝性味辛、甘、温，归心、肺、膀胱经。功能发汗解肌，温通经脉，助阳化气。《本经疏证》卷四："凡药须究其体用，桂枝能利关节，温经通脉，此其体也。"颜老取桂枝温经通脉之功效，临床治疗心血管病、水肿、痹证等多种疾病，效果明显。

［用药心得］

1. **温阳散寒**　桂枝为肉桂的嫩枝，辛甘而温，温肺而化痰饮，散血分之寒邪。一药兼有散寒、温阳、化饮数功。颜老认为肉桂性味与桂枝同，而主治略异，肉桂主一身之里，桂枝主一身之表；肉桂偏于温补，桂枝偏于温通，二者功能均以"温"为宗旨。

2. **活血通脉**　桂枝辛散温通，入心经，擅长活血通脉，疏通周身经脉，既可温心阳，又可祛心脉瘀血。颜老习取桂枝治疗诸多心血管病，如胸痹、心悸、心水等，可获良效。

3. **随证配伍举隅**

（1）**心悸**：桂枝辛甘而温，温通心阳，用于阳气虚弱，无力鼓动血脉，脉气不相接续所致的心动悸,脉结代。颜老认为桂枝配甘草是最原始的治疗心悸药对,如苓桂术甘汤、桂枝龙牡汤、桂枝加桂汤以及炙甘草汤,均含有桂枝、甘草,可治疗不同病机的心悸。

(2)**胸痹**:用于胸阳不振,心脉瘀阻所致之胸痹心痛,心悸气短,少气懒言,素体畏寒,舌淡白,脉细等。颜老常配伍枳实、桂枝等,以升降气机,并求气通血活之效;若兼寒邪内侵,可用桂枝配附子、干姜等温阳之品,以加强其温通之功。另如雷诺综合征等,可取补阳还五汤加桂枝,以益气活血通脉。

(3)**心水**:用于阳气不足,水饮上凌心胸所致的胸痞喘满,胸痹心痛,颜面四肢水肿等。颜老治此注重标本同治,治本在于温补阳气,必配附子、干姜之类;治标在于利水,常配伍茯苓、白术等健脾利湿之品,如猪茯苓、泽泻、泽兰等。治哮喘,肾不纳气,常取苏子降气汤,取肉桂补肾,苏子降气,并常与熟地、砂仁、紫河车、坎炁配伍,相机而用。

(4)**痹证**:桂枝为桂树之枝,桂者,可达四肢,善能行走四肢关节,治疗痹证。颜老认为凡风寒湿痹,均以经脉气血不通为病机,桂枝皆可应用,而湿热痹痛,症见关节红肿作痛,局部畏热喜寒者,桂枝可与石膏、知母同用,如桂枝白虎汤、桂枝芍药知母汤。

4. 使用方法及用量　水煎服,桂枝 6~9g,肉桂 3~6g。

[**病案举例**]

谈某,男,35岁,木工。原患下肢关节炎,后因不慎扭伤足部,酸痛更甚,曾进行局部封闭治疗,酸痛好转,但此后两下肢麻木不仁,不能行走,稍受寒冷,即出现雷诺证候,症见两侧上下肢苍白青紫,自觉麻木胀痛,手足不用,苔薄白,脉弦细。脾肾不足,寒凝气血,瘀滞经络,治以温经散寒。

处方:附子、赤芍各 10g,桂枝、当归、川牛膝各 15g,干姜 6g,生黄芪 24g,党参 18g,白术 12g,红花 9g,甘草 5g。

服 30 剂后症状次第消失。继以河车大造丸,每次 6g,日 2 次,连服 3 月而愈。

按语:雷诺综合征属中医学"痹证"范畴,患者手足不用,而下肢尤甚,遇寒冷加重,证属脾肾阳衰,经络阻滞。治法以固本清源、温补兼施为宜。投以附子、桂枝、干姜温经散寒,回阳通脉,扩张血管,以改善肢体血液循环;并与黄芪、党参、白术、当归、赤芍、红花等补气养血药配合,气行则血行,疗效更佳。

（张磊　胡琪祥）

二七、瓜蒌宽胸散结化热痰

瓜蒌一名栝蒌,性味甘、微苦、寒,入肺、胃、大肠经。功擅利气散结以宽胸,清胸中郁热而化痰,通胸膈痹塞主胸痹。张仲景之瓜蒌薤白半夏汤、瓜蒌薤白白酒汤、枳实薤白桂枝汤、小陷胸汤等,均用瓜蒌豁痰化浊,宣痹止痛。颜老临床验证,确有疗效。

[用药心得]

1. **善化热痰、燥痰**　瓜蒌味甘性寒,甘能润,寒祛热,颜老谓瓜蒌最能祛除热痰、燥痰,凡痰黄、痰黏,咳之不畅者,均可用之。

2. **药用部位不同,功效亦异**　瓜蒌皮入肺,擅长清肺止嗽;瓜蒌实入胸胃,长于开胸通腑;其根为天花粉,功能消肿排脓。

3. **随证配伍举隅**

（1）**胸痹**:用于痰热气滞所致之胸中闷痛,甚至胸痛彻背,背痛彻胸,喘息短气,不能安卧,或咳痰黏腻不爽,舌苔黄腻,脉沉弦或紧等。颜老治此,常取瓜蒌配伍薤白、半夏等通阳散结化痰之品;偏热痰甚者,每与小陷胸汤同用;兼夹血瘀者,则加入血府逐瘀汤中,亦有良效。

（2）**中风失语**:用于痰迷心窍所致之中风,症见语言謇涩,甚至不能言语,或半身麻木不遂,或偏瘫,或痰结咳吐不出,舌苔黄腻或灰厚,脉沉弦等。常用瓜蒌实与枳实、桔梗、陈皮、茯苓等升降化痰药同用,或加入神仙解语丹中,效果颇佳。

（3）**便秘**:瓜蒌性寒而体润,尚有通便之功,每与杏仁、桃仁、火麻仁合用,治疗中风、胸痹等心脏病兼有便秘者,有标本同治之效。

（4）**胃脘痛**:颜老先父亦鲁公验方小瓜蒌汤(小瓜蒌 1 只,红花 7 分,炙甘草 2 钱),用于治疗肝胃不和之胃痛,效果颇佳。本方治疗肋间神经痛、带状疱疹神经痛,也有良效。

4. 使用方法及用量

(1) **使用注意**:反乌头。本品甘寒而滑,脾胃虚寒便泄者忌用。

(2) **用量**:水煎服,全瓜蒌 10~20g,瓜蒌皮 6~12g,瓜蒌子 10~15g,打碎入煎。

[病案举例]

吴某,女,35 岁。胸痹脘痛彻背,头昏且胀,心悸气急,畏寒,汗时自出,大便溏而不畅,胃呆食少,经事延期,脉沉迟,舌苔薄白。清阳不振,浊阴潜羁。拟温肾通阳,理气和营。

处方:全瓜蒌 12g,干薤白 9g,丹参 9g,桂枝 3g 拌炒白芍 6g,姜半夏 6g,橘皮 4.5g,炙甘草 2.4g,制香附 9g,熟附子 6g,生姜 2 片,红枣 5 个。

二诊:进瓜蒌薤白汤,胸痛彻背已减,自汗亦少。右侧乳房隐痛,眩晕时作,月经未通,大便不畅,脉濡细,舌苔薄白。守原法再进。

处方:全瓜蒌 12g,薤白 9g,姜半夏 6g,桂枝 2.4g 拌炒白芍 9g,佛手 2.4g,青陈皮各 4.5g,丹参 9g,香附 9g,熟附子 6g,炙甘草 3g。

药后经事已通,胸痛彻背大减,原方再进以善后。

按语:阳气者,精则养神,柔则养筋,失其所则折寿而不彰,故胸中阳气一虚,则津液壅滞成痰,血液凝结成瘀。患者证属阳气虚弱,痰阻气滞,故投瓜蒌薤白汤以宽胸;附子、桂枝温通阳气;青陈皮、香附、佛手、半夏行气化痰。

(李桃桃)

二八、钩藤功能清心凉肝以息风

钩藤味甘,性微寒,入肝、心经,功能息风止痉,清热平肝。《本草新编》卷之四谓钩藤:"去风甚速,有风症者,必宜用之。"颜老认为风为百病之长,内风多责之于肝,肝郁化火,火甚则动风。钩藤既可清肝火,又能平肝风,为息风清火之佳品。

［用药心得］

1. 祛肝风而不燥　钩藤味甘而性凉,功擅息风止痉,为治头痛头晕、惊痫抽搐之要药,颜老认为其药性平和,虚实之证均可使用,随证配伍,多见其效。

2. 清心热以定惊　钩藤又归心经,能清凉心热。颜老治疗小儿夜啼,寒热惊痫,谓其心火亢盛而致者,取钩藤治之有效。

3. 随证配伍举隅

（1）**眩晕、头痛**：《素问·至真要大论篇》曰:"诸风掉眩,皆属于肝。"颜老习用钩藤治疗肝阳上亢之头晕头痛,耳鸣腰酸,肢麻震颤,失眠多梦,或颜面潮红、脉弦等。常与天麻、石决明、牛膝、桑叶、黄芩、杜仲、桑寄生等同用。

（2）**中风**：李杲《兰室秘藏》卷中《头痛门》云:"高巅之上,惟风可到。"颜老习用钩藤治疗肝阳暴亢、风火上扰之中风,症见半身不遂,面红目赤,舌强语涩,口眼㖞斜,脉弦劲等。常与羚羊角、生地、丹皮、生大黄、赤白芍、郁金、石菖蒲、黄连、石决明、全蝎等同用。

（3）**痉病**：用于肝经热盛,热极动风所致的烦闷躁扰、手足抽搐等,常取钩藤与羚羊角、菊花、桑叶、栀子、地龙等配伍。

（4）**狂病**：根据《素问·举痛论篇》"怒则气上"之说,颜老每取钩藤治疗痰火上扰所致的狂病,症见烦躁不安,吵骂毁物,动而多怒,甚则持刀杀人等。常与胆星、贝母、石菖蒲、远志、生铁落等同用。

4. 使用方法及用量　水煎服,10~15g。不宜久煎,去梗纯用嫩钩,疗效更佳。

［病案举例］

丁某,男,80岁。四年前有中风史,诊断为脑梗死,经治后留有左侧肢体无力,不良于行。两年前出现头晕且胀,健忘失眠,思维偶然失控,有厌世之感,迭经中西药物治疗,效果不显而来求治。初诊:头晕而胀,健忘失眠二载,性情烦躁,不思纳谷,大腑维艰,面色少华,步履蹒跚,左侧肢体无力,舌苔厚腻,脉小数。高年肝风与痰瘀交困,脑失所养之候,亟拟化痰祛瘀,清肝泄热。

处方:水蛭 3g,通天草 9g,生蒲黄(包)9g,石菖蒲 9g,川连 3g,生大黄(后下)9g,天麻 4.5g,白蒺藜 9g,钩藤(后下)9g,丹参 15g,赤芍 9g,威灵仙 9g,路路通 9g,川芎 9g,苍白术各 9g。14 帖。

二诊:药来腑气已畅,诸症悉减,精神较前为振,仍是左侧肢体乏力,不良于行,脉小数,舌苔薄腻,前制中的,再以上方巩固。同上方去生大黄,加指迷茯苓丸 9g(包)。

上方加减出入治疗二月,健忘失眠已见好转,思维清晰,症随之安,继以上方出入调理,并嘱加强记忆功能锻炼。

按语:患者性情烦躁,肝气郁结,木郁克土,土虚生痰,故胃纳不思,舌苔厚腻;气有余便是火,故大便秘结,脉来小数;木郁化风,肝风内旋,故头晕且胀;气机郁滞而瘀血内凝,脉络痹阻,故中风左侧肢体无力。故当痰瘀同治,清肝泄热。方以水蛭、生蒲黄、石菖蒲、丹参、赤芍祛瘀化痰;苍白术运脾以杜生痰之源;大黄黄连泻心汤泻心通腑;天麻、白蒺藜、钩藤清肝息风;威灵仙、路路通畅通通脉;通天草为脑病之引经药。标本同治,颇获其效。

(陈丽娟)

二九、藁本擅长搜风胜湿而止痛

藁本辛温香燥,性味俱升,乃太阳经风药,功能祛风散寒,除湿止痛,既可发散太阳经风寒湿邪,又能温散少阴经阳虚阴凝。颜老认为本品温热之性,又能入于肌肉、经络、筋骨之间,以祛寒止痛,功用与细辛、川芎、羌活相似。李杲取其与羌活、防风同用,治疗肢体不遂作痛,效果甚佳,方如羌活胜湿汤;张元素取其与苍术同用,治疗大实心痛,方如藁本汤。马培之在《药性歌诀·发散风寒药》中谓藁本"搜风而胜湿,能治泄泻,可消瘕疝"。颜老临床习用其辛温之性,能入足太阳经,主治风寒湿邪所致巅顶疼痛及各类痹痛,疗效颇佳。

[用药心得]

1. 搜风胜湿 藁本辛香雄烈,上能搜除头巅之风,下能除脘腹之湿,颜老取"风能胜湿"之义,善取藁本配羌活以治头风,佐以防风用疗泄泻等。

2. 散寒止痛 藁本味辛能散,性温而燥。颜老认为辛温之品皆能疏通气血,兼祛寒湿,故凡痹痛、腹痛、瘕疝等属寒湿者,均可取藁本治之,每有药到痛止之效。

3. 随证配伍举隅

(1) 头痛:风寒夹湿所致的头痛如裹,连及项背,肢体困重等,常与川芎、独活、羌活、防风等配伍,上行以祛风寒湿而止头痛。

(2) 痹证:《素问·痹论篇》云:"风寒湿三气杂至,合而为痹。"痹者闭也,血脉不通也,不通则痛也。藁本功擅祛风散寒,除湿止痛,故对于风寒湿邪引起的风湿痹痛、肢节疼痛,用之甚宜,常与苍术、羌活等药配伍应用。

4. 使用方法及用量 水煎服,6~9g。

[病案举例]

桑某,男,56岁。肺结核史,近两年来,每遇冬季易发咳嗽,本次因外出施工淋雨受寒,旋即恶寒、发热、无汗、咽痛、咳嗽,迁延半月,症状加剧,伴周身骨节酸楚,胸痛,咽痒而燥,口干而不欲饮,纳差,大便干燥。曾以银翘散加味治之,热不减,因体温高达39.6℃,前来门诊。

初诊:恶寒发热,无汗,咽痛而咳,且有周身骨节酸楚,口干不欲饮,纳差,面赤神清,呼吸气粗,舌红苔白腻,中微黄,脉细滑数。寒湿侵袭肌肤,蕴而化热。治以散寒祛湿,方用羌活胜湿汤加减。

处方:羌活9g,独活9g,荆芥9g,防风9g,杏仁9g,薏苡仁9g,藁本9g,桂枝2.4g,豆豉9g,蔻仁3g,川芎3g,金银花9g,连翘9g,甘草3g。7帖。

二诊:服药1剂,头面微微汗出,头重减,热渐退,腻苔小化,续进之,体温已降为37.6℃。外受之寒已解,蕴遏之湿浊未清,症见胸闷口苦,便溏纳呆,咳嗽,咳黄黏稠痰,舌红苔腻,脉滑。治以清化湿热,三仁合连朴饮加减。

处方:杏仁9g,薏苡仁9g,蔻仁(后下)3g,半夏9g,朴花4.5g,黄芩9g,黄连3g,桑白皮9g,紫菀9g,款冬9g,炙百部9g,桔梗4.5g,枳壳4.5g,青蒿9g。2帖后即热净神爽。

按语:本案患者有淋雨受寒病史,症见恶寒、发热、无汗、咳嗽,皆风寒湿邪束表、肺气不宣之象,伴周身骨节酸楚、胸痛,乃脉络不和所致。苔白腻,脉滑数,为湿邪蕴遏之故。方以荆芥、防风、豆豉疏风解表;羌活、独活、藁本、桂枝温散寒湿而通络;又以三仁清蕴里之湿;复以金银花、连翘清蕴郁之热,故能一剂而知。待外寒解除再以清化湿热为务,标本先后,主次分明,乃能收桴鼓之效。

(苏子镇)

三〇、葛根升阳散表且能通络

葛根辛凉而甘,主入阳明而有升提发散之力;轻清辛凉而解肌退热,升津止渴。另有疏通督脉、清透邪热之功,可治伤寒项背强痛。古代文献多谓其为升阳解肌之品。颜老临床取其轻扬辛散之性治疗胸痹,舒畅气血,以开清旷之区;取其升阳之能治疗眩晕,引诸药升提上窍,以祛巅顶之邪。随证配伍,皆有良效。

[用药心得]

1. **轻清升阳** 葛根轻清升提,善达诸阳经,而以阳明为最。颜老取其升阳之力,用治诸多病症,每与生蒲黄、生山楂、丹参等配伍以升阳活血,疗效显著。

2. **祛瘀通络** 葛根一药,历代文献多强调其升阳解肌而少言其活血功效,颜老根据古代文献谓其善于舒缓筋脉牵引之记载,认为葛根具有祛瘀通络之功,广泛用于心脑血管疾病的诊治,颇获殊功。

3. **随证配伍举隅**

(1) **中风**:用于瘀血痹阻脉络所引起的中风半身不遂,口舌㖞斜,偏身麻木,甚则口噤不开,常与黄芪、当归、赤芍、丹参、地龙等同用,以增强活血化瘀通络之功。

(2) **眩晕、头痛**:用于清阳不升引起的头晕头痛,颈项板滞不适,常与桂枝、白芍等同用,如桂枝加葛根汤。

（3）**胸痹**：用于瘀血内阻心脉所致的胸痹心痛，胸闷如塞，心悸怔忡，动则气促，舌紫脉弦，常与丹参、红花、赤芍等活血化瘀药配伍使用。

（4）**脑病**：李杲谓"脾胃虚则九窍不通"，并创"益气升阳"法，常用蔓荆子、葛根、防风、升麻等祛风升阳。颜老发现临床常见的脑动脉硬化血管性痴呆、阿尔茨海默病每每存在清阳不升的病理状态，投以益气聪明汤有一定疗效，多与定志丸合用，有相得益彰之功。

4. 使用方法及用量 水煎服，9~15g。

［病案举例］

薛某，女，35岁。每年入夏，便因"疰夏"而食欲不振，低热绵绵，头晕消瘦，无法工作，病休于家。初诊：暑必伤气，神萎乏力，纳谷不馨，头晕心悸，汗出不畅，咽痛口黏，舌苔薄腻，脉濡细。宗东垣清暑益气汤之法，扶正达邪。

处方：葛根9g，升麻6g，苍术9g，白术9g，神曲9g，泽泻9g，黄芪30g，党参9g，青皮4.5g，茯苓9g，五味子9g，麦冬9g，黄柏6g。14帖。

二诊：药后神情已振，纳食见馨，已能正常工作，虽有小恙，尚可坚持，终属佳象。刻已入秋，暑热尚未全消，再取前方巩固。

处方：升麻9g，党参10g，黄芪30g，白术10g，枳壳9g，远志9g，茯神9g，当归9g，陈皮9g，五味子9g，麦冬9g，甘草3g，桔梗4.5g，芦根30g。10帖。

（苏子镇）

三一、枸橘善理气且不伤阴

枸橘为芸香科植物枳的未成熟果实，又名枸橘李。性温，味苦、辛，归肝、胃经，具疏肝和胃、理气止痛之效。

［用药心得］

1. 入胃经，理气而不伤阴 枸橘李气温而不燥，理气而不伤阴血，颜老临床对阴亏气滞、胃脘作胀作痛者,每首选枸橘李投之。

2. 入肝经,疏肝而散结 颜老认为足厥阴肝经绕阴器而过,少腹为肝之分野,枸橘李入肝经,功能疏肝散结,对疝气作痛、睾丸肿痛等,颇有疗效。

3. 随证配伍举隅

(1)心悸、失寐、胁痛等属血虚肝旺之证者,常于酸枣仁汤、百合地黄汤、芍药甘草汤、一贯煎、甘麦大枣汤等方剂中加入枸橘李,以标本同治。

(2)胃脘不舒,隐隐作痛,口燥咽干,干呕呃逆,噎膈,便结等属胃阴不足之证者,颜老多于叶氏养胃汤中加入枸橘李,配合沙参、麦冬、扁豆、玉竹等品育胃阴,理气滞,待津液来复,以遂通降之性。

(3)食入运迟,中脘嘈杂,便结或泄泻,肌肤干燥,唇红等属脾阴不足之证者,常与山药、莲肉、芡实、扁豆、白芍、火麻仁等滋脾阴之品配枸橘李,代表方如缪希雍资生丸。

4. 使用方法及用量 水煎服,6~9g。

[**病案举例**]

董某,男,27岁。胃痛十余年,反复上消化道出血,有冠心病史、胃窦炎及十二指肠球部溃疡,因症状加重,服药无效,外科检查确诊为贲门癌,建议手术治疗,但患者虑"冠心病"复发,多次动员,皆遭拒绝,自动出院,前来门诊求治。初诊:贲门癌,自觉胸痞腹胀,食入运迟,近来痛有定处,舌苔黄薄,脉略数。久病入络,瘀浊交搏,气机阻滞,法当清热化瘀,行气散结。

处方:蜀羊泉30g,蛇莓30g,龙葵30g,降香3g,旋覆花(包)9g,代赭石30g,大川芎6g,枸橘李15g,干蟾皮9g,紫丹参12g。14帖。

二诊:药后自觉胃脘舒适,偶有食后呃逆,守法加味。

处方:同上方加刀豆子9g。

随访:原方续服6个月,饮食体重不减,面色反转红润,胃镜复查局部病灶好转。

按语:本病病机主要是宿瘀与顽痰阻逆,气血失调,阴阳不和为患。古人多以润养散结、开郁化痰治疗此病,效果不理想。颜老根据本病具有病久、痛有定处的特点,从瘀浊内阻,气血不畅立法,获得近期疗效。方中龙葵、蜀羊泉、蛇莓、蟾皮等化瘀抗癌;枸橘李疏肝和胃,理气止痛;旋覆花开郁散结,利气镇逆;刀豆子下气归元、温中和胃。诸药协同配合,重在调气活血,平其不平。

（杨扬）

三二、黄芪补中气而擅升提

黄芪性味甘温,入肺益气固表,入脾益气升提。气为血之帅,以其流动通行之力又能推动血行而有生化之功。李杲《珍珠囊补遗药性赋·主治指掌》谓其用有四:"温分肉而实腠理;益元气而补三焦;内托阴证之疮疡;外固表虚之盗汗。"颜老常以之为操纵气血之大将而屡立奇功。如其临床上以黄芪为主,配升麻、柴胡、桔梗、知母等,主治心功能不全属宗气虚陷之证,奏效颇捷。用补阳还五汤治疗各种脑血管意外后遗症属气虚血瘀者,都有不同程度的疗效。

［用药心得］

1. **补益气血**　颜老临证重视气血,黄芪既能益气又能补血,加强气化功能,故常于治疗诸多疑难病证的处方中见之。广泛应用于心脑血管疾病、老年病、脾胃病乃至外科病之中。

2. **升阳益气**　黄芪性温,功能升提阳气,颜老临床取其升阳之性,与其他药品相须配伍,而发挥多重作用,如黄芪与川芎相配活血而不伤正,补气而不留邪,益气以安神,活血以醒脑,有标本兼治之妙;黄芪配蔓荆子,相使而用,补气升阳,清利头目,用于气虚耳鸣耳聋多验,如益气聪明汤;黄芪与葶苈子相配,既可泻肺气之闭塞,又能宣肺布津以消肿,攻补相兼,一升一降,升则补宗气以扶正,降则泻肺气以消水,用治心水证等,有固本清源之效。

3. **随证配伍举隅**

（1）中风:颜老自制中风预防一号方,选用化瘀之生蒲黄,健脾运脾醒脾之苍术,引经之川芎,补气之黄芪,药仅四味,力专效宏,对中风先兆的防治,颇有效验。若用于气虚血滞之中风麻木、半身不遂者,常配伍桂枝或当归、红花、地龙等,如黄芪桂枝五物汤、补阳还五汤,此时宜大剂量使用。

（2）**眩晕：**颜老临床治疗气虚血瘀所致眩晕，症见头晕目眩、神疲乏力、颈项强直、舌淡苔薄白、脉弱等，每取升麻与黄芪相配，升麻气薄，轻清上升，最能引清阳上升于头，配以黄芪补益元气，则升阳而不伤气，益气而不壅滞。或佐以川芎、红花、葛根、丹参等活血化瘀之品，气血双治，效果颇佳。

（3）**胸痹：**颜老自创益心汤用以治疗气虚血瘀所致之胸痹，症见胸闷心悸，疲乏无力，面色不华，不耐劳作，舌体胖大，舌色淡，苔薄白，脉细弱，其疗效得到了临床实践验证。益心汤即以黄芪、党参益气为君，辅以葛根、丹参、川芎、赤芍、生山楂、降香为臣，君臣相配，旨在益气活血，使气足则助血行，血行则血瘀得除；少佐微寒之决明子，既可防君臣之药辛燥太过，又取其性滑，疏通上下气机，以增活血之力；使以石菖蒲引药入心，化湿开窍通络。诸药相配共奏益气养心、活血通络、祛瘀止痛之功。

（4）**老年动脉硬化：**黄芪善于升补宗气上行达脑，故颜老用其配当归、龙眼肉、鹿角胶、枸杞子、山萸肉、丹参、乳香、没药等，治疗宗气不足、脑络不畅之老年脑动脉硬化，有益气血、补脑髓、通经络之功。

4. 使用方法及用量 水煎服，9~30g。益气补中宜炙用，提升阳气则多生用。

[**病案举例**]

朱某，女，71岁。患者50年前即有胃脘痛发作，时发时止，甚至晕厥，相关检查示：胃下垂，未正规治疗。近年来出现胃脘隐痛伴胸骨后不适，无嗳气、反酸，胃脘隐痛无规律可循，大便干结，数日一行，神疲乏力，少气懒言，畏寒，肌肤甲错，双下肢无力，不寐（每天只能睡4~5小时），形体素来消瘦，目前体重35kg。舌暗红，苔薄腻，脉沉细。

初诊：胃病五十载，生化乏力，加之肝郁气滞，升降失司，饮食入胃，不能化为精微，久致内脏下垂，生化失司，日行消瘦，形寒失眠，饮食不馨，腑行不畅，脉沉细，舌苔薄腻。治当健运中州，升清降浊。

处方：黄芪15g，升麻15g，党参9g，砂蔻仁各3g，生麦芽30g，檀香1.5g，枳壳9g，桔梗6g，甘松3g，当归15g，白芍9g，白术15g，火麻仁9g，生紫菀9g，丹参15g，甘草4.5g。14帖。

二诊：药后胃纳有增，但仍时有头晕乏力。久病内脏下垂，生化失常，食而不知饥饿,肌肤甲错,右侧腰部尤甚,脉小弦,舌苔薄腻。守原法更进一步。

处方:黄芪30g,升麻15g,党参15g,石菖蒲9g,佩兰9g,丹参15g,赤芍9g,白术9g,泽泻9g,鳖甲15g,白芍9g,当归9g,甘草4.5g。14帖。

药后胃痛未发,胃纳正常。

按语:本案患者年老体弱、脾胃久虚,加之七情不和更伤脾胃,运化失常,升降失司,中气下陷,导致胃腑下垂。根据治病必求本的原则,故采用补中益气汤为主益气升阳,补益脾胃;因症情反复发作,经年不愈,面色黧黯,皮肤甲错,从久病多瘀论治,参以人参鳖甲煎丸立意,补而不壅,调整气血。病程虽长,因药证相符,故能奏效。

(苏子镇)

三三、黄芩功擅泻火退热

黄芩味苦性寒,归肺、胆、脾、胃、大肠、小肠经,功能清热燥湿,泻火解毒,止血,安胎。性清肃以除邪,味苦以燥湿,苦寒以胜热,故主诸热,泻实火,除湿热,尤善泻头面、心肺上焦之实火。

[用药心得]

1. **退热之要药**　《颜亦鲁诊余集·临证经验》谓"酒子芩为风温退热要药",颜老继承先父亦鲁公的临床经验,治疗风温高热者,均取黄芩治之,每有药到热退之功。

2. **泻火不伤胃**　颜老认为黄芩、黄连、黄柏均为苦寒之品,皆有清热燥湿之功,唯黄芩苦味最淡,患者服之,胃部并无不适感,故临床凡遇火热之邪为患者,多以黄芩为首选。

3. **随证配伍举隅**

(1)**郁证**:用于肝郁化火而见的精神抑郁,情绪烦躁,胸部满闷,胁肋胀痛,大便不调,舌红苔薄腻,脉弦。常与柴胡、半夏等同用,如小柴胡汤。

（2）眩晕：用于肝火夹湿热而致的头晕头痛，目赤口苦，胸胁胀痛，烦躁易怒，舌红苔黄，脉弦。颜老每取黄芩配以柴胡、法半夏、桂枝、龙骨、牡蛎等，如柴胡桂枝龙牡汤。

（3）痴呆：用于热盛上扰清窍所致的老年人心情烦躁，言语过多，暴笑暴哭，面红目赤，大便秘结，舌红苔黄，脉弦数。常与黄连、黄柏、山栀子相配，如黄连解毒汤。

（4）四时感冒：用于风热袭肺，症见高热面赤，汗出气粗，咽痛者，常配伍羌活、大青叶、白芷、苦参等，如颜老经验方抗毒饮（由羌活、大青叶、黄芩、白芷、苦参、蛇床子等组成），具有抗病毒作用，尤其适用于流行性感冒。

4. 使用方法及用量

（1）使用注意：本品苦寒，脾胃虚寒者不宜使用。

（2）用量：水煎服，3~9g。清热多生用，清上焦热可酒炙用。

［病案举例］

姜某，男，70岁。高血压病史30余年，3年前患缺血性中风，近周来因恼怒头晕较剧。测血压225/120mmHg，以高血压病收入病房。初诊：头晕目眵，面红颧赤，胸宇窒闷，左下肢疼痛，活动欠利，口干口苦，便艰溲黄，脉弦，舌黯苔腻。肝阳上亢，心脉失养，络道不利之候，治以平肝泻火，活血通络。

处方：黄芩9g，黄连3g，黄柏9g，龙胆草9g，决明子30g，生石决（先煎）30g，蒲黄（包）9g，威灵仙9g，土鳖虫4.5g，防己9g，川芎9g，桃仁9g，水蛭1.5g，怀牛膝9g，生大黄（后下）9g。7帖。

二诊：药后肝阳初平，肝火得下行之路，头晕胸闷减，目赤面红亦瘥，腑气已通，步履较前为利，脉来亦缓，再予血府逐瘀汤善后。

按语：本例眩晕三十余载，反复不愈之根由乃缘肝火不泄，瘀血未化。取黄芩泻肝经之火，大黄通腑逐瘀，使肝火与痰浊得以扫荡，故收效甚速。然则病者年逾古稀，用药当中病即止，后再以血府逐瘀汤善其后，疏其血气，令其调达，具有良好作用。

（杨梦璇）

三四、黄连清热泻火用途广

黄连味苦性寒,归心、脾、胃、胆、大肠经,功能清热燥湿,泻火解毒。颜老临床常用黄连以清心安神治失眠,清心平肝降血压,泻热运脾止消渴,清心化浊复脉律等,颇有效验。

[用药心得]

1. 清脑醒神 颜老认为脑为髓海,其性潜藏静谧,最忌火邪干扰,故临床对痴呆患者出现情志失常、烦躁不宁者,每取黄连清脑醒神,颇有效果。

2. 清心定悸 黄连入心经,功能清心定悸,颜老治疗诸多心血管病引起的期前收缩,习取黄连,效显。文献报道,黄连与苦参均可治疗期前收缩,但黄连煎水清澈,少量服之不伤胃气,苦参味浊,患者服之多有胃部不适感。

3. 随证配伍举隅

(1) **失眠**:颜老每取黄连与肉桂同用,治疗心火亢旺、心肾不交之怔忡失眠,如交泰丸;与半夏、茯苓、陈皮、竹茹等同用,治疗痰热扰心之失眠,如黄连温胆汤;与归脾汤同用引药入心经,治疗心脾不足之失眠;与朱砂同用,治疗心火亢盛、阴血不足而致的心悸怔忡、心烦失眠,如朱砂安神丸。

(2) **痴呆**:颜老临床常用黄连配伍化痰药、活血药,以治疗痰浊、热邪、瘀血上扰清窍所致的痴呆,如颜老经验方醒脑复智冲剂(黄连 6g,党参 30g,丹参 20g,地龙、川芎、桃仁各 10g,天竺黄、石菖蒲、远志各 6g,红花 5g 等)。

(3) **心悸**:颜老结合临证实践,认为引起心律失常诸多病证,其病机多责之阳微阴弦,在治疗上提出"心病宜温"的新思路。常用桂枝伍以黄连,取交泰丸之意,桂枝辛甘温,温通心阳主升;黄连苦寒,清心经实火主降。两者合用,升降气机,通行血脉,共奏清心通阳复脉律之功。若为心火上亢所致的心悸,时发时止,伴发心烦易怒、口干且苦等,则常配伍半夏、陈皮、茯苓等同用,如黄连温胆汤。

(4) **消渴病**:颜老结合临床提出"脾胰同源"之说,倡导消渴病从脾论治,临床常用苍白术健脾燥湿,伍以黄连清胃泻火,共奏健脾升清、燥湿泻热之功,使邪热得清,脾运健旺,津液上承,而消渴自止。如颜老经验方消渴清(黄连、苍术、知母、生蒲黄、地锦草)。

(5) **腹痛**:黄连为治热郁腹痛之良药,常与柴胡、黄芩、陈皮、木香、白芍等配伍加减,治疗急性胰腺炎引起的腹痛如绞者。如颜老经验方净胰汤(黄连3g,木香9g,柴胡9g,黄芩9g,姜半夏9g,白芍15g,生大黄9g,地丁草30g,芒硝9g,川朴9g,延胡索9g)。

(6) **血证**:颜老认为血证急性期多与火邪相关,黄连清热凉血,清火即可止血,常配伍黄芩、黄柏、栀子、大黄、槐花等治疗呕血、便血等,疗效可靠。

(7) **泄泻**:黄连辛苦寒,为治痢之最,盖辛能发散,开通郁结,苦能燥湿,寒能胜热,使气宣平而已。颜老认为黄连乃治痢要药,配伍山药、牛蒡子、肉桂、金银花等,治疗多例直肠癌术后之泄泻,颇效。

(8) **嘈杂泛酸**:黄连与吴茱萸配伍名"左金丸",清肝和胃,泄热止痛,可治疗肝火犯胃引起的胃脘疼痛、嘈杂吞酸等。颜老取左金丸治疗幽门螺杆菌阳性者,效显。

4. 使用方法及用量

(1) **使用注意**:本品大苦大寒,过服久服易伤脾胃,脾胃虚寒者忌用;苦燥易伤阴津,阴虚津伤者慎用。

(2) **用量**:水煎服,3~6g。

[病案举例]

陈某,男,69岁。素体尚健,近年来性情改变,喜安静独居,邻家谈笑声和音乐声也甚为厌恶,常欲言骂,自感心烦急躁,记忆明显减退,多方求治无效而来门诊。初诊:古稀之年,瘀阻清灵之府,精神萎软,头痛时作,健忘多梦,烦躁不宁,夜分少寐。脉小弦,舌苔厚腻。亟当化痰祛瘀,清心安神。

处方:川连3g,石菖蒲9g,水蛭3g,生蒲黄(包)9g,赤芍9g,远志6g,夜交藤30g,磁朱丸(包)9g,竹茹6g,枳实9g,半夏9g,水牛角(先煎)30g,通天草9g,牛黄清心片(吞)4片。

二诊:药后心神较安,仍感心烦少寐。脉小数,舌苔薄腻。高年气血已衰,瘀阻脉络,脑失所养之候。守前制更进一筹。同上方加莲子心9g,川芎 9g。

服药 4 月。上述症状次第减轻,性情也较前稳定,转以血府逐瘀汤加味巩固。

按语:痰瘀阻于清灵之巅,故见头痛、健忘、脉小弦、苔厚腻等;心火内炽而现心烦急躁、吵闹不宁、夜分少寐等。治当化痰祛瘀,清心开窍。黄连化痰用温胆意,祛瘀倚重水蛭、生蒲黄、赤芍等,又以牛黄清心丸、水牛角、石菖蒲、远志清心开窍,使以通天草引药上行,药后心神较安。二诊加莲子心清心,川芎化瘀并上行巅顶,较前方更进一步,终获良效。

(杨梦璇)

三五、黄柏清泄湿热而坚阴

黄柏性味苦寒,归肾、膀胱、大肠经,功能清热燥湿,泻火除蒸,解毒祛湿。尤擅于清泄自下泛上之阴火,火清则水得坚凝,不补而补,即所谓清泄湿热而坚阴。

[用药心得]

1. **善泻阴火** 李杲在学术上创"阴火"之说,在诸多方剂中加入黄柏以泻阴火。颜老认为其阴火可谓湿热之火,脾胃一虚,必生湿邪,湿久不化,郁而化热,而致湿热,黄柏苦寒入肾经,最善清肾经之湿热。

2. **专清下焦湿热** 颜老习以黄柏与苍术相配,取苍术燥湿健脾,黄柏清热燥湿,能祛下焦湿热,清一分热即救一分阴,黄柏有清热燥湿而不伤阴之功。

3. **随证配伍举隅**

(1)**眩晕**:用于肾阴虚内热而致的头晕而空,精神萎靡,少寐多梦,健忘耳鸣,颧红咽干,烦热形瘦,舌嫩红,苔少,脉细数。常与知母、熟地黄、山药、山茱萸等相配,如知柏地黄丸。

（2）**痿病**：用于肢体逐渐出现痿软无力，以下肢常见，或兼微肿，手足麻木，扪之微热，喜凉恶热，舌红苔黄腻，脉滑数等。颜老宗"治痿独取阳明"之说，常取黄柏与苍术、怀牛膝相使为用，如四妙丸之类。

（3）**冠心病**：夏月之际，颜老常用李杲清暑益气汤治疗冠心病，疗效亦佳。此方妙在黄柏一味苦寒泻火，乃为"阴火"而设，配伍苍术以清热燥湿。

（4）**妇人更年期综合征**：知母佐黄柏滋阴降火，有金水相生之义，两者均味苦，性寒，入肾经，相须为用可以增强清相火、退虚热的功效。颜老临床治疗肾阴不足而虚火上炎所引起的妇人更年期综合征，症见潮热汗出、血压升高者，常用二仙汤合丹栀逍遥散治之，效果显著。

（5）**湿热带下**：带下之产生，无不由于湿，湿之产生，无不由于脾之不足。颜老每取黄柏、车前子共用以清任脉之湿热，导之从小便而出，另配伍山药、芡实等，共奏补任脉、清湿热、止带浊之功。

4. 使用方法及用量

（1）**使用注意**：本品苦寒伤胃，脾胃虚寒者忌用。生用或盐水炙、炒炭用。

（2）**用量**：水煎服，6~9g，外用适量。

[病案举例]

陈某，男，42岁。双下肢反复肿胀1年余，近3个月来加重。伴发热，予抗炎治疗后，体温正常，但下肢胀痛不除，伴有虹膜炎及口腔溃疡发作，注射部位出现溃烂脓肿，以"深静脉炎""白塞综合征"而入院。检查：两手背可见3cm×4cm红斑，两下肢胫骨处搔破血痕，右下肢腓肌处有2cm×2cm色素沉着，生殖器未见溃疡，两臀部注射部位溃烂。舌红，苔黄腻，脉弦而小数。证属湿热侵入下焦血分。

处方：黄柏9g，生薏苡仁30g，川牛膝9g，水红花子12g，紫草9g，丹皮9g，赤芍9g，生鳖甲（先煎）15g，生槐米9g，丹参15g，水蛭粉（吞）1.5g，水牛角（先煎）30g，制大黄9g。

按语：湿热下注而见下肢肿胀疼痛；热毒蕴于肌肤而见手臂、臀部溃烂；久病入络为瘀，痹阻于气血，而见眶周黧黑，巩膜脂肪沉着。治以化瘀利湿解毒。方取犀角地黄汤（水牛角代犀角）清热凉血散血，加四妙义之黄柏、牛膝以冀湿热下趋；另取水红花子、生鳖甲、生槐米等活血化瘀；尤妙在加水蛭一味，破血清瘀,取其较强抗凝血作用,全方熔活血化瘀、利湿解毒于一炉。

（杨梦璇）

三六、泄实满除湿满之厚朴

厚朴味苦而辛,性温,功能温中下气,燥湿消痰。苦能下气泄实满,温能益气散湿满。主治胸腹痞满胀痛,反胃,呕吐,宿食不消,痰饮喘咳,寒湿泻痢。颜老临床习用厚朴主治满、湿所致的各种病症,颇有验案。

[用药心得]

1. **善行气而止腹满**　厚朴味辛苦,辛能行气,苦能泄满,仲景立承气汤,取枳实治胸痞,厚朴治腹满。颜老临床辨治大便秘结,谓秘属气滞,结属燥粪,凡治腹满便秘不畅者,必取厚朴治之有效。

2. **暖脾胃而祛寒湿**　厚朴性温,温能暖中祛湿,与苍术相配,名"平胃散",颜老认为其能平胃土太过,善泻胃肠寒湿之邪。

3. **随证配伍举隅**

(1) **水肿**:颜老认为化气行水是治疗水肿的一个重要方法。膀胱气化不利之缘,或由于气化受阻,或由于气、阳不足引起的气化不及。气化受阻者常用厚朴配伍小茴香、泽泻、琥珀、沉香等行气导水;气、阳不足者,则配伍防己黄芪汤、滋肾通关丸等,益气温阳助气化。

(2) **痹证**:痹证初起,多为风寒湿之邪乘虚侵入人体,阻闭经络气血,以邪实为主,临床表现可见肢体关节、肌肉疼痛酸楚,痛呈游走、关节屈伸不便,且多见于上肢、肩背,伴畏风、发热等。颜老在治疗上多选用五积散出入。此方原为寒、食、气、血、痰五积而设,有解表、温中、除湿、去痰、消痞、调经之功,是表里双解、气血同治之剂,厚朴在此方中有助发散、消湿邪之功。

(3) **食积急症**:颜老治疗内科急症高热时,发现卫分证兼食滞者颇多,或由感受外邪后甘肥不禁,变生食滞;亦有素来胃失健运,复感外邪,以致邪郁表卫、食停中焦,热难骤解。症见卫表之证外,多兼恶食、吞酸、嗳腐、脘痞、舌苔白腻而厚等。主张汗法中参以消食,如平胃散、保和丸之类,若积滞便结者,可配厚朴大黄汤,与枳实、大黄同用以泄实满。如见苔腻不甚,而舌质小红之象,为防止温燥伤阴,颜老常取厚朴花,轻灵取胜。

(4)**梅核气**:颜老取厚朴配伍半夏、紫苏、桔梗等,以行气解郁,用于痰气交阻,互结咽喉所致的咽中如有物阻,咯之不出,咽之不下,胸膈满闷,或咳或呕,舌苔白腻,脉弦缓或弦滑等。

(5)**痰湿头痛**:颜老常取厚朴配清震汤,或二陈汤苦温理气燥湿,用于痰湿蒙蔽清窍所致的头痛,临床以头部胀痛闷痛为主,头重如裹,伴有脘腹胀满、食欲不振等痰湿蕴脾证。

(6)**胸痹**:颜老习用枳实薤白桂枝汤主治胸痹心中痞、胸满、胁下逆抢心。每在方中加入厚朴一味以加强调畅气机之效。

4. 使用方法及用量

(1)**姜厚朴制作**:取生姜切片煎汤,加净厚朴,与姜汤共煮透,待汤吸尽,取出,及时切片,晾干。(每厚朴 50kg,用生姜 5kg)

(2)**用量**:水煎服,3~9g。

[病案举例]

朱某,男,30 岁。周身关节疼痛不已数月,呈游走性,痛如锥刺,屈伸不利,得热痛减,苔白腻,脉弦紧。初投蠲痹罔效,细审脉证为寒湿初起之痹,治宜温中、除湿,改用五积散加味。

处方:苍术、麻黄、当归、白芍、川芎、枳壳、厚朴、茯苓、半夏各 10g,桔梗、白芷、陈皮、甘草各 6g,桂枝 9g,细辛 4.5g,干姜 2.4g。14 帖。

服药 2 周,症情好转。

按语:痹证以风寒湿三气杂至者,阻闭经络气血,不通则痛,疼痛明显,得热痛减。如反复发作,经络长期为邪气壅阻,营卫不行,湿聚为痰,血阻为瘀,则成正虚邪盛之局。颜老认为五积散乃表里双解、气血同治之剂。方中取厚朴温中燥湿,下气除满,增强化湿散寒功效。

(刘爱华)

三七、虎杖祛瘀生新,清利湿热

虎杖性苦微寒,归肝、胆、肺经,功能活血祛瘀,利湿退黄,清热解毒。主治风湿筋骨疼痛,湿热黄疸,淋浊带下,妇女经闭,产后恶露不下,癥瘕积聚,痔漏下血,跌仆损伤,烫伤,恶疮癣疾。《本草述钩元》卷九《虎杖》称:"是从血所生化之源,以除结热,故手厥阴之血脏与足厥阴之风脏,其治如鼓应桴也。"颜老临床发现虎杖具有平衡周围血象之升降的作用,常用来治疗感染性疾病、血液病等。

[**用药心得**]

1. **清热通腑** 虎杖性寒味苦,其性滑利。既利小便,也通大便。凡湿热内阻,二便不利,黄疸,发热,妇人淋浊等,颜老习取虎杖治之,俾湿热从二便中排除。

2. **祛瘀生新** 历代本草谓虎杖具活血化瘀功效。颜老在临床上发现虎杖不仅擅长活血,而且有生新作用,对各种疾病引起的血象异常,每取虎杖与升麻、鸡血藤同用,具有良好调节作用。

3. **随证配伍举隅**

(1)**湿热黄疸**:可单用本品煎服即效,疏肝利胆。亦可与仙人对坐草、茵陈、栀子合用,加强疗效,清利湿热,引湿热从二便而解。

(2)**肺热咳嗽**:颜老认为虎杖能清泻肺热,祛痰止咳,又可通便,肺与大肠相表里,使邪热随大便泻下而解。常与桑白皮、鱼腥草、桔梗等配伍使用,治疗肺热咳嗽,使内热得清,肺气得降。

(3)**血液病**:颜老临床取虎杖配升麻治疗血液病,如白细胞减少症、嗜酸粒细胞增多症、血小板减少症等,屡有所得。

4. **使用方法及用量** 水煎服,9~15g。

[**病案举例**]

赵某,男,16岁。患者因低热、咳嗽、头痛、咽痛拟诊为上呼吸道感染而收住入院。血常规检查:白细胞 4.45×10⁹/L,中性粒细胞 13%,嗜酸性粒细胞 77%,淋巴细胞 8%,单核细胞 2%,红细胞 3.46×10¹²/L,血红蛋白 10.2g/L,嗜酸粒细胞直接计数 2.2×10⁹/L。颈部淋巴结活检示:嗜酸粒细胞大量浸润,淋巴结慢性炎症。骨髓穿刺提示:嗜酸粒细胞增多症。诊断明确,经用盐酸去氯羟嗪、马来酸氯苯那敏片及青霉素等抗菌、抗过敏治疗月余,疗效不显,转入中医病房。

初诊:头痛如刺,头晕,巩膜瘀斑,口唇略紫,舌质紫暗,舌底静脉曲张,脉细弦。瘀滞脉络,风阳上扰清空。桃红四物汤加味。

处方:当归9g,生地12g,川芎9g,赤芍9g,红花9g,虎杖30g,甘草3g。4帖。

二诊:投活血祛瘀之剂,嗜酸性粒细胞逐步下降,口唇及巩膜瘀斑已减,头痛仍作,舌质淡紫,脉小数。前方合拍,再投温阳祛风以助化瘀之力。

处方:当归9g,生地12g,赤芍9g,红花9g,石楠叶9g,桃仁9g,川芎9g,虎杖15g,丹参30g,制川乌4.5g。

前方服2月余,头痛痊愈。血常规检查:白细胞 6.2×10⁹/L,中性粒细胞 56%,淋巴细胞 33%,单核细胞 9%,嗜酸性粒细胞 2%,嗜酸性粒细胞直接计数 0.8×10⁹/L,痊愈出院。

按语:嗜酸粒细胞增多症,西医认为由肠道寄生虫或病毒性感染等过敏因素引起,目前尚无有效治疗方法。本案以头痛为主,而头痛并非嗜酸粒细胞增多症之特有症状。颜老根据患者症状:巩膜瘀斑,口唇略紫,舌质紫,舌底静脉曲张,头痛如刺等,知瘀滞阻于窍络,风阳内客,清不升而浊不降。运用"衡法",桃红四物汤倍用川芎,药后实验室检查随症状消失而趋正常。二诊处方加川乌而速其效,取其祛风扶阳之力,振奋阳气,消除病邪于一旦。

(费鸿翔)

三八、何首乌补阴而不寒不滞,温阳而不燥不热

何首乌味甘苦而涩,性温,入肝、肾经,功能解毒消痈,润肠通便。《景岳全

书》卷之四十八《蔓草部》谓何首乌："味甘涩微苦,阴中有阳,性温。此其甘能补,涩能固,温能养阳。虽曰肝肾之药,然白者入气分,赤者入血分,凡血气所在,则五阴之脏何所不至? 故能养血养神助气,壮筋骨,强精髓,黑须发,亦治妇人带浊失血,产后诸虚等疾。"颜老喜用何首乌治疗心脑血管及虚损性疾病,多有效验。

[用药心得]

1. 补益肝肾 何首乌生用性润,功能润肠通便,经与黑豆加工炮制,性温味甘,乃滋补肝肾之要药,补阴而不寒不滞,温阳而不燥不热,颜老称其为养老调补之良药,凡肝肾不足、阴虚风动、阴虚血燥之证均适用。

2. 养血祛风 制首乌能入肝经,有养血祛风之功,古方治疗皮肤疮疥的当归饮子,即用首乌合四物汤加荆芥、防风等祛风药组成,功能养血祛风。颜老认为肝血不足易生内风,临床对慢性湿疹、老年人皮肤干燥等引起的瘙痒之证,取制首乌养血祛风,可以奏功。

3. 随证配伍举隅

(1) **头晕目眩**:颜老对于肝肾精血亏虚所致之头晕目眩,腰酸耳鸣,视物昏花,两腿酸软,常取制首乌配伍人参、当归、枸杞子、菟丝子等;肾水亏于下,木失滋荣致虚阳上扰者,治宜补肝肾之阴,平上僭之阳,则配伍龟甲、鳖甲、龙骨、牡蛎、白芍、枸杞子、菊花、牛膝之属;如因失血过多,或案牍劳形,营阴暗耗,肝失所养,而头目眩晕者,则宜养血柔肝,补之柔之,取制首乌与生地、白芍、枸杞子、菊花、黑芝麻、二至丸等同用。

(2) **心悸失眠**:血虚所致之心悸失眠,面色萎黄,神疲乏力,舌淡脉弱,颜老习用制首乌配伍熟地黄、当归、酸枣仁、柏子仁等同用,有补血宁神之效;用于心肝血虚之失眠,或易于早醒,乱梦纷纭,甚至梦呓等,常以制首乌与夜交藤同用,并配伍当归、龙眼肉等。

(3) **痉证**:肝主筋,痉病多由肝失阴血濡养、筋脉拘挛所致。阴血亏耗而痉者,颜老常取制首乌配伍当归、生熟地黄、白芍等以滋阴柔肝;若因失血后致痉者,则配以龙眼肉、黄精、肉苁蓉等养血柔筋。

(4) **癫证**:癫证多由痰气交阻所致,但颜老认为肝郁日久,肝血虚衰,也可导致癫证。症见神疲乏力、头晕短气者,多以柴胡、川芎、当归、白术、茯苓、钩藤、女贞子、何首乌、虎杖、佛手等养肝疏肝;气血亏虚不足者,则用人参、茯苓、石菖蒲、远志、何首乌、当归、白术、白芍以气血双补。

(5)便秘:老年人多发津液亏少所致的大便燥结,颜老治此习用何首乌配麻子仁、玄参以清热润肠通便。

(6)瘰疬:瘰疬日久,肝肾阴虚,痰热内生者,颜老习取何首乌、夏枯草、金银花、柴胡、贝母、瓜蒌仁、当归身、漏芦、牛蒡子、陈皮、皂角子、荆芥穗、连翘、土茯苓等治疗,效果尚佳。

4.使用方法及用量

(1)**使用注意:**便溏者慎用。

(2)**用量:**水煎服,9~15g。

［病案举例］

徐某,女,64岁。半年前脑出血,经抢救复苏后,遗有右侧肢体废用,心烦易怒,齿龈肿痛,大便秘结,每隔四五日更衣一次,颜面潮红,血压20/12kpa(150/90mmHg)。证属气阴两亏,瘀血滞于脉络,治宜益气养阴,活血通络。

处方:乌元参15g,生大黄9g,黄芪30g,地龙6g,红花9g,桃仁9g,赤芍9g,豨莶草15g,当归9g,麦冬9g,生地15g,伸筋草30g。

二诊:经治一月来大便畅通,精神日加,肢体由人扶持已能活动,偶或搓麻将作情绪调节,舌红苔薄,脉迟涩,气阴有来复之机,瘀血有消融之象。上方加木瓜9g,大枣6枚。

三诊:右侧手足日见灵活,唯心烦阵作不能自已,胸闷痰多,缘在大腑又见秘结,舌红苔薄,脉小弦。釜底有薪,其焰难灭。

处方:何首乌15g,当归9g,白芍9g,元参9g,大黄9g,虎杖15g,决明子30g,丹皮9g,赤芍9g,生地15g,桃仁9g,指迷茯苓丸6g(吞)。

四诊:大便迭通,肝家痰火初平,偶有烦躁,总以气火相扰,血压亦有波动,舌红苔白腻,脉小弦。仍当曲突徙薪。

处方:何首乌15g,生石决明(先煎)30g,生紫菀10g,元参15g,生大黄9g,桃仁9g,红花9g,赤芍9g,豨莶草15g,伸筋草15g,当归9g,盐水炒知柏(各)9g。

通过育阴、通腑、活血、化瘀、平肝、息风、柔筋诸法,肢体活动基本恢复。

嘱清淡为味,清心为事,少烦恼,多愉悦。

按语:如是大症屡更其法进治,然总不外病机之风、火、痰、瘀四者。本病之成因为风火激越,血随气逆,入脑出血,血后偏枯,瘀着脉络。而痰之所生,乃火炼津液使然。血压波动不已时当平肝息风;大便不通时当清腑泻火与润肠生津并用;络道不利时当活血宣痹;偏废不用时当化瘀柔筋。不能谨守一法以应多变。本例治从化瘀通络,活血濡经,调气潜阳,滋阴增津立法,可资临床之鉴。

（刘爱华）

三九、海藻亦食亦药之佳品,消痰化瘀之舟楫

海藻味咸,性寒,归肺、脾、肾经,具消痰软坚、利水消肿之功。《本草纲目·草部》第十九卷谓:“海藻咸能润下,寒能泄热引水,故能消瘿瘤、结核、阴㿉之坚聚,而除浮肿、脚气、留饮、痰气之湿热,使邪气自小便出也。”海藻亦是食疗佳品,如《本草备要》卷之一言:“出东海,有大叶、马尾二种,亦作海菜食,洗去咸水用。”颜老认为,海藻咸苦而寒,咸能软坚,苦能泄结,寒能涤热,擅化痰热,祛瘀结,清痰热,且其性润下,可使痰热瘀火诸郁从下而泄,每取其有化痰软坚、活血化瘀之功,广施于痰瘀胶结之病症。

[**用药心得**]

1. **散结要药**　海藻味咸,咸能软坚散结,凡瘰疬、瘿瘤、结核等痰结之证,颜老习取海藻治之。

2. **清热活血**　明代杜文燮《药鉴·新刻药鉴》论海藻“凡荣气不从,外为痈肿,坚硬不溃者,仗此可消”。颜老谓海藻性寒,有一定活血消痈之功效,故习用于心脑血管病属瘀热者,有一定疗效。

3. **随证配伍举隅**

（1）**中风**:颜老治疗痰浊阻络,脑络受损,清灵之气不能与脏气相接而致

的中风,半身不遂,舌强语謇,口眼㖞斜,头晕头痛,舌苔腻或燥黄而厚,脉弦或弦细等。常配伍生蒲黄、水蛭、葛根、石菖蒲等活血通络之品,如颜老经验方脑梗灵。

(2)眩晕: 治疗痰热内阻、清阳不升所致的眩晕,胸中痞满,咳嗽痰多,大便秘结,舌红苔黄腻,脉弦,颜老习取海藻配伍法半夏、天麻、钩藤、车前草等化痰平肝之品。

(3)高脂血症: 治疗高脂血症属运化失司、痰瘀胶结证者,颜老常取海藻配苍术、白术、山楂、决明子、虎杖、泽泻等祛瘀降浊消脂之品。

(4)闭经: 闭经属痰瘀胶结证者,颜老多用少腹逐瘀汤治之,并加入海藻、昆布以化瘀通经,增效显著。

4. 使用注意及用量

(1)使用注意: 反甘草。脾胃虚寒蕴湿者忌用。

(2)用量: 水煎服,9~15g。

[病案举例]

陆某,女,61岁。患者二三年来,每感心中烦懑汗出,多语亦面赤汗濡,夜间阵热,汗出如蒸,遍治无效。初诊时除主症外,艰于入寐,胸胁隐痛,厌与人交往,头痛悸惕,舌紫苔腻,脉小数。心肝二经瘀热交搏,营卫乖违,法当疏肝清心,化瘀泄热。

处方:柴胡9g,山栀9g,川连2.4g,生地12g,当归9g,桃仁9g,红花9g,赤芍9g,枳壳6g,桔梗6g,牛膝6g,川芎9g,青皮6g,莪术9g,海藻9g。14帖。

服药后热懑汗蒸悉除,再以原方续服14帖,自感身轻体捷,缠绵三年之苦恼即告痊愈。

按语:阳之汗,以天地之雨而名之,医者多以清法、补法、摄纳法、固密法治之,难以取效者多在辨证不清。妇女绝经前后之更年期综合征,汗出冤苦烦懑,其与心绪密切相关,守气血调畅之旨,治以疏肝化瘀,宣导郁结所实。取王清任血府逐瘀汤疏肝化瘀,调畅气血;黄连清心泄热;因瘀热交结横阻于心胸,愈阻愈实,愈实愈阻,补则实其所实,清则瘀更难化,故须借寒能劫热,苦能泄实,咸能软坚,而海藻三者具备,能行经络为向导,且能引火归宅,与川连相佐,有泻南补北之效;山栀、青皮、莪术擅发木郁,且苦能泄实。组方中无一味止汗之品,却有疏泄之机,不止汗而汗自止。

（杨扬　颜琼枝）

四十、槐花功擅凉血,外敷内服皆效

　　槐花为豆科植物槐的干燥花蕾及花,夏季花未开放时采收其花蕾,称为"槐米",花开放时采收,称为"槐花"。成熟果实也入药,称为"槐实"。其性微寒,味苦,归肝、大肠经。临床多取其苦降下行之性,善清泄大肠之火热而止血,多作为血热所致痔血、便血之专药。诚如《药品化义·血药》所言:"槐花味苦,苦能直下,且味厚能沉,主清肠红下血,痔疮肿痛,脏毒淋沥。"

［用药心得］

　　1. 外敷内服皆疗血证　颜老应用槐花,颇有特色,认为其能治多种出血,如取槐花鲜品捣敷两太阳穴,能防治颅内出血;槐花配连翘、红枣内服治血小板减少性紫癜。

　　2. 凉血止痒　颜老常将槐花作为抗过敏药物,谓其性凉,善祛血中之热,以治荨麻疹等皮肤病,效果明显。

　　3. 随证配伍举隅

　　（1）**肌衄**:颜老认为脾主肌肉,凡肌肤出现紫癜,多与脾经伏热相关,故可取槐花与连翘、升麻、生地等同投,即在清胃散中加入槐花以清阳明之热,并佐以生蒲黄等活血止血,效果显著。

　　（2）**肠风出血**:大便近血,多由肠中湿热所致。颜老每取槐花配黄芩以清热,佐以防风胜湿,以求湿热去而血止,如局方槐角丸。

　　（3）**瘾疹**:荨麻疹类似于中医"瘾疹",临床有风寒、风热之辨。颜老治风寒型荨麻疹,多取桂枝汤出入;若属风热型荨麻疹,则自拟麻黄蝉衣汤治之,方中用槐花与麻黄、西河柳等配伍,疗效明显。

　　4. 使用方法及用量　水煎服,6~9g;严重血证可用至30g。

75

[病案举例]

陆某,男,24岁。齿衄有年,经医院检查确诊为"原发性血小板减少症",迭用西药激素控制,但疗效不显。近因劳乏而齿衄不止,齿龈红肿,口秽,渴不思饮,头晕烦热,舌红苔黄,脉滑数。检查血小板 52×10^9/L。正值少壮,肾家相火不清。书云"肾主骨,齿为骨之所终"。肾火上炎,血随火动,故齿衄渗泪不停。乙癸系于一源,肾阴亏虚,肝阳上亢,以致头晕;相火动而心君不能安守其宫,故而烦躁;阳明蕴积循经上灼,口气作秽,齿龈红肿;热在血分逼津上潮,渴思而不欲饮。少阴不足乃其本,阳明有热为其标,标本同治。

处方:生槐花 30g,带心翘 30g,升麻 9g,花生衣 9g,虎杖 15g,生蒲黄(包)9g,阿胶(烊冲)6g,盐水炒知母 9g,盐水炒黄柏 9g,生地 15g。14 帖。

二诊:齿衄已止,激素未减量,犹叠床架屋,难适本意。

处方:生槐花 30g,盐水炒知母 9g,盐水炒黄柏 9g,带心翘 30g,莲子心 4.5g,龟甲(先煎)15g,鳖甲(先煎)15g,白茅根 30g,竹节三七 9g,生蒲黄(包)9g,生地 15g,升麻 9g。14 帖。

三诊:衄止,激素撤亦无妨,复查血小板,已升至 80×10^9/L。

按语:兹从李杲加味清胃散合二甲煎,清滋并施,多年来依赖激素之血小板减少症得以改善,其功不但得力于专方,专药之作用亦不可泯。如生槐花配带心翘,凉血解毒,散瘀止血,于血分瘀热互结之证颇为对证。颜老还认为若血小板减少症概作虚论处,久用参芪,一如西药之久用激素,往往气有余便作火,作用适得其反矣。

(杨扬)

四一、胡芦巴温肾助阳,散寒止痛

胡芦巴味苦性温,入肾经,功能温肾助阳,散寒止痛。《本草纲目·草部》第十五卷谓其"治冷气疝瘕,寒湿脚气,益右肾,暖丹田"。颜老临床常用于治疗下焦虚寒引起的痛经、泄泻等。

[用药心得]

1. 温补肾阳 胡芦巴性温入肾，擅长温补肾阳，其味苦，又能祛寒燥湿。颜老认为胡芦巴补肾阳可与补骨脂、巴戟天同用，祛寒湿则与附子、干姜相配，乃补泻相兼之良品。

2. 温养下焦 颜老取胡芦巴温肾阳、祛寒湿的作用，用于下焦命门火衰症，颇有效验。如肾脏虚寒，小腹冷痛，可与附子、硫黄配合作丸剂服用；如小肠疝气，寒湿脚气，则配以小茴香应用。

3. 随证配伍举隅

（1）**痛经**：妇人痛经属下焦虚寒者，颜老习取少腹逐瘀汤治之，若寒湿之邪显著者，则配以胡芦巴、吴茱萸之类，经前服用，每能药到痛止。

（2）**慢性结肠炎**：泄泻日久，缠绵不愈，以致脾肾阳虚，洞泄不禁者，颜老习用附子理中汤合胡芦巴温肾止泻。

（3）**肝硬化腹水**：肝硬化腹水归属中医学"臌胀"范畴，多由肝旺脾弱所致。脾阳不振，浊凝不化，颜老习用朱丹溪小温中丸治脾虚不能运化之腹胀，并加入黄芪、党参、白术扶正益气。胡芦巴温肾祛寒，温下而逐水湿，若病久入肾，则取李杲《医学发明》卷七天真丹化裁（胡芦巴、补骨脂、杜仲、萆薢、牵牛子、琥珀、肉桂）。

4. 使用方法及用量 水煎服，5~9g。

[病案举列]

夏某，男，32岁。患者既往为游泳运动员，身体尚健。后因饮食不慎，生食海鲜后，出现腹痛，常在进食后感腹痛，泄后痛减，初起一日腹泻4~5次。至今，肠澼五载，腑行不实，腹痛，泻之而后快，右少腹隐隐作痛，食后更甚，夜分少寐，口干喜饮，口疮频发，舌红苔腻，脉小弦而数。湿热交阻肠道，久病入络为瘀，升清降浊失司。

处方：当归9g，生蒲黄（包）9g，五灵脂9g，桃仁9g，乌药9g，香附9g，赤白芍各9g，枳实9g，延胡索9g，葛根9g，苦参9g，胡芦巴9g，白术9g，胡黄连4.5g，荆芥炭9g，清炙草4.5g。14帖。

二诊：膈下逐瘀汤加味，始服 7 剂，其病若失，大便如常。停药后饮食欠慎，旧疾复作，痛时提前 3 个小时。肠角瘀阻，化而未楚，当调气活血止痛。

处方：柴胡 9g，白芍 10g，五灵脂（包）9g，生蒲黄（包）9g，当归 9g，吴茱萸 1.5g，枳壳 9g，桃仁 9g，葛根 9g，白术 15g，煨木香 9g，延胡索 9g，胡黄连 4.5g，高良姜 4.5g，荠菜花 9g，胡芦巴 9g，甘草 4.5g。14 帖。

药后腹痛腹泻消除，又服上方 14 剂巩固，随访 3 个月未复发。

按语：慢性结肠炎为常见病，属中医学"肠澼""肠风""泄泻"范畴，一般多责之于脾肾两亏。本例患者泄泻日久，累年经月不已，久病湿蕴大肠，阻滞气机，气滞血瘀，瘀阻肠络，不通则痛，有积则泻。颜老秉承发展王清任经验，着眼气血，从调气活血法治之，取膈下逐瘀汤加减。因舌红苔腻，湿热之象可见，故配伍苦参、胡黄连、葛根清热化湿；患者既往为游泳运动员，常年于泳池中浸淫陈寒痼冷，凝滞元脏，故参入枳实、白术健脾行气，胡芦巴温肾健脾，使肠腑之气血得以条达而痊愈。

（颜乾珍）

四二、黄药子功擅凉血散结

黄药子也叫朱砂七，为蓼科植物金线草的全草，因其根茎呈朱砂色，故得此名。其味苦、辛、咸，性凉，有小毒，功能解毒消肿、化痰散结及凉血止血。用于甲状腺肿大，淋巴结结核，咽喉肿痛，吐血，咯血，百日咳，癌肿，还可外用治疮疖。

［用药心得］

1. **解毒散结**　黄药子性味苦寒，擅长清热解毒，其味辛，其性走窜，功能散结消瘿。颜老在临床上用于内外科病证，如内科治疗痰浊之瘿瘤，外科治疗疔疮肿毒，因其有毒，内服剂量不宜太大。

2. **凉血降火**　《神农本草经疏》卷十四《黄药根》谓："气薄味厚，降多升少。"颜老治疗阳络伤而致的吐血、咯血,取其降火功效,俾火降而血止。

3. 随证配伍举隅

(1) 增生性疾病:本品有清热解毒、散结消肿之功,单用即效。颜老习用黄药子与海藻、昆布、牡蛎、刘寄奴等配伍同用,并结合桃红四物汤活血化瘀,治疗各种增生性疾病、囊肿,如瘿瘤、血管瘤、肝脾肿大等。颜老认为黄药子有一定毒性,不宜久服及大剂量使用,每辅以苍白术、陈皮以护胃气。

(2) 血证:本品有凉血止血之功,颜老多取黄药子与蒲黄、棕榈炭等同用,治疗各种血证。

(3) 抗早孕:颜老在临床实践中发现黄药子有抗早孕作用。用黄药子配合紫草破血积,另加川芎、桃仁、莪术行血化瘀,创伤胚胎。再用生山楂破积利气,减轻胃肠的反应。服后发生流产,胚胎完整。

4. 使用方法及用量　水煎服,9~15g。

［病案举例］

石某,女,45 岁。血吸虫病史,肝脾肿大,左侧附件炎症性包块如鸽子蛋大小,经来量多,少腹痛,需周许方能缓解。月经来潮时发现白细胞偏低(1.5~2.1)×10^9/L,脉细缓,舌紫苔薄。气阴两亏,瘀浊交抟,势成癥瘕,拟疏泄肝气,化瘀软坚。

处方一(平时服):柴胡 9g,生牡蛎 30g,海藻 9g,昆布 9g,当归 9g,没药 9g,赤芍 12g,黄药子 9g,川牛膝 9g,丹参 12g,官桂 3g,失笑散(包)12g,小茴香 3g。

处方二(经来时服):潞党参 12g,生黄芪 12g,龟板胶 9g,生白术 9g,生地 12g,鸡血藤 9g,丹参炭 9g,益母草 12g,炙升麻 3g,广陈皮 5g,白芍 9g,当归 9g,熟地 12g。7 帖。

复诊:攻补兼施,已经 3 个月,妇科检查,附件炎症包块已消失,唯月经量多,经后腹痛减而未除,白细胞总数仍低,脉细缓,舌苔薄腻,以桃红四物汤加味兼顾。

处方:桃仁 12g,红花 9g,当归 9g,赤芍 9g,生地 12g,川芎 6g,丹参 9g,虎杖 30g。20 帖。

药后复查血象多次,血红蛋白稳定在 90g/L,白细胞 3.1×10^9/L 以上,经量已减少,腹痛消失,已复工。

（韩鑫冰）

四三、琥珀擅长活血通脉

琥珀为棕榈科常绿藤本植物麒麟竭的树脂,性味甘、平,归心、肝经,具活血定痛、化瘀止血、宁心安神、利水通淋等多种功效。颜老在临床上根据其入心肝之经,将其广泛应用于心神不宁、肝郁血瘀等病证,效果明显。

[用药心得]

1. **血分要药**　琥珀色赤,专入血分,功擅活血止痛,具散瘀消积之功,可用于多种瘀血证的治疗。颜老认为心主血脉,肝藏血,故琥珀擅长治疗心肝之病,如心神不宁、肝魂不定、心肝瘀阻、胸腹作痛等。

2. **血水同治**　琥珀既可活血止痛,又可利水通淋,故颜老习取其治疗血水同病之证,如肝硬化腹水、慢性肾炎水肿等。

3. **随症配伍举隅**

（1）**心悸失眠**:颜老治疗心神所伤、神不守舍之心悸、失眠,伴健忘多梦,常取琥珀加入定志丸治之,对冠心病、心肌炎频发期前收缩者,则取琥珀粉与人参粉、珍珠粉和匀吞服,效果满意。

（2）**胸痹心痛**:心血瘀阻,血行不畅之胸痹、心痛剧烈如针刺,颜老常取琥珀粉配伍三七粉吞服,每与血府逐瘀汤或益心汤同用;对老年冠心病患者及心肌炎后遗症,属气虚血瘀者,常以健脾益气养血之归脾汤加琥珀粉吞服,亦有效果。

（3）**臌胀腹水**:颜老治疗臌胀腹水,提出畅通气机治则,冀大气一转,症情得减。习用沉香粉、琥珀粉小量吞服《本草通玄》载沉香"温而不燥,行而不泄,扶脾而运行不倦,达肾而导火归元,有降气之功,无破气之害";琥珀专入血分,有散瘀止血、利水通淋之功。二药合用,利气和血,相得益彰。若癃闭肺气虚者,临证习用西洋参煎汤送服琥珀粉治之,每有开上启下之妙。

（4）肾炎血尿： 慢性肾炎病程较长,君相之火下移小肠,君火一动,相火随之,损伤脉络,血遂妄行,欲止其血,必平其亢,故用清心之方捷于补阴。常用琥珀粉、珍珠粉各 3g 吞服,与知柏地黄丸、滋肾通关丸同用,有相得益彰之功。

［病案举例］

苏某,女,48 岁。经常胸闷、心绞痛,反复发作,近因爱人病逝,忧伤不能自已,症状加剧,彻夜不寐,用西药无效而来就诊。

初诊：冠心病有年,心气不足,气滞血瘀,脉道不畅,不通则痛,故见胸痛时作,近以忧伤而后,气郁瘀阻,虚阳上越,神失所舍,故彻夜不寐。脉沉,结代,舌淡苔薄而紫。王清任称血府逐瘀汤能愈"忽然胸痛""不眠",故投之。

处方：柴胡 9g,川芎 12g,枳壳 9g,当归 6g,桃仁 9g,红花 9g,桔梗 4.5g,生地 12g,生甘草 3g,牛膝 6g,赤芍 12g。4 帖。

二诊：心绞痛未作,夜寐欠酣,脉细弦,结代,舌紫苔薄。气滞血瘀,心肾失交,再取前章加味。

处方：前方加琥珀粉 1.5g（临睡时吞）。4 帖。

加服琥珀粉后能入睡 6~7 小时,脉结代亦消失。心绞痛未作。

按语：冠心病出现的心绞痛、胸闷、心律失常,以及紫舌、脉沉涩等征候,都是气滞血瘀的表现,颜老指出血府逐瘀汤内含四逆散疏肝舒气,以及桃红四物汤活血化瘀,功能调气活血,最能体现衡法思想。本例加用琥珀定心安神,能促使病人入睡,临床还发现其具有纠正心律之效果。

（韩天雄）

四四、菊花治诸风而清头目

菊花味辛甘而苦,性微寒,入肝、肺经,功能疏散风热,平肝明目,清热解毒。《本草纲目·草部》第十五卷："昔人谓其能除风热,益肝补阴……用治诸风头目,其旨深微。"颜老临床习用菊花治疗头目诸症,疗效显著。

[用药心得]

1. **明目要药**　《顾松园医镜》卷一谓菊花"与杞子相对,久服,终身无目疾",颜老治目疾,习取菊花投之,然菊花分白菊、黄菊、野菊。黄、白两菊,都有疏散风热、平肝明目的功效。白菊花味甘,清热力稍弱,长于平肝明目;黄菊花味苦,泄热力较强,常用于疏散风热;野菊花味甚苦,清热解毒的力量较强,多用于疗疮肿毒,不宜用于目疾。

2. **疏通血气**　《神农本草经·上品》谓菊花"久服利血气,轻身耐老延年",颜老认为菊花甘美和平,得天地清纯冲和之气,能疏通血气,历代医家均称其为延年益寿之品。

3. **随证配伍举隅**

(1) **眩晕**:用于肝阳上亢引起的头目眩晕、视物模糊等,常配伍桑叶、钩藤等。如属肝肾阴亏,则配伍枸杞子、山茱萸、山药等滋阴药,如杞菊地黄丸;如属肝火亢盛,则常与焦山栀、丹皮、夏枯草等清肝泻火药同用。

(2) **头痛**:菊花外能疏散风热,内能平肝潜阳,凡外感内伤头痛眩晕,均可用之。治疗风热之邪的头晕头痛或眼目昏黯诸疾,多与荆防、薄荷、白芷同用;治肝火上炎的眩晕、头痛、目赤肿痛等,常配黄芩、夏枯草等;肝肾不足的眼目昏黯,常配枸杞子、巴戟天、肉苁蓉等。

(3) **胸痹**:颜老认为菊花味辛,辛主散,故其尚有轻微活血之功,治胸痹心痛,郁而化火者,可取菊花配川芎、丹参等以疏经活血止痛。

(4) **痉病**:用于邪热引动肝风所致的痉病,症见项背强直,甚则角弓反张、手足挛急等。常与钩藤、全蝎、羚羊角、地龙等息风活络之品同用。

4. **使用方法及用量**　水煎服,10~15g。外感风热多用黄菊花,清肝明目多用白菊花。

[病案举例]

黄某,女,48岁。左眼视力突然下降,经眼科检查诊断为"视网膜静脉阻塞"已有2个月,左眼视物模糊,易于疲劳,时喜闭目,伴有头痛眩晕,心烦易怒,口燥咽干,心悸失眠。检查视力:右眼1.5,左眼0.1,双眼外观端好。眼底检查:

视网膜动脉变细,静脉充盈迂曲,颞上支阻塞,网膜出血呈暗红色。来中医门诊求治。

初诊:左眼视力下降2个月,头痛心烦,脉弦数,舌红苔腻。水亏木旺是其本,瘀热迫络乃其标,急拟育阴活血,以冀复明。

处方:生地20g,枸杞子12g,滁菊花10g,女贞子10g,决明子30g,茺蔚子10g,川芎10g,红花10g,桃仁10g,车前子30g,丹参10g,生蒲黄9g。30帖。

上方加减治疗3个月,诸症逐渐减轻,左眼视力提高到0.9,眼底出血已见吸收。

按语:视网膜静脉梗塞,相当于中医学"视瞻昏渺""暴盲""青盲"等范畴。目所以能视万物,必赖五脏六腑精气上注于目,临床所见,肝肾阴亏,虚火上升,煎熬血液成瘀,以致脉络涩阻为常见的病机。故本例以生地、杞子、女贞子等滋肾养阴;菊花、决明子、车前子等清肝明目;茺蔚子、川芎、红花、桃仁、丹参等活血通络。诸药共奏养阴通络、清肝明目之力,屡治多验。其中蒲黄能使出血吸收,不留痕迹,不可或缺。

(陈丽娟)

四五、决明子功擅清肝降浊

决明子味甘、苦、咸,性微寒,功能清肝明目、润肠通便。《神农本草经·上品》谓之"主青盲,目淫,肤赤,白膜,眼赤痛,泪出",故而善疗眼目诸疾。其质润而下降,颜老常以其清肝降浊之功,用治高脂血症、冠心病、高血压等。

［用药心得］

1. 上可明目　决明子入肝经而善疗目疾,有清肝明目之效,《本草求真》卷三谓之"苦能泄热,咸能软坚,甘能补血,力薄气浮,又能升散风邪,故为治目收泪止痛要药"。颜老临床遇肝经风热所致之目疾则喜用之,例如狐惑病之两目红肿羞明,常从肝论治而选用决明子配伍菊花、桑叶、青葙子等。

2. 下能降浊　决明子质润而降,故能引诸浊下行,有润肠通便之效,具化湿降浊之能,颜老常用其治疗湿浊中阻所致的代谢综合征、心血管疾病,如高脂血症、高血压、糖尿病、冠心病等,多与石菖蒲、荷叶、生山楂、薏苡仁、苍术、升麻等同用。

3. 随证配伍举隅

(1)胸痹:颜老治胸痹,常从"气虚血瘀"例立法,症见胸闷憋气,疲乏无力,面色不华,舌体胖大,舌色淡,脉细弱,并自拟益心汤治之,方中决明子有降浊之能,与生黄芪、丹参、川芎、葛根等同用,升降相因,共奏益气化瘀、活血通脉之功。

(2)代谢综合征:决明子性微寒而质润,善于降浊。颜老认为,高血压、糖尿病、高脂血症、高尿酸血症等代谢综合征,皆由血脉瘀浊堵塞,或痰湿郁而化热所致,临床习用决明子降浊以通脉,清肝以凉血,常配以生山楂、荷叶等。

(3)眩晕:对于肝郁化火、上扰清窍而致的眩晕,症见头晕耳鸣,头涨头痛,急躁易怒,大便秘结,舌红苔黄,脉弦,颜老常用决明子配伍天麻、钩藤、菊花、夏枯草、黄芩等治疗。

(4)目赤肿痛:颜老临证治疗风热上攻或肝火上炎之目赤肿痛,症见羞明多泪,舌红,脉弦数,常选用决明子佐以青葙子、白蒺藜、白菊花、桑叶等清肝明目。

4. 使用方法及用量　水煎服,9~30g。

[病案举例]

罗某,女,55 岁。胸闷 1 个月余。有冠心病病史,曾行冠状动脉球囊扩张术加支架置入术。诊见:胸闷,疲乏无力,上腹胀,纳差,嗳气,恶心,口干,大便结,舌淡暗有瘀斑、苔薄白,脉细缓。查体:心率 56 次 /min,律齐,心尖部可闻及收缩期杂音。血压 17/10kPa(128/75mmHg)。西医诊断:冠心病;冠状动脉球囊扩张术加支架置入术后。中医诊断:胸痹,证属气虚血瘀。治以益气活血法,方以益心汤加减。

处方:黄芪、决明子各 30g,麦冬、党参、生地黄、葛根各 15g,川芎、当归、降香、苍术各 9g,砂仁(后下)、甘草各 6g,水蛭 4g。7 帖。

二诊:服药后胸闷缓解,精神稍好转,腹胀减,仍觉食欲差,嗳气,恶心,疲倦,舌淡,苔白腻,脉细。治宜醒脾化痰。

处方:五爪龙 30g,藿香、佩兰、白芍、葛根、苍术各 15g,川芎、降香各 9g,紫苏梗 12g,砂仁(后下)、木香、甘草各 6g,胆南星 12g。7 帖。

药后诸症均除。

(吕章明)

四六、将军干温肾逐瘀消水肿

将军干为蟋蟀的干燥体,味辛咸,性温,有小毒,入膀胱、大肠、小肠经。功能温补肾阳,利水消肿。颜老认为凡虫类药物均有入络搜剔之功,临床常取将军干治疗久病入络之疑难杂症,如癃闭、水症等。

[用药心得]

1. **温肾利水**　将军干乃血肉有情之物,性温,味咸入肾,功能温补肾之阳气,利水消肿。水肿一证寒热虚实兼有之,然病延日久,阳虚无疑,对水肿缠绵难愈者,颜老擅取将军干辅入补肾利水之剂中,每有通利小溲、消肿退肿之功。

2. **化瘀通窍**　将军干其性善动,味辛善散,功能潜入络脉,搜剔新旧瘀血,疏通尿窍。腹胀为患,病在肝旺脾弱,气血互结,隧道壅滞,而腹大坚满,小溲不通。马培之《医略存真·先大父省三公论症十六则》谓:"治大症,大便不妨微溏,小水切不可短数。"颜老治此,每取李杲《医学发明》卷九天真丹(沉香、巴戟天、小茴香、草薢、胡芦巴、补骨脂、杜仲、牵牛子、琥珀、肉桂)出入,加将军干化瘀通窍,有事半功倍之效。

3. **随证配伍举隅**

(1)**水肿**:颜老治水肿,据脾肾阳虚,寒湿内生,浊邪弥漫三焦为病机,取将军干合附桂地黄丸、五苓散等温肾利水之剂,以温肾散寒,化浊利水,疗效显著。

(2)**臌胀**:颜老认为腹胀日久,势必久病有瘀,造成气血相结,瘀阻隧道,以将军干活血搜络,加入天真丹、禹余粮丸中,以扶正达邪,消肿除胀。

4. 使用方法及用量

(1) 生用吞服:治疗臌胀之病,用将军干研末吞服,取其生用者,乃取将军干逐瘀通络之力。

(2) 煎汤口服:每取将军干 1 对,加入温肾利水之剂,煎服。

(3) 用量:将军干 1 对水煎服,或 1~3g 研末吞服。

[病案举例]

邵某,男,56 岁。慢性肾炎 20 余年,为慢性肾炎尿毒症期,颜面及下肢浮肿,小便短少,口出秽气,泛恶呕吐,胸脘痞满。血压 180/120mmHg,肾功能尿素氮 91mmol/L,血肌酐 4.4μmol/L,舌苔垢,脉细。水浊交混,气化失司,治以温阳化浊。

处方:将军干 2.4g,熟附子 9g,生大黄 9g,麦冬 10g,葶苈子(包)30g,生蒲黄(包)10g,水蛭 3g,珍珠母 30g,生决明 30g,茯苓皮 30g,生地 30g,泽泻 15g,生紫菀 15g,冬葵子 10g,羚羊角粉 3g。3 帖。

服药 3 天,浮肿大势已减,呕吐止,精神见爽,血压降至 130/80mmHg,5 天后复查肾功能:尿素氮 1.64mmol/L,肌酐 238.69μmol/L,改予养阴益气利水方善后。

按语:慢性肾炎尿毒症期,久病必有阳气虚衰,本例为脾肾阳虚,寒湿内生,浊邪弥漫三焦。小便不通者曰关,呕吐不止者曰格。将军干味咸入肾,利水消肿,辛温散水寒之气,温肾中之阳气。故投之以温阳利水,以达温散寒浊、辛通降浊、通关格之功。

(王昀)

四七、苦参善清心火以安神明

苦参味苦性寒,入肝、肾、大肠、小肠经,常用于治疗实热之证,并有清热燥湿之功。颜老认为苦参能抗心律失常,临证治疗心悸常喜用之;对于痴呆、癫狂、不寐等神志疾患,亦习用苦参清心火以宁脑神。

[用药心得]

1. 专治心经之火　苦参味苦而性寒,专清心经实火,颜老临床用其治疗心火亢盛之心悸、烦躁等症,每能奏功,并灵活应用"心移热于小肠""诸痛痒疮,皆属于心"等理论,将苦参用于湿热淋证、疮疡诸证,也有效果。

2. 功能清热燥湿　颜老指出,苦参口味极苦,故取其名,其性大寒,当属清热燥湿之类药物,功效类似黄连,常可用于疗疮肿毒之证,但黄连气味清,苦参气味浊,临床用之,剂量不宜太大,并常须佐以健脾和胃之药,以护胃气不败。

3. 随证配伍举隅

(1) 心悸:颜老认为心悸多有热证,症见心悸时发时止,心烦易怒,胸闷胸痛,口干口苦,舌红苔黄腻,脉弦滑结代,常取苦参与黄连、连翘等相配以治之。

(2) 不寐:对于心肝火旺而致的不寐,症见烦躁不安,难以入睡,心烦口苦,舌红苔黄腻,脉弦数,颜老习以苦参清心安神,常与黄连相须为用,臣以肉桂以交通心肾,并佐以茯神、远志、灵芝等养心安神。

(3) 癫狂:对于热扰神明所致的癫狂,症见头痛失眠,两目怒视,面红目赤,烦躁,突然狂乱无知,不避亲疏,或毁物伤人,舌绛苔黄厚,脉弦数,颜老亦喜用苦参治之,并常与黄连、黄芩、黄柏、山栀同用。

(4) 痴呆:痴呆一证,自古多从气虚论治,颜老临证则发现,其属于心火内炽、蒙蔽清窍者亦复不少,症见妄思离奇,幻视幻听,动而多怒,躁狂打骂,喧扰不宁,舌红脉数,常用苦参配以黄连、连翘心、麦冬等清心开窍,疗效满意。

(5) 皮肤病:颜老临证治疗皮肤瘙痒、湿疹、顽癣、阴痒等皮肤疾患时,在辨证处以汤药的基础上,常配合苦参、黄柏等煎汤外洗。

4. 使用方法及用量　水煎服,5~9g;外用适量。

[病案举例]

初某,男,24岁。患牛皮癣(银屑病)有12年之久,时轻时重,以腹背、四肢比较明显,面部较少,发作时,脱银屑,不痛不痒,胃纳二便正常,夜寐尚安,舌淡苔薄且干,脉细而小数。风热入侵,皮肤银屑日益扩大,屡治不愈。肺主皮毛,先取祛风泄热,活血通络。

处方:葶苈子(包)9g,白蒺藜15g,荆芥、防风各9g,地肤子9g,蛇床子9g,苦参15g,大黄(后下)6g,羌活9g,赤芍9g,丹皮9g。14帖。

外用:白蒺藜500g,碾粉,每服1.5g,每日2次。补骨脂250g,用75%酒精250g浸泡1周,外搽患处。

服药后大便保持通畅,皮疹范围逐渐缩小,服药42剂后腹部皮疹已明显减少。

按语:颜老治疗皮肤病善从"肺主皮毛"入手,抓住风、热、瘀等病理因素,用散风、清热、消瘀法疗效颇佳。在各种病理因素中,尤重视风邪之危害。因风为百病之长,善行而数变,善从皮毛侵入人体,与热合邪直走血分,深入营血。故本方取荆芥、防风、羌活祛风达表走皮毛;地肤子、苦参清热燥湿;赤芍、丹皮凉血化瘀。尤妙在用葶苈子直泻肺气,用大黄通腑,腑气一通,肺气得清肃之机。另外,以白蒺藜碾粉内服、补骨脂酒浸液外搽患处,有祛风止痒之良效,为颜老多年经验所得。药后,十余年顽疾果获效机。

(吕章明)

四八、龙胆草专入肝胆而清湿热

龙胆草性味苦寒,归肝胆经,可清泻肝胆实火,又能除下焦湿热。颜老临床善用其治疗肝火上炎所致的癫狂、眩晕、惊风诸症,以及湿热下注所致的泌尿系统疾病。

[用药心得]

1. **专泻肝胆之火** 龙胆草归经专入肝胆,味苦性寒,善泻肝胆有余之火,症见头痛目赤、胁痛口苦等。颜老指出,龙胆草味苦而浊,性质寒凉,易伤胃气,用量宜少而不宜多,更不宜用于脾胃不足之证。

2. 善除下焦湿热　龙胆草之气味厚重而沉下,肝胆亦循经下行,绕阴器而过,故肝经湿热下注所致的小便热涩刺痛、女子带下黄稠腥臭等症,颜老习用龙胆草治之,效果明显。

3. 随证配伍举隅

（1）**癫狂**:癫狂一病常由痰火上扰所致,症见狂乱无知,不避亲疏,或毁物伤人,不食不眠,大便秘结,平素性情急躁,舌红绛,苔多黄腻,脉象弦大滑数,颜老常以龙胆草与大黄、黄连、黄芩、胆南星、莲子心等同用。

（2）**痫病**:痫病之属肝风亢盛者,发作期症见猝然仆倒,不省人事,四肢强痉拘挛,口中痰鸣,口吐白沫,烦躁不安,舌红苔黄腻,脉弦滑数,颜老取《药性论》谓龙胆"主小儿惊痫入心"之说,临证常取钱氏泻青丸以治之。龙胆草配山栀泻火;大黄、当归通脉;川芎、羌活、防风引药上行入脑。

（3）**脏躁**:脏躁属情志之病,多见于女性,历代医家皆从养心安神、健脾益气入手。若遇肝郁化火,症见情绪不宁,胸胁胀痛,烦躁不安,易怒善哭,失眠多梦,脉实形盛者,颜老谓此属肝家气火有余,常以龙胆草配黄芩、山栀、丹皮等,参入血府逐瘀汤中治之。

（4）**缠腰蛇丹**:缠腰蛇丹,简称火丹,有干湿之分。干者皮色红赤,形如云片,作痒作痛;湿者流水作烂,又且多痰,腰胁生之乃肝火妄动,皮色红赤灼痛为火邪所致,流水作痒为湿热所致,颜老习取龙胆泻肝汤出入,清肝泻火,清利湿热。

（5）**湿热淋证**:对于湿热下注所致的泌尿系统诸病,症见小便短赤,尿频,尿黄灼热作痛,舌苔黄腻,脉弦数,颜老习用龙胆草配伍萹蓄、木通、黄柏、苦参等治之。

4. 使用方法及用量

（1）**使用注意**:脾胃虚寒者不宜用,阴虚津伤者禁用。

（2）**用量**:水煎服,3~6g。

［病案举例］

华某,男,68岁。左胁带状疱疹3年,反复发作,发则局部疱疹,灼热作痛,胜似火燎,不能触按,大便干结不畅,舌黯红苔薄,脉弦数。"诸痛痒疮,皆属于心",而胸胁为肝之分野,治当清心凉血,降泄肝火。

处方:生地 15g,水牛角(先煎)30g,丹皮 9g,赤白芍各 9g,紫草 9g,胡黄连 4.5g,七叶一枝花 30g,连翘 9g,当归 9g,绿豆衣 9g,生甘草 9g。14 帖。

二诊:药后大便得以畅解,痛势一度减轻,而局部仍有灼热,心肝之火仍炽,原方加龙胆草 6g,生蒲黄(包)15g。14 帖。

药后大便已畅,灼热亦退,仍有隐隐作痛,改为玉屏风散合芍药甘草汤加生蒲黄、珠黄散,巩固疗效。

(吕章明)

四九、羚羊角专入肝经,擅平息肝风肝火肝阳

羚羊角味咸性寒,性属直下,入肝、心经。功擅平肝息风,镇惊安神,清热解毒。历代治疗高热神昏痉厥,谵语发狂,头痛眩晕,中风不语等,必用羚羊角。颜老谓羚羊角性寒,专入肝经,功效清肝火,平肝阳,息肝风。肝体阴而用阳,凡肝火炎炽,肝阳上亢,肝风内动诸证,羚羊角均有显著疗效。

[用药心得]

1. **平肝潜阳**　羚羊角为平肝潜阳之要药,附子为回阳救逆之妙品,二药合伍,一寒一温,一动一静,肝肾同治,交济阴阳,有扶阳生阴、息风通络之效,对于肝旺于上、肾亏于下之证有平衡阴阳之殊功。颜老临证体会,对虚实夹杂、阴阳失于平衡之风动之证所致高血压、头眩头痛者,用之最宜。

2. **息风宣窍、涤痰通络**　颜老治疗小儿高热惊厥,每取羚羊角治之,曾谓"清热息风,化痰开窍,羚羊角、猴枣最为神应"。

3. **随证配伍举隅**

(1)**眩晕**:用于肝阳上亢所致的高血压病,症见头晕目眩、头涨头痛者,常与天麻、石决明等平肝潜阳药同用。若属虚阳上越者,则取羚羊角与附子相配以潜降肾火,每有良效。

(2)**头痛**:用于肝火上炎所致的眩晕头痛、目赤肿痛等,常与龙胆草、决明

子、黄芩等配伍,如羚羊角散。

（3）中风：治中风半身不遂,四肢顽痹,常取羚羊角配独活、羌活、威灵仙、桂枝等;用于卒中痰涎上壅,神志不清,乃至不省人事等中脏腑之闭证,常与全蝎、天麻、胆星、石菖蒲、淡竹沥等同用;用于中风脾缓,舌强不语,半身不遂,常与防风、天麻、炮附子、酸枣仁、羌活等同用。

（4）子痫：用于产妇肝经热盛、热极动风所致的烦闷躁扰,手足抽搐,常用羚羊角与钩藤、黄芩等配伍,如羚角钩藤汤。

4. 使用方法及用量　水煎服,15~30g,入煎剂宜另煎汁冲服。亦可磨汁或锉末服,每次 0.3~0.6g。羚羊角粉吞服,每日 0.6g。

[**病案举例**]

束某,中风,不省人事,牙关紧闭,两手固握,痰鸣鼻鼾,目合,遗尿,口角流涎,手足抽搐,汗出如珠,便结面赤,脉弦大无伦。辨为肝风夹痰瘀内闭,急以鼻饲至宝丹、苏合香丸各一粒,继用汤剂。

处方:羚羊尖（磨冲）1.5g,明天麻 4.5g,钩藤（后下）12g,生石决明（先煎）60g,杭菊花 9g,天竺黄 6g,陈胆南星 6g,生牡蛎（先煎）30g,杭白芍 6g,竹沥夏 6g,石菖蒲 6g,生蒲黄（包）15g,炙远志 9g。

二诊:药后大腑畅通,神志初清,牙关已开,有黏痰吐出,大汗已收,抽搐亦稀,面赤大减,脉弦大也平,舌本仍謇涩,舌苔黄腻。机窍初启,痰热逗留,肝风犹未平。当平肝息风,化痰通络。

处方:羚羊尖（磨冲）1.5g,明天麻 4.5g,钩藤（后下）12g,僵蚕 9g,冬桑叶 9g,生石决明（先煎）15g,杭菊花 12g,磁石（先煎）18g,白蒺藜 12g,云苓神各 9g,生蒲黄（包）15g,竹沥夏 6g,陈皮 4.5g,石菖蒲 6g,炙远志 9g。

服后渐思谷食,舌苔腻黄将化,脉细滑数。风阳初潜,肾阴暗耗,痰热未楚,遂以育阴养胃、兼化痰热之法善后。

按语:闭脱二证是中风之重症,宜急救之。一般认为,闭证宜开窍醒神,脱证则宜回阳救脱。中风闭证虽有阳闭、阴闭之分,但临床以风阳暴升而致阳闭多见。阳闭治以辛凉,本案以咸寒之羚羊角平肝息风、镇痉安神为主药;辅以天麻、钩藤、菊花、石决明、牡蛎,以增平肝息风之力;胆南星、竹沥半夏、天竺黄、石菖蒲涤痰宣窍;生蒲黄化瘀通络。诸药同用,息风宣窍,涤痰通络,故肝火散,痰浊劫,瘀阻通,则神机归窍。此方对不省人事,即中脏腑之闭证最为合适,用药以平肝息风为主,涤痰通络为辅,深契病机,颜老用之每获良效。

(胡晓贞)

五〇、莱菔子降逆消食化痰饮

莱菔子性味辛甘、平,入肺、胃经。功能下气定喘,消食化痰。颜老取其下气、化痰、消食之功,常用来治疗便秘、脾胃病、痰饮、肥胖症。

[用药心得]

1. **下气化痰** 朱丹溪《本草衍义补遗·莱菔根》谓莱菔子下气化痰有"推墙倒壁之功",颜老主张治痰先理气,气顺则痰除,谓莱菔子炒熟后擅长通利气机,气机一顺,不治痰而痰自化。古方三子养亲汤中用莱菔子,亦取其理气化痰之功。

2. **能升能降** 莱菔子生用味微辛、性平,炒用气香性温。其力能升、能降,生用则升多于降,功能吐风痰,祛风寒;炒用则降多于升,擅长消食下气。

3. **随证配伍举隅**

(1) **胃脘痛**:颜老辨治胃痛,若胀甚于痛,以理气为先;痛甚于胀,以活血为主。故而治疗胃胀甚者,每取莱菔子与半夏、枳实、厚朴、茯苓等健脾理气药同用,使气行则胀除。

(2) **肥胖症**:颜老常取莱菔子与生山楂、泽泻、白术、白芥子等化浊除痰药同用,治疗脾失健运、痰湿内生之肥胖症。

(3) **便秘**:颜老认为大便秘结有秘与结之分,秘者气滞不行,结者大便干结,常取莱菔子与枳实、厚朴等理气宽中药同用,治疗宿食秽物积滞,壅遏升降之机,腑气不通之便秘,颇有效果。

(4) **痰饮**:颜老临床取莱菔子与半夏、厚朴、苏子、白芥子等降气化痰药同用,治疗痰饮。若患者兼有咳喘,习在三子养亲汤中加葶苈子以肃降肺气,定名为四子养亲汤。

4. 使用方法及用量

(1) 使用注意:气虚者慎用。

(2) 用量:水煎服,9~15g。

[病案举例]

蔡某,男,35岁。患者有胃病史二十余年,经多次胃肠钡餐摄片、胃镜检查,确诊为十二指肠球部溃疡、胃窦炎,曾三次因合并幽门梗阻而住院。近因出差外地,劳累过度,复感寒凉,而致胃脘疼痛,恶心频频,朝食暮吐,形寒畏冷,腑气四日未行,舌淡苔白腻,脉沉小弦。前医予硝朴通积汤加减未见效。脾胃阳气素虚,复感寒邪,阴寒凝于中焦,宜温通胃阳。

处方:附子9g,干姜2.4g,半夏10g,川朴6g,枳实9g,代赭石15g,莱菔子15g,茯苓12g,大黄9g。

1剂后,大便通畅,恶心顿减,未再呕吐,胃脘痛消失,知饥思进食,后以健脾和胃收功。

按语:本例症见恶心频频,朝食暮吐,证属"反胃",且见形寒怕冷,舌淡苔白腻,寒象亦见。张璐《张氏医通》卷四谓:"反胃系真火式微,胃寒脾弱不能消谷。"颜老临证抓住胃阳不振这一病机,重用附子配干姜以温通胃阳,古人只识附子温肾阳,岂不知胃寒得附子,犹如釜底添薪,则火能生土,坎阳鼓动,中宫大健,胃之腐熟功能得复矣!大黄、枳实、厚朴配半夏、代赭石、莱菔子、茯苓降逆通腑,以治其腑气不通。

(李桃桃　颜琼枝)

五一、鹿角温肾益精兼活血

鹿角味苦咸而腥,入肝、肾经。功效温肾阳,强筋骨,通血脉。颜老习用鹿角治疗肾阳不足所致的各种疑难病证,取效甚佳。

[用药心得]

1. **温肾补精**　用于治疗肾阳虚衰、精血不足等虚寒之证,鹿角为血肉有情之品,其既可温补肾阳,又补益精血,功力以鹿茸为优,其次为鹿角胶,常烊化兑服,更增补虚之力。胶渣又名鹿角霜,滋补之功略逊于鹿茸。

2. **活血散结**　鹿角性能温补行血消肿,味咸能软坚散结,用于气滞血瘀、癥瘕积聚属寒性者,疗效明显。

3. **随证配伍举隅**

(1) **胸痹**:颜老根据“阳微阴弦”之病机,对于肾阳不足、血脉瘀阻的胸闷胸痛、痛势彻背、心悸怔忡、形寒肢冷等症,常取鹿角配合益心汤,温阳益气活血。

(2) **头晕耳鸣**:对于肾阳不足、精血亏虚的头晕耳鸣,腰膝酸痛,形寒肢冷,神疲倦怠,可单用鹿角研末吞服,或与山药浸酒服,也可配人参、熟地、枸杞子等补气益血养精药物,如参茸固本丸。

4. **使用方法及用量**

(1) **强调剂量**:颜老应用鹿角强调宜从小剂量开始,缓慢加量,不宜骤用大量,以免阳生风动,或助火动血,而致鼻衄等。

(2) **用量**:水煎服,6~15g;如入丸散,随方配制。

[病案举例]

董某,男,42 岁。昔伤于腰尻,瘀血内停,腰痛时发。近来复加早泄,腰痛且酸,脚胫软绵,阳事渐衰,脉细,舌紫苔薄。此为肝肾亏虚,肾精不足,宜补肾益精调之。

处方:鹿角霜、韭菜子、蛇床子、当归身、川断、杜仲、丹皮、泽泻、山药、茯苓、山茱萸、狗脊各 9g,熟地 30g。嘱慎房帏。

服药 14 帖即有起色,再进 14 帖症状基本消除。

(王昀)

五二、稆豆衣滋补肝肾疗眩晕

稆豆衣,又名料豆衣、黑豆衣,为蝶形花科植物黑小豆的种皮。性味甘凉,入肝、肾经。功能滋阴养血,平肝息风。马培之高徒贺季衡曾谓:"黑料豆之专入肾也,可用盐水炒,清晨用四钱煎汤,连豆细细呷呷,最能补肾。"颜老深得孟河医派真谛,临床习用稆豆衣治疗肝肾虚弱诸证。

[用药心得]

1. **滋补肝肾** 稆豆衣乃黑豆种皮,秉黑豆之性,入肾,善补肝肾之阴,颜老临床用其治疗肝肾阴虚或血虚肝旺引起的头痛、头晕、眼花等,颇有效果。

2. **补阴止汗** 《随息居饮食谱·谷食类》谓稆豆衣"入药止盗汗",颜老认为稆豆衣功能补阴,取"以皮治皮"的理论,用于阴虚内热之盗汗,多有效验。

3. **随证配伍举隅**

(1)**眩晕**:肝肾不足,肝阳上亢,症见眩晕阵作,心烦则发,腰膝痿软,入夜汗出,脉细数,舌红苔少。见于脑梗死、脑动脉硬化等疾病,颜老多从育阴涵木立法,习取稆豆衣配以女贞子、枸杞子、冬桑叶、怀牛膝治之,每能奏功。

(2)**虚损**:颜老擅长应用膏方,强调冬令进补是治疗虚损性疾病、调理体质的重要手段,认为冬至之后,所开膏方当以滋阴养精为主,习取琼玉膏、五子衍宗丸等汇入膏方之中,每用稆豆衣与女贞子、玉竹、山萸肉、砂仁拌炒熟地等药配伍,以育阴培本,颇具特色。

4. **使用方法及用量** 水煎服,6~9g。

[病案举例]

陈某,男,51岁。近2个月来,因工作劳累,头晕头涨加重,伴胸闷不舒,精神不振,时有心悸泛恶,血压140/90mmHg,他院拟诊耳源性眩晕。初诊:头晕作胀而目眩,胸闷不舒,神疲乏力,时有心悸,不时泛恶,纳谷欠馨,夜寐不安,二便调畅。口唇色黯,舌质黯红,苔色白腻,脉细软。肝肾不足、清阳不升之象,治以益肝肾,升清阳。

处方:滁菊 9g,熟地 15g(砂仁 3g 拌),杞子 9g,茯苓 20g,泽泻 15g,石菖蒲 9g,女贞子 9g,料豆衣 9g,潼白蒺藜各 12g,荷蒂 5 只,甘草 3g,葛根 9g,白术 30g。8 帖。

二诊:经用滋水涵木、升阳健脾之法,头晕神疲、胸闷次第见退。复方 8 帖,痊愈。

按语:本方升清降浊,固本清源,一方定乾坤,组方以仲圣泽泻汤为主体,健脾化浊,导水下行;辅以稽豆衣、女贞子育阴潜阳;熟地、滁菊滋肾平肝,乃仿叶桂手笔,补而不腻,滋水涵木,药则黑白分明,煞是好看,方亦清灵活泼;加葛根、荷蒂,隐伏清震汤义。均秉受先人余绪者也。

（颜新）

五三、老鹳草祛风湿,兼能活血

老鹳草味苦微辛,功擅祛风,疏经活血,健筋束骨,通络脉,开痹闭,治麻木,疗损伤,为治疗肩关节疼痛之良药。

[用药心得]

1. **善祛风湿** 老鹳草味辛苦性温,辛能祛风,苦能燥湿,温能祛寒。凡风寒湿合而为痹,颜老则取老鹳草治之,对关节酸痛、肌肤麻木、皮肤瘙痒均有一定疗效。

2. **活血通络** 颜老吸取民间用老鹳草治疗跌打损伤、妇人月经失调的经验,认为本品尚能入血分,有活血通络之功效,核之临床,对瘀血证确有疗效。

3. **随证配伍举隅**

痹证:颜老临床习用老鹳草酒治"五十肩",治疗效果尚佳。"五十肩"即肩关节周围炎,又名冻结肩、肩凝症、漏肩风。因好发于 50 岁左右之中年人,故称作"五十肩"。多由风寒湿邪入侵经络,气血凝滞所致。颜老吸取中西医两家之长,诊治此病主张处理好通络与化瘀、运动与休止、柔筋与壮骨之间的关系,治疗上推崇外治内服并举。

(1) **内服老鹳草酒**:老鹳草45g,桂枝15g,当归30g,赤芍30g,红花30g,木瓜30g,五加皮30g,鹿角片15g。浸入白酒1 000ml,1周后服用,每日1次,以酒量定,每次约10~30ml。

(2) **外擦老鹳草酒**:桂枝15g,秦艽9g,杜红花6g,当归12g,片姜黄9g,川芎6g,羌独活各9g,木瓜6g,老鹳草15g,乌梢蛇15g,党参15g,桑寄生15g。用白酒浸没药物,1周后擦拭痛处,每日2~3次。

（韩天雄）

五四、礞石刚猛重坠,顽痰克星

礞石味咸,性平,归肝、肺、胃经,具坠痰下气、平肝镇惊之效。

[用药心得]

1. **顽痰圣药** 颜老临证取礞石多用于顽痰久久不化之证,或癫狂惊痫,或怔忡昏迷,或咳喘痰稠,或眩晕耳鸣,或口眼瞤动,或骨节疼痛,或不寐,或烦闷等,正气未虚者,均可用礞石重坠祛痰,以平诸症。

2. **重主坠下** 礞石禀石中刚猛之性,体重而降,化顽痰,消积滞,乃攻邪之品,若多用之,易损害脾胃生气,故常配以二陈、平胃同用,且应中病则止,以免犯"虚虚实实"之弊。

3. **随证配伍举隅**

(1) **癫狂**:颜老治疗顽痰老痰,经久不去,蒙蔽清窍,扰动心神所致的癫狂,配以大黄同用,取坠痰泄热泻下之功;用治痰涎蒙蔽心窍,或痰浊蒙阻脑窍而致之癫证,则与石菖蒲、远志、郁金、连翘心等清心开窍药配伍;若因痰瘀蒙蔽脑窍而癫者,可与水蛭、生蒲黄、石菖蒲、葛根、川芎等活血开窍醒脑药配伍。

(2) **眩晕**:用于食积成痰所引起的眩晕,头部困重如裹,呕恶痰涎,胃纳不馨,或有头痛,舌苔白腻或黄腻,脉弦等,颜老每取黄连温胆汤加入少量礞石治之,以求痰去晕止之效。

（3）**中风**:颜老治疗风火痰上扰清窍所致的中风,每取导痰汤合黄连解毒汤出入,夹有瘀血者,加入水蛭、通天草;大便秘结者,加入少量礞石、大黄以通腑。

4. 使用注意及用量

（1）**使用注意**:本品重坠性猛,非痰热内结不化之实证不宜使用,且应中病即止。脾胃虚弱及孕妇忌用。

（2）**用量**:水煎服,9~15g,宜打碎布包先煎。入丸、散,1.5~3g。

（杨扬　颜琼枝）

五五、高热急症之要药牛黄

牛黄味苦甘而凉,入心、肝经,功能清心化痰,利胆镇惊。颜老临床习用牛黄内服、外用治疗各种疑难病症,如乙型脑炎、流行性脑脊髓膜炎、中毒性痢疾、尿毒症、脑血管意外、中毒性肝炎、肝性脑病等证属痰热昏厥者,颇有效验。

［用药心得］

1. 清心凉肝要药　颜老习用牛黄治疗内科急症,凡痰、热入心、肝二经之病均可用,包括邪入营血之高热,小儿高热惊风以及阳明热结上扰心神之厥证,用之疗效卓著。

2. 清热解毒佳品　牛黄性凉,擅长清热解毒,归心、肝两经,药效能直入血分,颜老取其能解血分邪热之功能,常用于急性的血分高热、恶性肿瘤感染者,每能取效。

3. 随证配伍举隅

（1）**小儿高热惊风**:小儿发热多由心、肝二经所发,牛黄能清心凉肝,除热化痰解毒,颜老治疗小儿急惊风喜用凉惊丸（龙胆草 9g,防风 9g,青黛 9g,钩藤

6g,黄连 15g,牛黄 0.3g,麝香 0.3g,龙脑 0.3g。共为细末,和匀,面糊丸,粟米大,每服 3~5 粒,金银花汤送下)。盖急惊风多因痰热生风,而热是病根,除其热则痰自降而风乃息,诸症即痊。

(2) **高热**:高热乃内科急症之一,颜老认为温邪无论在卫在气入营入血,顿挫邪毒就可避免伤阴的发生,卫气失治误治或自身功能的失衡都为入营入血大开方便之门。祛邪撤热作为去除伤阴的原始动因,邪在气分亟宜清透,入营之后主要表现在暗耗阴津,故而清热解毒、通腑逐热都非最佳选择,而清营泄热是比较切合病机的疗法,安宫牛黄丸临床证实具有清营泄热、护津保阴作用,疗效肯定。其开窍豁痰、清热泻火之力尤著,对重症昏迷及休克、热毒壅闭、神明受制有效。

(3) **中风闭证**:中风之闭证首分阴阳,阴闭者是痰气之窒塞,宜苏合香丸温开;阳闭者颜老多用安宫牛黄丸鼻饲。牙关不开者,用乌梅肉擦其牙,取其酸能抑木、摄纳肝阳、化刚为柔之功,而紧闭自启。再用姜汤送服三蛇胆陈皮末,继予中风牛黄丸灌服。

(4) **咽喉肿痛**:颜老善治喉科,对急性咽喉肿痛,内服救喉汤(玄参 30g,麦冬 15g,天花粉 9g,山豆根 6g,射干 3g,甘草 3g),加薄荷尤佳;外用吹药(胆矾、牛黄、冰片、皂角灰各 0.3g,麝香 0.1g,共为细末,吹入喉中),必吐出痰涎,症自减轻。

(5) **乳痈**:颜老治疗乳痈常投以经验方疏肝饮(全瓜蒌 12g,蒲公英 12g,金橘叶 12g,小青皮 4.5g,延胡索 6g,金银花 12g,醋炒柴胡 4.5g,当归 6g,赤芍 6g,丝瓜络 6g,白僵蚕 9g,甘草 4.5g),若已有化脓之兆者,则加香白芷、皂角刺、蟾蜍、珍珠、朱砂、苏合香油、冰片、牛黄、麝香等,可促其自溃。

(6) **白血病之温热型**:白血病属热毒之邪深入营血,内窜心包,逼乱神明,闭塞脉络,津液耗竭。迫血妄行者,多见温邪病的营血症状,颜老取牛黄配以犀角、连翘、远志、鲜石菖蒲、麦冬、川贝等清营凉血之药,以及至宝丹之属解热镇痉。

4. 使用方法及用量　内服研末,1.5~3g;或入丸剂。外用适量,研末撒或调敷。

(刘爱华)

五六、逐瘀化浊有蒲黄

蒲黄味甘、平,归肝、心经。性质平和,有芳香化浊之功,且专入血分,善祛血中之瘀浊,活血而兼有止血之效。《本草汇言》卷之七:"至于治血之方,血之上者可清,血之下者可利,血之滞者可行,血之行者可止。凡生用则性凉,行血而兼消,炒用则味涩,调血而且止也。"蒲黄是颜老常用的逐瘀化浊要药。

 [用药心得]

1. **内服化瘀止痛**　蒲黄性平,气味甘平,生用擅长活血化瘀,通脉止痛,颜老取蒲黄与石菖蒲同用,上可祛除脑络瘀血而治中风,入胸中祛心络瘀血而治胸痹,并可治一身血瘀之证。内外妇儿各科疾病内有瘀阻者亦多选用。

2. **外敷消肿疗疮**　颜老习取蒲黄配冰片研末外敷治疗舌肿作痛,谓此病名重舌,多为心火上炎、热壅舌根所致。用于口舌生疮亦有效果。

3. **随证配伍举隅**

(1) **痴呆**:颜老以《医述》卷十一《脑》"脑髓纯者灵,杂者钝"为依据,在国内首先提出活血化瘀法治疗老年性痴呆,常用生蒲黄配伍水蛭、石菖蒲开窍活血。蒲黄又有濡养气血、安神定志之功。

(2) **中风**:生蒲黄常配伍通天草、水蛭等活血化瘀,复开脑窍,如对急慢性缺血性脑梗死效果尤佳。

(3) **胸痹**:《本草纲目·草部》第十九卷云:"蒲黄,手足厥阴血分药也,故能治血治痛,生则能行,熟则能止,与五灵脂同用,治一切心腹诸痛。"蒲黄配五灵脂即"失笑散",颜老常用此治疗胸痹。证属气滞血瘀、心脉瘀阻者,每参入血府逐瘀汤中,活血化瘀定痛;胸阳不振,气血瘀阻心脉者,则参入麻黄附子细辛汤中,温阳活血。

(4) **血证**:颜老认为蒲黄生用活血化瘀,炒用则止血而不留瘀,临床用于多种血证,如便血、呕血,其色紫黑或鲜红有块或便血如漆,可与土大黄、白及合用;眼底出血者取生蒲黄配参三七;舌衄则选用生蒲黄或马勃外敷。

4. 使用方法及用量

(1) **使用注意**:孕妇忌服。

(2) **用法用量**:煎服,9~15g,布包。外用适量。止血多炒用,散瘀多生用。

(陈姟姟)

五七、蒲公英清热而不伤胃

蒲公英味苦,气平,入阳明、太阴经。功能溃坚肿,消结核,解食毒,散滞气,清热解毒,利尿散结。诸多清热药性味苦寒往往易伤胃气,唯独蒲公英不伤胃气,且可清一身之实热虚火。张锡纯《医学衷中参西录·医方·治眼科方》谓此药可治"一切虚火实热之证"。颜老喜其清热而不伤胃,用治胃病之兼有热证者多效。鲜品外敷治疗外证之红肿热痛者亦验。

[用药心得]

1. **应用广泛**　蒲公英能清一身虚火实热,《本草新编》卷四:"蒲公英虽非各经之药,而各经之火,见蒲公英而尽伏。"颜老在临床上取其或内服或外敷,应用于烧伤、疔疮、胃病、胆囊炎、腮腺炎、乳腺炎、各种呼吸道感染、目赤肿痛、尿路感染等,多能奏效。

2. **清热不伤胃**　蒲公英善泻胃火,但其气甚平,既能泻火,又不损土,颜氏内科创始人亦鲁公习取蒲公英治疗肝胃不和、郁而化火之胃腹痛,颜老得其真传,常用其治疗急慢性胃炎、胆囊炎以及中脘灼痛,泛酸,舌苔黄腻者,效果明显。

3. **随证配伍举隅**

(1) **感冒**:颜老创制羌英汤(羌活、大青叶、蒲公英等),取辛温与苦寒之药同用,发汗退热,无论风热、风寒感冒,投之往往奏效。

(2) **胃脘灼痛**:颜老认为蒲公英根中的白汁对胃黏膜有保护作用,若遇肝胃不和,郁而化火,以致胃脘灼热作痛,呕恶泛酸,舌苔黄腻者,每取蒲公英合左金丸投之,甚者加白螺蛳壳、瓦楞子等多效。

(3)乳痈:蒲公英归脾、胃二经,功能解热毒,又能疏滞气,对乳痈红肿热痛者尤有捷效。颜老临床习用《外科正宗》牛蒡子汤(牛蒡子、陈皮、山栀、金银花、薏苡仁、黄芩、天花粉、连翘、皂角刺、柴胡、青皮、甘草),加入蒲公英一味增强消散力量。

(4)外科疔疮:疔疮多由感受温热火毒所致,颜老主张内外同治,内服取蒲公英与连翘、黄连、升麻同投,多佐以丝瓜络以疏通气血;外用则取新鲜蒲公英捣烂外敷,一日一换。

4. 使用方法及用量 水煎服,9~15g;外用适量,鲜药为佳。

[**病案举例**]

朱某,女,28 岁。因哺乳时感染而引发右乳红肿疼痛,局部化脓,经抗生素治疗无效后,切开引流时不慎伤及乳腺,以致切口处流乳不止,伴有心烦易怒,神萎汗多,舌红,苔薄白,脉小弦。

方用疏肝饮:全瓜蒌 12g,蒲公英 12g,金橘叶 12g,小青皮 4.5g,延胡索 6g,金银花 12g,醋炒柴胡 4.5g,当归 6g,赤芍 6g,丝瓜络 6g,僵蚕 9g,甘草 4.5g。

二诊:乳房红肿疼痛已退,然乳汁外流不止,原方加黄芪 15g,党参 10g,白术 10g,王不留行 10g。

服药 15 剂,乳房流汁渐止,其他症状亦退。

按语:乳房属肝,乳头属胃,故乳痈一症,每与足厥阴肝经和足阳明胃经病变相关。肝气郁结,胃热壅滞,势必导致血液凝滞,故治疗乳痈多以疏肝清胃、活血软坚为大法。方中以柴胡、金橘叶、青皮疏肝理气;蒲公英、金银花清胃泄热,以行清泄肝胃之功,《本草求真》卷五谓蒲公英"能入阳明胃、厥阴肝解热,故乳痈、乳岩为首重焉";配以当归、赤芍、延胡索活血化瘀;瓜蒌、僵蚕、丝瓜络软坚通络,共奏行血化坚之效。

(胡琪祥 张磊)

五八、全蝎为息风止痉之要药

全蝎味辛性平,有毒,入肝经,功能息风止痉,通络止痛。颜老临床习用全蝎主治中风、痹证等顽疾,颇有验案。

[用药心得]

1. **治风要药** 全蝎专入足厥阴肝经,功擅祛风止痉,颜老指出全蝎为治内风要药,凡中风、惊痫、抽搐、瘛疭等一切风木致病,无乎不疗。

2. **善治久病入络之顽症** 颜老治疗如中风、震颤、头痛、痹证等久治不愈之疑难杂症,常取全蝎搜剔络脉瘀血,有良好的止痛开窍功效,用治顽固性偏正头痛、胸痹心痛,或内服或外敷,多可见功。

3. **随证配伍举隅**

(1)**头痛**:用于瘀血阻络引起的顽固性偏正头痛,颜老习取血府逐瘀汤治之,并加入全蝎、蜈蚣等虫类药,及羌活、石楠叶、蔓荆子、白芷等祛风药,以达搜风逐邪、通络止痛之效。

(2)**中风**:颜老取全蝎开窍通络之功,常用于治疗中风。如风中经络,口眼㖞斜者,常与白附子、白僵蚕同用;中风不语,络阻窍闭者,常与羌活、天麻、石菖蒲等同用。

(3)**胸痹**:用于各种原因引起的气血不调所致的胸痹心痛,常配伍香附、郁金、当归、川芎、丹参等调养气血药,可增强宽胸止痛之效。

(4)**痉病**:用于邪热引动肝风所致的项背强直,甚则角弓反张,手足挛急等。常与钩藤、菊花、地龙等息风活络之品同用。

(5)**痹证**:用治各种痹痛,如颜老创立的龙马定痛丹,伍用马钱子、地龙、土鳖虫,治疗顽痹,尤其是瘫腿,效如桴鼓。

4. **使用方法及用量**

(1)**使用注意**:因本品性燥,易耗血动血,故血虚生风者慎用。

(2)**用量**:本品有毒,用量不可过大。水煎服,常用量 2~5g;研末吞服,每次 0.6~1g。

[病案举例]

胡某,女,54 岁。患脑血栓病,经抢救治疗,病情稳定,唯口不能言,面赤心烦,胸痞痰多,少寐多梦,舌红苔黄腻,脉弦。证属痰热内扰心神,治以清心化痰,通络开窍。

处方:高丽参 3g,北沙参 9g,石菖蒲 4.5g,牛膝 6g,茯神 9g,竹茹 6g,橘络 3g,远志 9g,豨莶草 15g,川贝母 6g,白蒺藜 9g,天麻 6g,神仙解语丹(吞)9g。

5 剂后患者即能发音,10 剂后语言如常。

按语:全蝎、天麻行祛风通络之力,配伍他药共奏平肝息风、祛痰开窍、通经活络之功。其中神仙解语丹祛风痰,和气血,开舌窍,改善脑部血液循环,为颜老临床喜用,疗效显著。

（胡晓贞）

五九、清水豆卷解表化湿疗湿温

清水豆卷,又名大豆黄卷、大豆卷、卷蘖,为豆科植物大豆的种子(黑大豆)发芽后晒干而成。大豆黄卷制作方法:取黑大豆洗净,浸泡至外皮微皱,捞出,置竹箩内,上盖湿蒲包,每日淋水 1~2 次,促使发芽。至芽长 1cm 时,取出摊在筐内,先置有风处吹至半干(防止脱壳),再行晒干即成。清水浸泡发芽者性甘平,如用麻黄水拌浸者,则药性偏温。入脾胃经,清解表邪,分利湿热。治湿温初起,湿热不化,发热缠绵,汗少,胸痞,水肿胀满,小便不利,湿痹,筋挛,骨节烦疼。

豆卷与豆豉同出黑豆,因加工方法的不同,衍生为两味中药饮片,临床运用亦有差别。一般而言,豆豉发汗力强,而豆卷是发汗之轻剂,并能化除水湿之邪。

[用药心得]

1. 发汗解表之轻剂　清水豆卷系取黑大豆发芽并加麻黄煎水拌浸,故而能轻微发汗,透发表邪。颜老临床用清水豆卷治疗外感新发,体质较弱或夹有湿邪者,常与藿梗、苏梗同用。

2. 清热利湿　清水豆卷既可微微发汗以清热,又能轻宣化湿。颜老认为本品是治疗暑湿、湿温病之要药,每与鲜藿香、鲜佩兰、鲜荷叶同用。颜老治表证强调无汗用豆豉,有汗取豆卷,此也为海派中医治疗外感热病特色之一。

3. 随证配伍举隅

(1) 湿温病:湿温病是湿热蕴结,复感外邪而成,病变主要在中焦脾胃。由于湿为阴邪,黏腻难化,故本病有发病缓慢、病程长、变化多的特点。湿温初期,要辨别湿重、热重、在卫、在气;后期尤应注意出血、亡阳。在临床症候上,虽有卫气营血之别,但卫气阶段最为复杂。温邪阻遏卫气之间,表里不透。湿困于表,则恶寒身热,头痛如裹,身重体痛;湿郁于里,出现胸闷,恶心口甜,渴不欲饮。发散表邪以清水豆卷、苏叶、羌活、葛根、薄荷为主,常与三仁汤、甘露消毒丹、藿香正气散、连朴饮配伍应用。

(2) 经期发热:经期外感发热,热入血室,颜老每取小柴胡汤加清水豆卷引邪外出,常与防止热入血室之要药荆芥同用,也可配合赤芍、益母草活血畅经。

4. 使用方法及用量　水煎服,9~15g。

[病案举例]

1. 外感高热

胡某,女,62岁。于6天前突然恶寒,高热,体温39℃,稍有头痛。血检白细胞 10.4×10^9/L,中性粒细胞 75%,胸透正常,经前医对症处理,反见热势渐高,伴畏寒,以午后为甚,胸闷喜叹息,曾用辛凉解表化湿之剂,汗出热不退,遂请会诊。

初诊:恶寒发热骤起,头痛胸闷,前医予辛凉解表化湿之剂,汗出高热不衰,口中黏腻而不渴,有秽浊之气,舌红苔腻,脉弦数。证属风热之邪虽汗未解,湿热蕴滞三焦不去,治以宣化湿热,清透表邪。

处方：清水豆卷 15g，黄连 2.4g，青蒿 9g，黄芩 9g，枳壳 6g，川朴 4.5g，郁金 9g，杏仁 9g，薏苡仁 9g，赤茯苓 12g，蔻仁 3g，玉枢丹 0.75g（吞）。7 帖。

二诊：药来热退身凉，体温正常。但汗出较多，动则更甚，头晕，神疲，少气懒言，饮食欠佳，口中无味，舌红，苔根黄腻，脉细。表解而湿热未清，治以清热化湿，兼助脾运以善其后。

处方：杏仁 9g，薏苡仁 9g，白蔻仁 3g，茯苓 9g，炒白术 9g，郁金 9g，黄连 2.4g，川朴 4.5g，黄芩 9g，清水豆卷 12g，芦根 15g。7 帖。

按语：本例发热恶寒而兼胸闷口腻，纳呆而不欲饮水，且有苔腻，显系湿热胶结，而非汗出可散也，唯有先化其湿，其热始孤，故法以清透宣化兼施，湿浊得以宣化，无形之热则易解，此足见审证求因之重要。近人治热，曲解"热者寒之"之涵义，一则输液，二则大剂寒凉。不审"表"之宜解，或"湿"之应宣，"滞"之宜导，致多失治而成缠绵之候。本案平泛中可引为训。

2. 冠心病合并外感

孟某，男，63 岁。有冠心病史，近因感冒，畏寒发热 2 天，昨日体温 39.4℃，经投银翘散口服，肌内注射复方柴胡针，身热似有下降，但今日热又复燃，血常规：白细胞 11×10^9/L，中性粒细胞 0.79，淋巴细胞 0.18，单核细胞 0.01，嗜酸性粒细胞 0.02，心电图提示"房颤，左室肥大，V_3 T 波尖耸，ST 段抬高"，胸片提示"主动脉弓膨出"。

初诊：形寒身热，神萎骨楚，微有汗出，头痛纳呆，胸脘痞闷，心悸气短，时而加重，甚则不能平卧，口干便燥，舌尖边红少津，苔薄腻，脉弦滑小数，时而结代。年逾花甲，气阴两亏，胸阳不振，复感风热，经辛凉解表，风热未净，且有伤阴之兆。

处方：霜桑叶 9g，菊花 9g，桔梗 4.5g，清水豆卷 9g，花粉 9g，麦冬 9g，黄芩 9g，枳壳 5g，鲜菖蒲 9g，佛手 4.5g，杏仁 9g，薏苡仁 9g，蔻仁 2.4g，芦根 30g。3 帖。

二诊：身热见退，测体温 37.4℃，恶寒已罢，微有汗出，余症悉瘥，舌淡红有津，苔薄黄，脉弦滑小数，时有结代。治以轻清以扫余邪，理气宽中以通胸痹。

处方：清水豆卷 9g，苏梗 9g，太子参 12g，全瓜蒌 9g，桔梗 5g，枳壳 5g，佛手 4.5g，麦冬 12g，杏仁 9g，薏苡仁 9g，蔻仁 2.4g，石菖蒲 9g，酸枣仁 9g。2 帖。

按语：老人年逾花甲，宿有冠心病史，气阴两虚且有痰瘀交阻，胸阳不振，感受风热，邪势伤阴，其治寒凉太过则易遏阻胸阳，辛温发汗则易耗伤阴津。

故用药应慎之又慎,案仿叶氏治温热法,以清水豆卷、桑叶、薄荷之轻清解表;佐以芦根、花粉、麦冬等养护阴津,且麦冬有复脉之力,与石菖蒲合用又能宣痹;枳壳、桔梗、佛手等理气以使气通则血畅,有助宣通胸阳;更合三仁化湿宣畅三焦,气化湿亦化。老人久病皆宜"轻可去实",方药不奇,贵在投则必中。

3. 经行外感

谢某,女,29岁。4天前冒雨受凉,遂起发热,头痛,咽痛,适值汛期,少腹疼痛,量少色紫,检查血常规:白细胞 12.0×10^9/L,中性粒细胞78%。用西药抗感染治疗,热不退,且腹泻数次,遂来就治。

初诊:经行感冒,发热无汗,微微恶风,头痛,咽痛,尿赤腹泻,纳呆口苦,口气秽浊,皮肤灼热,舌红,苔腻微黄,左脉细滑,右脉滑数。当以轻清宣解,以防热入血室。

处方:薄荷4.5g,清水豆卷9g,桔梗4.5g,甘草3g,赤芍9g,黄芩9g,黄连2.4g,杏仁15g,薏苡仁15g,茯苓9g,益母草30g,枳壳4.5g,石韦9g,牛蒡子9g,冬瓜子9g,炒荆芥6g。2帖。

二诊:药后热退,精神亦振,纳馨,稍咳,咽干微痛,大便日行二次,质软,月经量少,舌尖红,苔薄黄,转以清解余热,以善其后。

处方:上方去豆卷、黄连,加竹茹6g。2帖。

按语:感冒多由外感风寒或风热引起,治疗多用发汗解表或清热解表之法。然本例感冒在经期发生,不应以常法论治,因月经者为冲脉所主,冲脉隶属于肝,肝藏血,调和营卫,汛期血虚,容易外感,感后又易热入血室,故本例治以轻清宣解外邪,而参益母草、赤芍活血畅经,以防热入血室,防患未然,寓"治未病"之意。经期发热,荆芥为防热入血室之要药。

(颜新)

六〇、牵牛子功能通利二便

牵牛有黑白二种,黑者处之野生尤多,白者人多种之。近人隐其名而称之,盖以丑属牛也。性寒,味苦,有毒,具有杀虫攻积、消痰涤饮、泄水通便的功效,可治绦虫病、气逆喘咳、水肿胀满、二便不通等症。牵牛子善搜风通滞,于三焦壅塞、一切积气、诸水肿满卓有殊功,然则此为峻利能泄人真元,症衰其大半即止,恐矫枉过正。

［用药心得］

1. 通利二便　黑白丑味苦性寒,其性趋下,既能利尿,又能泻下通便,为此颜老对臌胀、水肿证属邪实而正不甚虚者,辨证用之,有邪去正复之效。

2. 攻邪之品　黑白丑逐水通便,善治水肿、腹水,但颜老认为黑白丑毕竟属攻邪之品,不宜久服,临床入汤剂仅可暂服,亦可研末制丸,以图缓治。

3. 随证配伍举隅

（1）**水肿**:《素问·阴阳别论篇》曰:"三阴结,谓之水。"肿本乎水,其本在肾,其标在肺,其制在脾。因肾司开阖,阴气太盛,关门常阖,水不下趋,通调转输之机不用,大水弥漫,彻内彻外,群阴用事,汩没真阳,当此之际,开腠理,通三焦,利水道,非借温肾一法,难布阳和之局。肾中真阳之气得温而上升,脾之斡旋、肺之治节皆能复其职司。故颜老临床主张温肾治水,宜峻宜猛,否则难以收功,常用黑白丑配伍附子、鹿角片温阳利水,收效颇捷。

（2）**臌胀**:颜老认为臌胀多由情志郁结,饮酒过多,或感染虫毒,黄疸日久,湿热壅结,肝脾同病所致。此病早期,邪实正尚不虚,腹水明显,每取小温中丸加黑白丑、沉香以疏肝和胃,兼以泄水,若至后期,则当以扶正为宜。尝谓:"本病发展缓慢,初起不易觉察,迨至腹大如鼓,则已进入晚期,肝脾皆伤,不易痊愈,若徒用攻下则正气受戕,病更难愈。"

4. 使用方法及用量　水煎服,3~9g。

［病案举例］

侯某,男,34岁。全身浮肿已2年有余,曾经多种方法治疗,肿势屡有进退。尿检:蛋白(++~+++),血胆固醇17.25mmol/L,总蛋白43g/L,白蛋白20.48g/L,球蛋白22.6g/L。症见:面目四肢浮肿,按之凹陷不起,伴腰痛酸重,怯寒神倦,尿量减少,舌胖质淡,舌苔白,脉沉细尺弱。以经验方"温阳逐水饮"治之。

处方:鹿角片9g,肉桂3g,巴戟天9g,附片4.5g,黄芪12g,杜仲9g,猪苓

9g,商陆 9g,黑白丑各 9g,泽泻 15g,椒目 2.4g,茯苓 15g。7 帖。

药后浮肿尽消,原方去黑白丑、商陆。共服 43 帖好转。复查尿蛋白少许,低蛋白血症改善,出院回单位上班。多次随访,情况良好。

按语:本例病机为肾阳虚而不能气化行水,水气停于肌肤而成水肿。颜老方取附片、鹿角片、巴戟天温补肾阳;椒目、泽泻、黑白丑、商陆逐水,标本同治,名为"温阳逐水饮"。既能消肿,消除尿中蛋白,还可提高血浆蛋白。浮肿消退后去黑白丑和商陆,原方服用有稳定症状、巩固疗效的作用。该方温补肾阳配合牵牛子,有李杲天真丹的印迹,但阴水属水肿而非气肿,故而删去天真丹中沉香、小茴香、胡芦巴、琥珀,加入疏凿饮子之半,添商陆、椒目、茯苓、泽泻是疏凿法的体现。大禹疏江凿河以解汪洋之灾,使水害有所分流,而附桂加鹿角是强化肾气功能,乃治本之策。黄芪以助气化,猪苓、杜仲逐湿而又能固护肾精,真正做到了补而不滞,利而不伐,是非常有创意的治疗法则。

（屠执中　韩鑫冰）

六一、人参乃补虚固脱第一药

人参味甘、微苦,性平,归脾、肺、心经,有大补元气、复脉固脱、补脾安神之功效。颜老临床常随症而施,颇多验案。

[用药心得]

1. 大补元气之圣药　人参大补元气,能回元气于重危,理一切虚证,对血脱者能补气以生血。颜老对阴阳两虚者,习取高丽参与西洋参同用;对气阴两虚证者,则生晒参与西洋参同投;对阳气不足者,选高丽参与生晒参相伍,随证而配,治疗诸多虚证或虚中夹实者。

2. 安神益智　颜老特别推崇《神农本草经·上品》谓人参能"开心益智"之说,临床取人参与酸枣仁、益智仁等同用,治疗老年痴呆认知功能下降者有效。

3. 随证配伍举隅

(1) 脱证:颜老认为人参既为扶危救脱之良药,亦是补虚益气之要品,可回阳气于垂绝,祛虚邪于俄顷,常用来治疗病危重症所致的脱证。脉微欲绝之脱证,可单用以大补元气,补气固脱;阳微者取温药相须为用,配伍附子以益气回阳;阴弱者可配伍五味子、麦冬以益气敛阴。

(2) 虚劳:人参甘温,既可用于脾气不足之倦怠,又能治疗肺气虚弱之气喘。颜老对于肺脾气弱或气血亏虚之健忘、失眠,常与安神药相配而施。

(3) 外感:颜老认为人参不专于补虚,且有振奋正气以达邪之功。热病后期余热未清,气津、气阴两伤者,可配石膏、知母、麦冬、五味子等益气生津;中焦阳气不足兼外感寒邪者,可配伍桂枝或柴胡以托邪外达。

4. 使用方法及用量

(1) 使用注意:不宜与藜芦同用;畏五灵脂。

(2) 用量:危重症:5~9g,剂量可酌增为 15~30g。宜文火另煎兑服。研末吞服,每次 1.5~2g。

[病案举例]

王某,女,20 岁。患者因横位产、妊娠中毒症而行剖宫产,术中出血较多而误输异型血 200ml。3 小时后多汗少尿,恶心呕吐,血压不升。经处理后好转,但尿量仍极少,6 小时后尿量仅 30ml,呈酱油色。术后 48 小时,患者多汗,烦躁,高热(39℃),心率 106 次/min,血压:170/110mmHg。并已出现肾功能、肝功能、心功能损害,合并肺部感染,邀请中医科会诊。

初诊:高热多汗不解,口干,腹胀,尿少,脘次不适,时有烦躁,脉弦数,舌红苔薄净。产后百脉空虚,异型之血即为瘀,瘀热夹时燥入营分,正虚邪实。首方治拟化瘀清营,理气利尿,扶正达邪。服药 2 帖后,热已稍减,形寒有汗不解,小溲见利,腹胀随松,仍感脘次不适,似有物梗阻,脉弦数,舌苔黄腐,尖红有刺。时燥未楚,瘀热仍胶滞不化,原守前制。服药 5 帖后热退身安,脘次亦展,多汗,纳差,头昏少寐,行路不稳,脉细软无力,舌红苔薄。时燥夹瘀热已有退却之机,气阴两虚,转取益气养阴之法。

处方:黄芪 12g,党参 12g,白芍 12g,白术 9g,五味子 9g,麦冬 12g,北沙参 15g,鸡内金 9g,龙牡各 15g,乌梅 4.5g,野山参 15g(煎饮代茶)。

连服 28 剂,诸恙悉除,肾、肝、心、肺检查皆恢复正常,有中度贫血,仍多汗,脉弦数,舌红尖刺。后予归芍六君加黄芪调理而愈,已出院参加工作。

按语:此案颜老立法于血,以活血化瘀为主要原则,并以野山参补五脏之精神,益气扶正达邪是整个治疗过程中能够取效的关键。

（陈姁姁）

六二、水蛭善化瘀血而不伤正气

水蛭味苦咸而腥,性微寒,入肝、膀胱经,功能破血瘀,散积聚,通经脉,利水道,而其散瘀活血之力尤强。《医学衷中参西录·药物·水蛭解》谓"水蛭气味与瘀血相感召,不与新血相感召,故但破瘀血而不伤新血""凡破血之药,多伤气分,惟水蛭味咸专入血分,于气分丝毫无损",即"破瘀血而不伤新血,专入血分而不伤正气"。颜老临床习用水蛭主治瘀血所致的各种疑难病症,颇有验案。

［用药心得］

1. 应用广泛　瘀血一证,病因众多,或新病骤成瘀血,或久病入络致瘀,或气滞导致血瘀,或气虚引起瘀血,或血热煎熬成块致瘀,或寒凝血液成块致瘀。不论瘀血是何种原因所致,均可选用水蛭投之。

2. 辨瘀血新旧用药　新病瘀血多实,宜峻剂攻瘀,祛瘀务净,以免残瘀羁留,造成后患,故用水蛭剂量宜大,使瘀血骤化,然后渐次减量,以祛残留之瘀;久病之瘀多虚中夹实,宜峻药缓投,缓缓图治,以免攻伐太过,耗伤正气,故初用水蛭,剂量宜小,待有动静,渐次加重,使瘀结之凝血逐步消散,气通血活。

3. 随证配伍举隅

（1）中风病:颜老治中风,多宗汪昂《医方集解》二卷《川芎茶调散》"巅顶之上,惟风可到也"之说,取水蛭配伍菖蒲、蒲黄、川芎、通天草等以通窍活血。

（2）**胸痹**：根据"阳微阴弦"之病机，取水蛭与黄芪、党参、桂枝、丹参为伍，以益气活血。

（3）**癃闭**：以"膀胱者，州都之官，津液藏焉，气化则能出矣"为准绳，取水蛭合乌药、小茴香、泽兰、益母草等以行气活血。

（4）**血管瘤**：仿"坚者削之"之意，取水蛭配延胡索、生牡蛎等以消积活血。临床随证配伍，每有事半功倍之效。

4. 使用方法及用量

（1）**强调需生用**：应用水蛭，多以生水蛭粉吞服，取其生用者，乃取水蛭破血逐瘀之力，若经加热炮制，其功效大减，几无活血散瘀之力，但由于水蛭腥味甚浓，入煎剂往往令人作呕，故每用水蛭粉装入胶囊口服，可防腥味伤胃。

（2）**用量**：其用量少则每日 1g，多则每日 6g。

［病案举例］

王某，女，19 岁。自幼患左侧前臂、手背血管瘤，尺骨中下段增粗，尺桡远端关节脱位，外科多次建议截肢。查患者左前臂周长 39cm，左手背周长 28cm，患处肤色紫暗，青筋暴露，疼痛难忍，脉弦细，舌暗红苔薄白，证属瘀热交滞经脉，气血凝结成瘤，治宜清热化瘀，软坚散结。

处方：水蛭粉（吞）3g，生牡蛎（先煎）30g，丹参、赤芍、王不留行、泽兰、威灵仙各 12g，地龙、丹皮、红花各 9g，川芎、丝瓜络各 6g，土鳖虫 4.5g。

头二汁内服，三汁外熏。上方出入治疗 1 年余，复查左前臂周长缩小至 26cm，手背周长减至 24cm，患肢温度正常，功能恢复。患者先后服水蛭 1kg 多，未发现任何副作用。

按语：血管瘤属中医学"血瘤""筋瘤"范畴，其病因或内伤胎毒，或外感火毒，煎熬血液，以致血液凝瘀成瘤。由于病程日久，邪深入络，聚结不散，故非一般药物所能攻逐，水蛭为噬血之物，专入血分，善于搜剔瘀血，其功力虽猛，但不伤正气，能使瘀血默消于无形，治疗血管瘤有破瘀而不伤新血、散结而不损正气之效。

（颜新）

六三、桑叶善清肺肝之热

　　桑叶性味苦甘、寒,入肺、肝经,功能祛风清热,凉血明目。主治风温发热,头痛,目赤,口渴,肺热咳嗽,风痹,瘾疹,下肢象皮肿。桑菊饮举其为君药,成为时方要药。江浙一带治热性病喜用"霜桑叶",以其经霜后凉血清热肃降之力更著;又有"饭桑叶"者,乃置饭锅上蒸制而成,去其散风之力,而取其轻清扬上,善治头目诸病,时医多赏用之。颜老在临床上用其治疗盗汗等证,颇有效验。

［用药心得］

　　1. 清肺凉肝要药　桑叶气寒,味微苦而带甘,入肺、肝经,入肺能清肺止咳,归肝能凉肝明目。颜老谓桑叶甘寒能化阴,苦寒不伤阳,凡肺肝之实火、虚热之证,皆可配伍而用。

　　2. 善治头目诸病　颜老认为桑叶质轻,味苦性寒,功能轻清上扬,善清头目风火之邪而疗诸病。

　　3. 随证配伍举隅

　　(1) 盗汗:《医学入门·外集》卷四云:"思虑过度,以致心孔独有汗出者……青桑第二番叶,带露采,阴干、火焙为末,米饮调服。"颜老临床治疗盗汗,每在当归六黄汤中加入桑叶一味,确有效果。

　　(2) 发热:阴虚患者,又罹新感,寒热往来,不宜柴胡之耗散,颜老每遵先父亦鲁公喜以桑叶与丹皮同用以代柴胡之法,仿用之,多能应手。另如血家新感与经期寒热,亦用此法,防止热入血室。轻清以去实,从而血络安宁,微汗而解,引为心法。

　　(3) 引经药:颜老临床治脸部色素沉着,用血府逐瘀汤清荣化瘀,佐以桑叶(桑皮)引经入肺,取肺主皮毛之义。治急慢性肾炎方中,常以桑叶或桑皮为使,引经入肺以畅水源,利尿退肿;治老年性便秘,用桑皮宣畅肺气,有利更衣,此法多验。

4. 使用方法及用量　内服:水煎服,4.5~9g;或入丸、散。外用:煎水洗或捣敷。

［病案举例］

颜老曾治乡妇王氏,年六十,盗汗已二年余,询其别无所苦,饮食如常,唯觉精神疲乏。始用益气固表,继用滋阴降火均无效。后以霜桑叶研末,米饮调服9g,早晚各服一次,半月已愈,终未复发。

按语:颜老认为湿无热不作汗,湿得热而蒸之,则汗出不止,故治疗汗证,必以清热为第一法则,桑叶性寒味甘,擅长清热而不伤阴,用于湿热汗证,有固本清源之功。

（费鸿翔）

六四、石膏善清内外热邪

石膏味甘、辛,性寒,归肺、胃经,功能清热泻火,除烦止渴。可用于外感热病,清气分实热,肺胃实热。配伍凉血药,尚能治气营两燔之证候。颜老认为石膏性重能清胃火,气轻能解肌表,主要用于太阳、阳明经之发热、烦躁、口渴等。

［用药心得］

1. **清泄热邪**　石膏为清凉退热、解肌透表之专药,颜老认为内外热均可辨证应用生石膏。邪热在肺,一身悉肿,方用越婢汤;咳嗽气急用麻杏石甘汤;石膏能迅速祛除热邪,杜绝热势入侵,若邪热入里,出现大热,大渴,大汗,脉洪大者,则石膏与知母配伍,方如白虎汤。

2. **除烦止渴**　石膏入肺胃二经,善清气分之热,阳明之火,颜老认为凡气分热盛,躁热烦渴者,用之能不解渴而渴自止。

3. **随证配伍举隅**

（1）**咳喘:**风寒侵肺,郁而化热,出现呛咳、气喘、苔黄等症状,颜老认为属于寒化火之病机,可投麻杏石甘汤,取麻黄、杏仁开宣肺气,石膏辛凉泄热,常配伍葶苈子以劫肺实痰壅,每有立竿见影之效。

（2）**外感热邪**：颜老认为石膏性寒,寒能清热泻火,辛则能散,可透邪外出,用于外感热病,邪在气分者最为适宜。如风热之邪,由表入里侵入阳明,症见烦渴引饮,面赤恶热,汗出舌燥,脉洪有力或滑数者,可投之,如白虎汤。

（3）**痹证**：风、寒、湿三邪合而为痹,日久不愈,郁而化热,可出现风湿热痹,症见局部关节疼痛,灼热,或见红肿,痛不可触,得冷则舒,伴发热、口渴、烦闷不安等。颜老治此多取桂枝白虎汤出入,方中石膏性凉而散,解肌清热,为清实热之圣药,配以桂枝辛温通络,善祛风湿,对湿热或风湿夹热所致之痹证确有良效。

（4）**白血病发热期**：急性白血病除血象异常外,多伴有高热和出血,颜老在诊治白血病中发现,凡病人脉象由细缓转为洪数、弦滑,并见烦躁、失眠、遗精等,往往是病情变化的先兆。其中脉象洪数为最重要的迹象,此时即使未见高热,血象尚未变化,亦应及早投以甘寒重剂,扑灭高热于无形之中,控制出血,以免病势蔓延。颜老习以大剂清热解毒之品如犀角、羚羊角、石膏并进,紫雪丹同服,可使热撤血止,病情趋于稳定。

（5）**头痛**：用于风热之邪引起的头涨头痛,甚则头痛如裂,发热或恶风等,颜老常取生石膏、黄芩、白芷、菊花等配伍使用,如芎芷石膏汤。

（6）**消渴**：糖尿病出现口渴引饮,舌燥苔黄者,颜老认为此属阳明热盛,可取石膏与知母、黄连、地锦草同用。

4. 使用方法及用量　水煎服,15~30g。

［病案举例］

沈某,男,45岁。患者因感冒后出现呛咳喘息已延绵半载,久服宣肺止咳之品无效,近咽痒、喘息,咳痰黏黄,左胸胁牵掣不适,脉弦滑小数,舌红苔薄腻。肺金痰热内壅,清肃失司。

处方：炙麻黄6g,石膏30g,杏仁、葶苈子、大贝母、车前草、百部、半夏各9g,化橘红、桔梗各4.5g,生甘草3g。7帖。

二诊：呛咳、喘息得减,唯入晚作喘,痰黏,咽痒,脉弦数。舌红苔薄,脸部红疹累累。肺金蓄热,又可知也。

处方：同上方加桃仁9g。7帖。

三诊：喘息已除，偶咳，便溏日三次，脉细数，舌苔薄腻，肺气虽降，余邪未净，参以健脾之品善后。

处方：炙麻黄6g，杏仁、浙贝、百部、半夏、鱼腥草各9g，橘红4.5g，白术10g。7帖。

按语：邪热郁肺，火动痰生，风痰上壅，肺气闭塞，宜降不宜升，以肃降肺气最为重要。盖肺气得降，则喘自平矣！临床见呛咳、喘息、咳痰不畅、咽痒等症，颜老则投之以麻杏石甘汤加葶苈子，每多应手而效。除石膏清热透邪外，葶苈子辛苦大寒，入肺经，功能祛痰平喘，下气行水，能伸其治节，使浊气下趋，乃为宣达之机，为治实喘之要药，凡需宣肃肺气，即可投之，不必见痰壅热盛而可先发制人。临床可根据病情加入枇杷叶、苏子、旋覆花等药以加强肃肺之力。

（胡琪祥　张磊）

六五、山楂功擅散瘀行滞消积

山楂性味酸、甘、微温，入脾、胃、肝经，功能散瘀行滞，消食化积。颜老将其归为活血消癥药，临床常用于治疗冠心病心绞痛、高血压病、高脂血症等疾病。

［用药心得］

1. **行瘀消积**　颜老吸取古人用山楂治产后儿枕作痛、消肉积的经验，谓山楂能祛血中污秽之邪，具有活血消滞功效，用于心脑血管病属于瘀浊内阻者，颇有疗效。

2. **炮制不同，功效各异**　颜老认为生山楂擅长活血化瘀，消食作用亦强，常用于高脂血症、高血压病、冠心病等心脑血管疾病，亦用于代谢综合征、肥胖症；炒山楂酸味减弱，可缓和对胃的刺激性，善于消食化积，常用于食积停滞，脾虚食滞；焦山楂不仅酸味减弱，并增加了苦味，长于消食止泻，多用于食积腹泻；

山楂炭味微苦涩,有收涩之功,偏于止泻、止血,可用于脾虚泄泻、胃肠出血。

3. 随证配伍举隅

（1）**高血压病**:颜老常用生山楂与决明子、夏枯草、丹皮、栀子等清肝平肝药同用,取其活血降浊功效,治疗高血压病引起的眩晕,疗效明显。

（2）**冠心病心绞痛**:颜老每取生山楂活血功能,与黄芪、党参、丹参、赤芍、决明子等益气活血药同用,以奏活血通脉功效,治疗气虚血瘀型冠心病心绞痛。如颜老经验方益心汤(党参 15g,黄芪 15g,葛根 9g,川芎 9g,丹参 15g,赤芍 9g,山楂 30g,决明子 30g,石菖蒲 4.5g,降香 3g)。

（3）**胆石症**:颜老取炒山楂与半夏、陈皮、莱菔子、茵陈、大黄等同用,取其助胃运、消食积功效,以治疗胆石症。如经验方利胆丸(山楂 9g,制半夏 9g,陈皮 6g,神曲 9g,谷麦芽各 9g,莱菔子 9g,莪术 9g,生大黄 4.5g,茵陈 15g,皂角刺 9g)。

（4）**高脂血症**:颜老取生山楂消肉积功效,常与半夏、苍术、莱菔子、白芥子、茯苓、泽泻等健脾助运、化浊除痰药同用,以化浊降脂治疗高脂血症,有一定疗效。

（5）**早妊流产**:颜老习用生山楂与紫草、黄药子、莪术、桃仁、川芎等同用,取其破积利气畅中,且可减轻攻伐药对胃的刺激作用,使用于早妊流产。如经验方创胚散(紫草 9g,黄药子 15g,桃仁 9g,川芎 9g,莪术 9g,生山楂 10g)。

4. 使用方法及用量　水煎服,9~15g。

[**病案举例**]

叶某,男,43 岁。1984 年曾患"病毒性心肌炎",经 6 周治疗而痊愈;2000 年曾诊断为"痛风",治疗后目前尿酸水平尚正常。有高血压病病史 2 年余,高脂血症近 10 年,平素服用缬沙坦胶囊、苯磺酸氨氯地平片治疗。近 3 年以来,常感头晕疲乏,口干口渴多饮,胃纳一般,夜寐尚安,近 2 日咳嗽,痰多色白。实验室检查示:甘油三酯 3.11mmol/L,胆固醇 6.4mmol/L,尿酸 427μmol/L。血压 140/90mmHg。

初诊:素体禀赋不足,后天烦忧多劳,始而病毒性心肌炎、痛风,继之血脂、血压持续不降,五脏失养,气虚血瘀阳亢,近感神萎乏力,不时感冒,血压持续不降。亟为调其血气,令其调达,气血正平,长有天命。

处方:山楂 30g,决明子 30g,泽泻 9g,黄芪 30g,苍白术各 15g,蒲黄(包)

18g,虎杖 15g,杏桃仁各 9g,葶苈子(包)9g,泽兰叶 9g,益母草 30g,水蛭粉(吞服)1g,地龙 9g,降香 3g。14 帖。

二诊:药后尚能安受,复查血象无明显变化,高血压仍服西药治疗,脉弦数,舌苔黄腻。仍当柔肝降脂,活血通络。

处方:生山楂 30g,决明子 30g,黄芪 30g,苍白术各 9g,川连 3g,海藻 9g,生蒲黄(包)18g,虎杖 15g,杏桃仁各 9g,葶苈子 9g,泽兰 9g,益母草 30g,水蛭粉(吞服)1.5g,广地龙 9g,川牛膝 9g,丹参 15g,降香 3g。30 帖。

三诊:服上方后全身疲乏明显好转,头晕等也消失,血压服西药后控制在 140/90mmHg。加味水蛭破血化瘀,血脂好转,自觉症状亦感轻松,脉细弦,舌苔薄黄,面色仍不华,尿酸偏高。原当调其血气,健脾化浊。

处方:黄芪 30g,苍白术各 15g,虎杖 15g,丹参 15g,焦山楂 9g,神曲 9g,生麦芽 30g,檀香 1.5g,赤芍 9g,桃仁 9g,红花 9g,川牛膝 9g,怀牛膝 9g,泽兰 9g,泽泻 9g,生蒲黄(包)9g,当归 6g,益母草 30g,水蛭粉(吞服)2g。14 帖。

药后精神振,头晕减,血压平稳。上方续调治,后复查总胆固醇 5.13mmol/L,甘油三酯 2.20mmol/L。

按语:素体禀赋不足,后天烦忧多劳,耗气伤神,气虚血瘀痰阻,年仅四旬,华发已生,神萎乏力。方中黄芪、苍白术益气健脾;水蛭、蒲黄、桃仁破瘀活血;山楂既可活血,又可降脂;益母草、泽兰、虎杖活血利湿;地龙、决明子、泽泻平肝泄浊降压;杏仁、葶苈子、降香降气化痰。二诊,病情无明显进退,但尚能安受,脉弦数,舌苔黄腻,继予益气活血,柔肝降脂。三诊,症状大为改善,相关检查指标亦有好转,继从益气活血,酌加健脾之品,使脾胃得健则气血化生有源,痰瘀自去,以图久效。

(李桃桃 颜琼枝)

六六、酸枣仁功擅安神定魂

酸枣仁生用味甘酸,性平,功效清肝胆虚热,宁心安神;炒后则有益气养血、敛汗宁心之功。颜老临床主治虚烦不眠,惊悸怔忡,烦渴,虚汗等症有效。

[用药心得]

1. 安神定魂 酸枣仁性平味甘而酸,入心肝经。颜老认为酸枣仁功能益气养血,为滋补类安神药。入心能养心安神,入肝则柔肝定魂,广泛地应用于心悸、失眠多梦等病证。

2. 酸收止汗 酸枣仁味酸,性涩能止汗。颜老临床用固表药治汗不止者,每加入酸枣仁以收涩止汗,以汗为心液也。

3. 随证配伍举隅

(1) **失眠**:酸枣仁能养心神、益肝血而宁心安神,为有效的滋养性安神药,颜老习用枣仁治疗心肝血虚之心烦失眠等症,单用研末,竹叶汤下,即可取效。若肝虚有热之失眠,可与知母、茯苓等同用,如酸枣仁汤;兼心脾气虚,常配伍当归、黄芪、党参;兼心肾不足,阴虚阳亢,常配伍麦冬、生地、远志等。

(2) **惊悸怔忡**:颜老习用酸枣仁治疗心血管疾病之心悸不宁,胸闷胸痛,甚则怔忡、夜不安等。心血不足常配以熟地、当归、赤白芍等;血脉瘀阻配以红花、蒲黄、丹参等;阳虚血瘀配以熟附子、党参、川芎等。

(3) **心律失常**:颜老临床治疗心律失常,喜用酸枣仁等植物类安神药,若阴虚者配麦冬、生地;气虚者配党参、黄芪;阳虚者则与附子同用;血脉瘀阻配以红花、蒲黄、丹参等。

(4) **自汗、盗汗**:颜老治疗汗证每以"汗为心之液"理论为用药依据,善用酸枣仁、柏子仁等治疗各种类型的汗证,发现有一定的敛汗作用,常配党参、五味子、山茱萸等同用。

4. 使用方法及用量 水煎服,6~15g。

[病案举例]

沈某,男,35 岁。因上消化道大出血而惊恐不已,然即出现失眠多梦,缠绵不愈。患者神疲气短,头晕目眩,脘腹隐痛,阳痿早泄,舌淡苔白,脉细。

处方:酸枣仁、茯苓、当归、柏子仁、远志各 9g,川芎、合欢花各 5g,白芍 6g,龙齿 15g,炙甘草 3g。

服药 1 周,夜能入睡,梦亦减少。他医因其阳痿早泄改用补肾之剂,结果遗精频作,失眠加剧。乃转用前方出入治疗2月,睡眠渐安。余症亦渐消失。

　　按语:上消化道大出血,以致气血亏虚,营气不足,血虚则肝失所养,魂不守舍。故选用酸枣仁汤补肝血以安神,药后1周即见疗效。奈何习俗以阳痿早泄为肾亏,妄用补肾之剂反致遗精频作,失眠加剧,失之浅陋,可叹! 后仍以酸枣仁汤出入,终获痊愈。

（韩鑫冰）

六七、三七活血止血不留瘀

　　三七又名参三七,味甘、微苦,性温,入肝、胃经。功能化瘀止血,活血定痛。既善于活血止痛,又有补气强壮之效,颜老用其疗心脑疾病证属气虚瘀血内阻者,效果甚佳。

［用药心得］

　　1. **活血止血**　三七既善化瘀,又善止血,祛瘀生新,使损伤之处易于痊愈。颜老总结诸多止血方剂,其中均包含有三七,临证治疗诸多血证皆效验。颜老认为患者出血之后,必有残余血液留滞体内,形成瘀血,主张治疗血证用活血止血法,而三七极为适宜。

　　2. **祛瘀止痛**　三七善祛血分瘀血,取"通则不痛"之义,颜老在治疗冠心病心绞痛、中风、老年痴呆等心脑血管疾病时,每从瘀论治,喜用三七。颜老认为三七与人参为同科植物,既可祛瘀止痛,又能补益元气,可奏补气活血之功。

　　3. **随证配伍举隅**

　　(1) **咯血**:颜老曾治支气管扩张大咯血,辨证为热入营血,血家瘀热交迫,迫血妄行,取犀角地黄汤加生大黄、白及粉清荣泄热,化瘀安络,恐寒凉之品止血留瘀,则佐以三七粉活血止血,效果颇佳。

　　(2) **吐血**:颜老疗吐血久治不愈者,善用生龙骨、生牡蛎、山萸肉、三七粉、蒲黄炭、墨旱莲等,其中三七之用,取其引血循经;治疗气火亢盛、血热妄行或阴虚火旺、灼伤血络所致的吐血证,则用生地、熟地、丹皮、荆芥炭、三七粉、赤芍、降香、熟大黄炭等,取三七为使,以增强止血之效,且能引导诸药直入血分。

(3) **鼻衄**:徐士銮《医方丛话》卷一载治鼻衄方(真降香 6g,槐花米 6g,小生地 15g,三七粉 3g)。颜老认为该方取降香之降,槐米之清,生地之滋,三七之行,使上逆之气得之便降,升腾之火得之斯平,离经之血得之能行,已损之血得之可补,不仅鼻衄自已,即使用于其他出血,亦可获得疗效。

(4) **胸痹**:颜老自创"益心汤",用于治疗冠心病心绞痛,气虚血瘀胸闷心痛证。若血瘀气滞,心痛如刺痛、绞痛者,加血竭粉、麝香粉、三七粉等量和匀,每服 1.5g,以活血止痛,临证收效甚捷。

(5) **心悸**:心血瘀阻所致的心悸、心痛时作,痛如针刺,唇甲青紫,舌质紫黯或有瘀斑,脉涩,颜老习取血府逐瘀汤加三七治之,使血脉流通,心神得养,不治悸而悸自止。

(6) **中风**:颜老从"血无止法"这一观点出发,认为离经之血也是瘀,瘀血清除,心脑方可恢复清灵之用。强调活血化瘀药在不同证候不同时期有不同的用法,如脑出血时当以丹皮、赤芍、三七之属以凉血活血,其中三七止血活血颇合病机;脑梗死则以三七粉配血竭粉以活血化瘀,通畅脑络。

(7) **老年痴呆**:颜老认为老年痴呆为邪客于脑(主要是瘀、痰),导致窍蒙、络阻,加之老年脑髓渐空,致虚实夹杂,元神失其健全。颜老经验方"健脑散"中,三七配川芎、土鳖虫、当归、地龙、全蝎、制乳没等司活血祛瘀之职,全方气血兼顾,固本清源,有较好疗效。

(8) **痫证**:颜老经过长期临床及实验研究,发现应用活血化瘀法治疗痫证,可以改善脑血液循环,增加脑血流量及流速,祛除脑络及脑内局部血栓及瘀血,促进消除大脑皮层运动区停滞性、病理性兴奋灶,能有效地控制痫证发作。常以水蛭、生蒲黄、土鳖虫、水红花子、川芎、红花、丹参、赤芍、三七、苏木、郁金、陈胆星等品治疗痫证,颇为应手。

4. 使用方法及用量

(1) **多研末服**:常以研末为粉,加入煎剂或另为吞服。

(2) **用量**:水煎服,3~10g;研末吞服,1~1.5g;外用适量,研末外掺或调敷。孕妇忌用。

[病案举例]

周某,男,68岁。心绞痛,心肌梗死,反复住院,每晚心绞痛发作可达10次之多,遍用中西药物,时好时坏,病情极不稳定,而请中医会诊。初诊:胸闷心痛,每因发作而憋醒,痛彻项背,心悸气短,日发十数次,脉沉细,舌紫苔薄。证属心气不足,瘀阻心脉,治宜益气化瘀,剿抚兼施。

处方:党参15g,黄芪15g,葛根9g,川芎9g,丹参15g,赤芍9g,山楂30g,石菖蒲4.5g,降香3g,决明子30g,三七粉1.5g,血竭粉1.5g(和匀,分2次吞)。

二诊:药后胸闷已退,痛势亦缓,脉沉细,舌紫苔薄。气虚瘀阻,心阳受遏,守原方再进一步。另吞人参粉1.5g,一日2次。

病势日趋坦途,心绞痛消失,随访5年,除劳累或恣啖生冷诱发外,未再因心脏疾患住院。

按语:患者年近古稀,气阴两虚,心绞痛、心肌梗死反复发作,损伤心气,瘀阻心脉,病情日益严重。一味补益,胸闷心痛难除;一味逐瘀,正气更见耗伤,故取剿抚兼施,始而奏效。初诊因胸闷心痛较甚,侧重化瘀,方用颜氏益心汤,党参、黄芪、川芎、丹参益气化瘀;葛根、石菖蒲、降香、决明子升清降浊;三七粉、血竭粉化瘀力强而无伤正之虞,故药后颇见奇效。二诊加用人参粉,补其气,化其瘀,宜其常服而无流弊。

（刘爱华）

六八、苏叶理气化浊散风寒

苏叶性味辛、温,入肺、脾经。功能发表散寒,理气和营。颜老临床常用来治疗外感咳嗽、湿阻胃脘病。

[用药心得]

1. 通达内外,肺胃同治　苏叶性轻而味浓,性轻则上泛,外散风寒,味浓则下沉,内调脾胃,理气宽中,消胀满。可谓是内外通达、肺胃同治之药也。颜老常用来治疗痰食停滞所致的外感。

2. 芳香化浊 紫苏叶味辛性温,芳香气烈,善化湿浊。颜老临床遇舌苔白腻、胃纳不馨者,取紫苏叶与佩兰同用,每有药到湿祛之效。

3. 随证配伍举隅

(1)**外感咳嗽**:肺为贮痰之器,脾为生痰之源,故有治咳从化湿健脾入手,可谓屡用屡验。颜老侧重以消食化痰而治咳嗽,实乃独具匠心。盖胃中停食,则上渍于肺,壅遏肺气,咳嗽上气,寝食俱废,颜老谓苏叶既能宣肺,又可化浊,肺胃同治,每取其加入止嗽散、二陈汤内治疗外感咳嗽,甚效。

(2)**胃脘胀痛**:土为后天之根本,喜温而恶湿,颜老认为胃脘胀痛多由气滞湿阻所致,气滞则湿胜,湿胜则气愈滞,临床习取苏叶、佩兰芳香化湿,加入柴胡疏肝饮之中,有事半功倍之效。

4. 使用方法及用量 水煎服,3~9g。

[**病案举例**]

金某,男,18岁。因即将高考,精神紧张,始而梅核气,咽喉哽噎不适,继之白沫痰多,盈盆盈碗已达四个月,伴口鼻干燥,舌苔厚腻,脉小数。患者形体丰盛,痰湿本重,复因肝郁气滞,气机不畅,治拟理气开郁化痰。

处方:苏叶9g,苏子9g,苍术9g,白术9g,厚朴9g,云苓9g,半夏9g,枇杷叶(包)9g,旋覆梗(包)9g,苍耳子9g,代赭石(先煎)30g,桔梗4.5g,枳壳4.5g。14帖。

二诊:前方尚合病机,症情小可,白沫痰从日吐11瓶减至1~2瓶,脉小数,舌半部腻苔已化,咽喉哽噎亦减,痰饮已有化机,岂容姑息,再以前法更进一筹。

处方:苍术15g,白术15g,云苓9g,半夏15g,干姜2.4g,公丁香2.4g,莱菔子9g,苏叶9g,苏子9g,川朴6g,代赭石(先煎)30g。14帖。

药尽后白沫痰已止而停药,继以肾气丸、香砂六君子丸脾肾双调而收功。

按语:年近弱冠,案牍劳累,脾阳不足,水液难以输化,停而为饮,再则肝失疏泄,咽喉哽噎。取半夏厚朴汤开结化痰,降逆顺气;苏叶、苏子同用,以肺胃同治;苍术味辛气雄,治在脾肝,为除湿解郁之品;半夏燥湿化痰、降逆止呕;细辛通阳,公丁香振奋脾阳,皆为治饮之经验。

（李桃桃　颜琼枝）

六九、升麻升提擅解毒

升麻味甘苦,性微寒,功能升阳解毒。四时之令,春夏之气温而升浮,则万物发生,秋冬之气寒而降沉,则万物肃杀。人肖天地,升降出入,无器不有,人之气贵乎顺,若气道不宣,升降失司,则疾病丛生。张元素称升麻"若补其脾胃,非此为引用不能补"(《医学启源·药类法象》),并认为升麻之用有四"手足阳明引经,一也;升阳于至阴之下,二也;阳明经分头痛,三也;去风邪在皮肤及至高之上,四也"(《医学启源·药类法象》)。后世医家,多遵循其法而从其说。颜老临床验证,认为此说确为经验之谈,并开拓其升阳解毒之功用治多种疑难病症有效。

［用药心得］

1. 小剂量功擅升阳　升麻以"升"为名,小剂量用之,功擅升阳。升降乃气机运动基本形式,天地之气有升降,人身之气亦有升降,升降息则气立孤危,故升麻之用大矣,用于中气下陷、清阳不升诸证大有可为。

2. 中大剂量功能解毒　升麻味苦兼甘,性寒凉,中大剂量则能清热解毒,颜老在临床上极其重视升麻的炮制加工,认为升麻生用长于凉血解毒,炒用长于升提清阳之气,炮制不同则作用也有所不同。

3. 随证配伍举隅

(1) 脾胃病:脾宜升则健,胃宜降则和,脾胃同居中州,是升降气机的枢纽,脾气升浮而胃气和降,则行生化之令,如脾胃失和,则清气不得宣升生发,浊气失于和降而停滞,呕恶、腹胀、泄泻蜂起。李杲创脾胃学派,发明升阳益胃汤、清暑益气汤诸方,倡"升清降浊"之说,颜老对此颇为推崇并有发挥,临床习用升麻、苍术相配,调理脾胃气机,取升麻轻清,以升脾气,辅以苍术味苦燥湿,以降胃气,一升一降,升清泄浊,治疗泛恶脘痞、肝胃不和等症,颇多效验。若湿热中阻者,则佐以左金丸、温胆汤;寒湿内盛者,则合以玉枢丹、旋覆代赭汤。

（2）**眩晕**:眩晕一证,常责之于清阳不升。头为天象,诸阳会焉,阳气不到,血难上承,则目眩头晕。颜老临床习用升阳益气法治之,取升麻、黄芪配伍。《药鉴·新刻药鉴》卷之二谓升麻"盖阳气下陷者,可升提之,若元气不足者,升之则下益虚,而元气益不足矣",升麻气味俱薄,轻清上升,最能引清阳上升于头,配以黄芪补益元气,则功擅升阳益气,升阳而不伤气,益气而不壅滞。颜老临床每取益气聪明汤、补中益气汤、清暑益气汤化裁,并佐以川芎、红花、葛根、丹参等活血化瘀之品,气血双治,则效果更佳。并以清震汤、泽泻汤之合方治疗痰湿内蕴、升降失司、清阳被蒙之眩晕证,颇多显效。

（3）**血象偏低的多种血证**:白血病、再生障碍性贫血、血小板减少症急性发作等均可出现血象降低。若伴高热时,以升麻加入清热凉血药中,既有清热之效,又有提高血象之功;用治化疗或放疗引起的粒细胞缺乏症,与西洋参、鸡血藤、虎杖投治尤佳。颜老认为升麻既走气分,亦行血分,功能凉血化瘀,为消斑治疹良药,如《本草纲目·草部》第十三卷谓升麻"消斑疹,行瘀血"。斑疹布于胸腹,或发于四肢,无高出肌肤,其表现与血液病的紫癜颇为相似。《温疫论》上卷《发斑》谓:"邪留血分,里气壅闭,则伏不得外透而为斑。"揭示斑的形成与血热、血瘀相关,升麻治此最为合拍,若与清热活血的虎杖相须使用,凉血以消斑,祛瘀以生新,用治血小板减少性紫癜,多有效验。颜老临床中还每与桃红四物汤合用,有相得益彰之功,取此法治疗再生障碍性贫血、白细胞减少、血小板减少等亦有较好疗效。

（4）**口疮**:升麻性凉,经归阳明,善清胃热,主治口疮。颜老临床习以生升麻代犀角而用,泛治热毒诸症,颇有疗效,可取升麻与石膏相配,专入阳明,清胃解毒,主治口疮复发不已,口干口臭,大便燥结,舌苔黄腻等属胃热内蕴者。实火者,多合以玉女煎;虚火者,则参入养胃汤,辨证而施,奏效更捷。时邪高热如糜烂性口腔炎、真菌感染、急性中耳炎、丹毒、腮腺炎、败血症、痄痘发斑、狐惑等症亦可用升麻率领清热解毒之药,独具殊功。

4. **使用方法及用量**　水煎服,3~9g。升提阳气多炒用,凉血解毒多生用。

[病案举例]

夏某,女,34岁。3年来两手活动欠利,受寒更甚,继之形寒发抖,神萎抽搐,面部色素沉着,睑下尤明显,巩膜瘀丝累累。经他院检查:两下肢、下颌及大小鱼际肌肉萎缩,诊断为运动神经元疾病。历经治疗,皆无效果。初诊:两手拘急,活动欠利,臂部大肉日削,受冷则肢抖,抽搐不宁,神惫无力,夜眠梦呓,腰酸作痛,便溏不畅,尿频失禁。巩膜有瘀,睑下色素沉着,舌紫苔薄白而腻,脉沉细。病久气虚,寒瘀羁络,取王清任补阳还五汤化裁。

处方:黄芪30g,炒升麻9g,丹参15g,红花9g,虎杖15g,细辛3g,川断9g,杜仲9g,牛膝9g,千年健9g,伸筋草15g,木瓜9g,水蛭粉1.5g(吞)。7帖。

二诊:从病久气虚,寒瘀羁络立法,脉络拘急减轻,渐能取物。脉小数,舌淡苔薄。前方合拍,守旧制更进一筹。

处方:上方加附片9g,桂枝4.5g。7帖。

三诊:进筹予以温阳化瘀,2周后筋脉拘急已解,拾取物件渐见灵便,近十日来神萎乏力,便溏不实。舌淡苔薄,脉细数。再步前韵。

处方:附子9g,黄芪30g,红花9g,虎杖15g,桂枝4.5g,炒升麻9g,生紫菀10g,伸筋草15g,苍白术各9g,云茯苓9g。7帖。

药后上述症状次第消失,时值暑令,以清暑益气汤善后。

按语:古人治痿独取阳明,多从湿热上蒸于肺,肺热叶焦,发为痿躄立论。而王清任认为痿之病源在气虚血瘀,创制补阳还五汤益气化瘀治此症,独辟蹊径。本案仿王清任手笔变化用之。运动神经元疾病临床表现为进行性肌肉萎缩、肌力减退和锥体束损害,现代医学除注意改善全身状况、维持营养外,无满意疗法。今用补阳还五汤加附子温经气,苍白术运脾气,紫菀通肺气,均学有所宗,尤以升麻"升阳于至阴之下"用治痿证,匠心独具。

（苏子镇）

七〇、石菖蒲入心透脑,开窍醒神

石菖蒲辛苦而温,芳香而散,入心、肝、脾经,为芳香开窍之品,虽不及麝香、冰片之类极速走窜,但其辛香流散,气薄芬芳,辟秽恶而利清阳,化湿浊而开心窍,且其清香馨远,入心透脑,开窍醒神。颜老临床应用本品治疗心脑病,取其既可除痰祛湿,益智宁神,又可引诸药入窍,或为心窍,或为脑窍,一举而多得。尤以鲜品入药者为良,多与生蒲黄、远志等配伍应用。

[用药心得]

1. 功擅开窍辟浊 石菖蒲味辛性温,味辛可以行气,性温可化寒湿,颜老习取此品治疗痰湿闭塞心脑之证,效果显著。石菖蒲气味清香,善开九窍,颜老认为其辛香可升清阳,性温而不燥,上能开脑窍,中能宣心窍,虚实之证,均可选用。

2. 随证配伍举隅

(1) **痴呆**:用于痰湿秽浊之邪蒙蔽清窍,清窍失养,灵机呆钝所致的神志昏乱,表情淡漠,寡言少语,反应迟钝,健忘。常配伍远志、茯苓、人参等,如定志丸。

(2) **胸痹**:用于瘀血阻于心脉而致的胸痹心痛,胸痛隐隐,甚则胸痛彻背。颜老常在黄芪、党参、川芎、葛根等益气活血药之中加入石菖蒲以开心窍、化痰湿,如益心汤。

(3) **耳鸣、耳聋**:用于湿浊蒙蔽清窍所致的耳鸣耳聋,头目困重,失眠健忘等。可用石菖蒲一味加葱白、粳米等熬煮为羹,空腹食用。若兼肾虚症状,则以石菖蒲煎汤送服肾气丸;若兼气虚症状,则以石菖蒲煎汤送服补中益气丸;若兼气滞症状,则以石菖蒲煎汤送服通气散。

(4) **健忘**:用于痰瘀阻滞清窍,清窍失于濡养所致之健忘,常伴有头晕目眩,嗜睡或失眠,心神不宁,烦躁不安等。常配伍远志、地黄、菟丝子、五味子、川芎、地骨皮等。

(5) **不寐**:用于痰湿困阻、心神失养所致的不寐,症见惊恐不安,睡卧不宁,梦中惊惕等。常配伍茯苓、茯神、远志、人参、龙齿等养心安神药。如痰湿重者,可酌加陈皮、半夏等化痰之品。

(6) **中风失语**:用于痰蒙心窍,心神受累,舌体不用所致之言语不利,或舌强不语等。常配伍白附子、制南星、羌活、全蝎、僵蚕等化痰通络息风之品,如神仙解语丹。

(7) **中风闭证**:不论阴闭阳闭,均可用石菖蒲开窍,以振奋清阳,荡涤垢浊,鲜者200~250g捣汁调猴枣散灌服,干品则60~90g水煎服,或与生半夏同煎也可。因痰塞而脉沉无热者为寒痰上壅,其胸中清阳之气,已为浊阴闭塞不通,非芳香开窍之药,不能开泄,颜老常用石菖蒲配合苏合香丸灌服。

3. 常用配伍一窥

（1）**石菖蒲配生蒲黄**:颜老临床应用石菖蒲常喜与生蒲黄共为对药。石菖蒲禀天地清气而生,有怡心情、疏肝气、化脾浊、宁脑神之功;生蒲黄主入血分,兼行气分,二药气味芳香,合用功能行气血,化痰瘀,开心窍以使通则不痛,通脑络以醒脑而复神明,临证用治痰瘀阻络之胸痹心痛、中风神昏、健忘、痴呆等疗效颇佳。

（2）**石菖蒲配远志**:石菖蒲气薄芬芳,辟秽恶而利清阳,化湿浊而开心窍,为开窍醒神之品;远志辛苦微温,主入心肾,既能开心气而宁心安神,又能通肾气而强志不忘,为交通心肾安神定志之品,且具有豁痰开窍之功。颜老临证常以石菖蒲配远志,以石菖蒲辛苦而温,通窍补心,远志味苦泻热,能通肾气上达于心,为治疗失眠、健忘、痴呆、癫狂等的常用药对。

（3）**石菖蒲配郁金**:石菖蒲辛苦而温,芳香开窍,功能豁痰祛湿,行气活血;郁金辛苦性寒,辛开苦降,既善化痰湿,又能调理血气,入心脑则开窍醒神。颜老临证应用石菖蒲配郁金主治痰瘀蒙蔽清窍之中风、癫证、痫证。

（4）**石菖蒲配路路通**:石菖蒲亦为治邪蒙清窍所致耳鸣、耳聋要药,《神农本草经·上品》谓其能"开心孔,补五脏,通九窍,明耳目,出声音";路路通味苦辛而平,功能理气活血,具通利之性,既能行气利水,又能活血通络,行周身气血,《本草纲目拾遗》卷六《枫果》谓"其性大能通十二经穴",故有其名。二药相须而用,则气血能行,痰湿可除,耳窍可开,颜老临证在治耳聋耳鸣方内加入此二味,常有奇效。

4. 使用方法及用量

（1）**喜用鲜品**:颜老喜以鲜石菖蒲抗昏迷,促苏醒,治失语,其法为采取新鲜者120g许,洗净捣汁频频灌饮。

（2）**用法用量及注意事项**:水煎服,5~9g;或入丸、散剂。鲜品加倍。阴虚阳亢、烦躁汗多、咳嗽、吐血、精滑者慎用。

[病案举例]

徐某,女,36岁。3次流产,气血亏虚,肝肾不足,气瘀交困,两耳气痞作胀,耳鸣,闻声惊惕,延绵年余,经来量少,脉细软,舌胖苔薄,睑下色素沉着。治拟补肝肾,活气血。

处方:柴胡 9g,当归 9g,白芍 9g,枸杞子 9g,川芎 9g,通天草 9g,灵磁石 30g,木贼草 15g,生蒲黄(包)9g,三棱 9g,莪术 9g,灵芝草 15g,石菖蒲 9g,降香 3g,山萸肉 9g,熟地 12g,桃仁 9g,红花 9g。14 帖。

二诊:经上方治疗耳鸣一度好转,复经感冒,又复故态,经来血块累累,脉弦数,舌胖,苔薄。再当调其血气,通窍活络。

处方:川芎 9g,通天草 9g,石菖蒲 9g,灵磁石 30g,黄芪 30g,红花 9g,桃仁 9g,赤芍 9g,生蒲黄(包)9g,蔓荆子 9g,柴胡 9g,青皮 4.5g,陈皮 4.5g,佛手 6g,藁本 9g,白芷 9g,细辛 9g。14 帖。

按语:本例患者流产多次,肝肾不足、气血亏损可知,故取四物汤加枸杞子、萸肉等以养肝肾,益血气,滋培其本,辅以石菖蒲、磁石以开耳窍,并针对其气瘀交困之证,而佐以三棱、莪术、蒲黄、降香等活血之品,通天草乃荸荠之苗,其性轻清上逸,可引诸药上行清窍而发挥药效。药证相符,故见效甚速,复诊因逢经期,故在原方中加入理气活血之药,以求气通血活之效。

(孙春霞)

七一、麝香开窍醒神化瘀血

麝香其气极香,走窜之性甚烈,通行十二经,有极强的开窍通闭醒神之功,无论寒闭、热闭、闭心窍、闭脑窍,内服外用,用之皆效。麝香辛温香窜,尚有活血定痛之效,《外台秘要》卷第十二《胸痹方二首》载麝香散,取麝香与牛黄、犀角合用,治疗心中大痛,近代用治冠心病心绞痛,疗效显著。古方有至宝丹、活命金丹,今方有六神丸、麝香保心丸,均为急救用药,但都以丸、散、丹形式出现。颜老用麝香常入煎剂,别开生面。例如用通窍活血汤时,取麝香吞服,治疗顽固性呃逆,亦有效果。

[用药心得]

1. **通关利窍** 麝香气味芳香,走窜飞扬,内透脏腑经络,外达肌肤毛窍,无所不利,功能通关开窍,醒神回苏。颜老称麝香为治窍闭神昏之要药。

2. **活血逐瘀** 麝香辛散温通,具有活血逐瘀、通络止痛之功。颜老临床上逢顽固性瘀血证,如血滞经闭、癥瘕积块、心腹绞痛者,取少量麝香内服,或外敷,内外同修,均有显著化瘀之功。

3. **随证配伍举隅**

(1)中风神昏:颜老认为急性中风多由风、火、痰诸邪侵入脑海,以致杂者钝,临床每用安宫牛黄丸投之,谓犀角祛风,牛黄化痰,黄连、黄芩、山栀泻火,佐以麝香开窍,最适宜中风急性期治疗。

(2)胸痹:胸痹心痛,真心痛,症见胸痛彻背、背痛彻心,甚则昏厥等。颜老认为此症当属寒痹,每取苏合香丸治之。对于血瘀凝滞心脉所致之胸痹心痛,痛如针刺,舌质紫黯等,常取麝香配伍桃仁、红花、川芎等活血化瘀药治疗,如通窍活血汤。

(3)疑难病:颜老在学术上倡导"久病必有瘀,怪病必有瘀"之说,对一些久病怪病每以活血化瘀法治疗,效果满意。例如治疗顽固性呃逆、痹证疼痛剧烈等,习取少量麝香,内服,外敷,可增强祛瘀之功。

4. **使用方法及用量** 内服0.1g,吞服;外用适量。

[病案举例]

陈某,女,34岁。患者产后受寒,加之遭受精神刺激,遂发生呃逆。晨起即发,持续数小时而不止,入睡即停。啖寒、气恼更甚,初用针灸尚能暂止,后亦失效。病经3年,服多种中西药物未愈,由杭州来沪治疗。初诊:呃逆频繁,表情淡漠,脉见两手沉迟,舌苔薄白,边缘色紫。肝郁气滞,寒邪凝泣,气滞血瘀,胶着不化。前医重在温寒利气,忽略祛瘀,病势越久越深矣。通窍活血汤主之。

处方:赤芍9g,桃仁9g,老葱3根,红枣7枚,川芎4g,红花9g,生姜2片,麝香(吞服)0.15g。7帖。

药后即止,续以少腹逐瘀汤善后,其病若失,复得一子。

按语:呃逆产后易得,因产后体虚,寒热错杂,两气相搏所致。历来医家多以温寒、利气、化痰、清胃论治,急性者多效,但延绵不止者,常法无效。本例根据病史,有三大血瘀依据:①产后;②久病;③病前遭受精神刺激。临床也有三大血瘀依据:①表情淡漠;②脉沉涩;③舌紫。以上数点,皆为蓄瘀见证,亦为采用化瘀之启迪。初投通窍活血汤7帖即中,后予少腹逐瘀汤祛邪,疗效满意。王清任认为呃逆乃血府有瘀所致,无论轻重,即予化瘀。颜老引为心法,确有可取之处。

（屠执中　韩鑫冰）

七二、石燕利窍除湿热治狐惑

石燕乃石燕子科动物化石,味甘、咸,性凉,归肾、膀胱经,功能专清利下焦湿热,利小便,退目翳。颜老习用石燕治疗湿热所致的各种病症,屡屡奏效。

[用药心得]

1. 清热利湿　广泛应用于湿热病证。湿热病证,病因众多,无论外湿、内湿,均为邪气,或湿邪久留不除,郁而化热,或湿和热同时侵入体内,均可导致脏腑功能失调,脾胃湿热,肝胆湿热,膀胱湿热,肠道湿热,湿热留着脏腑、肌肉、肌肤、筋骨等,而出现相应的临床症状。颜老认为无论湿热病因如何,均可根据病情选用石燕投之。

2. 通利诸窍　石燕为动物类药物,其性善动,入走诸窍,上能行至目窍,以化头目之湿浊,下行二阴,以除狐惑。

3. 随证配伍举隅

（1）**狐惑病**:论病因,以湿毒为患,常法清热解毒;谈病机,久病易气滞血瘀,变法活血化瘀;辨病位,属肝家湿毒之候。因石燕乃利窍行湿热之品,性凉,能除湿热,利小便,退目翳,故颜老治疗狐惑病常选用之。可配伍土茯苓、赤芍、金银花、牡丹皮、黄柏等,平肝泻火,利窍行湿。

（2）**下肢丹毒**:颜老常取石燕配伍水蛭、桃红四物汤,清化湿热,活血通络,治疗下肢丹毒流火。

4. 使用方法及用量　水煎服,3~9g;外用适量,研末敷搽。

[**病案举例**]

1. 俞某,男,54岁。

脑血栓病史2年,经治已渐恢复。3天前因行走过度,突感四肢麻木,步履艰难,逐渐出现小腿肿胀疼痛,按之没指,皮肤灼热,经外科检查,拟诊为"下肢静脉血流障碍"。虽用抗生素治疗,症状无好转,故来门诊就诊。初诊:右下肢肿胀,按之疼痛,行路更甚,每于夜晚则感胸腹热气上扰,漱口不欲饮,多汗,夜寐欠安,脉小数,舌紫苔薄。中风后宿瘀未清,复以劳倦感邪,湿热瘀胶着为患。故予清化湿热,活血化瘀治之。

处方:川牛膝9g,当归尾9g,石燕9g,赤芍9g,丹皮9g,生薏苡仁30g,水蛭2.4g,丹参15g,泽泻9g,防己9g。7帖。

二诊:右下肢浮肿全消,行路健复,多汗多尿,夜寐多梦,脉细数,舌红苔薄。湿热初有化机,瘀浊滞而未楚之象,再取前制化裁,以肃余氛。

处方:桃仁9g,红花9g,当归9g,生地9g,川芎6g,赤芍9g,柴胡4.5g,枳壳4.5g,牛膝9g,清炙草4.5g。7帖。

按语:卒中之后,常留瘀血,故后遗口眼㖞斜、半身不遂或肌肤麻木不仁诸症。本案右腿浮肿,不良于行,并见胸腹热气上冲,漱口不欲饮,舌紫等症皆瘀血阻滞见端,故以桃红四物汤加石燕、水蛭一方而定。考石燕为蠕形动物之化石,攻专清利下焦湿热,临床用之多验,对下肢丹毒流火,尤擅胜场,殆其通窍力专之故也。水蛭破血软坚,相得益彰,皆为本案主将也。

2. 严某,男,33岁。

左眼胀痛2年,加剧4周。医院确诊为贝赫切特综合征,予激素治疗,病情反复。初起左眼色红,之后逐渐肿胀,疼痛流泪,并伴下肢散在性红色斑疹。1987年9月,曾住本病区,服用清化瘀热、健脾化湿及补益肝肾等中药及激素,病情好转出院。近4周,因眼睑肿胀加剧,眼屎多,目不能睁,但无溃疡,1周前,出现下肢散在性红色丘疹,伴全身关节酸痛,以"贝赫切特综合征"收住院。左眼睑肿胀,右眼睑色素沉着,双下肢散在红色斑点状皮疹,生殖器未见溃疡。

脾肾亏虚,脾虚失运,水湿内停,而见左眼肿胀;肝开窍于目,肝经风热而见目赤红肿,羞明流泪,湿热蕴于肌肤而见下颌及下肢斑疹;迭经清热除湿解毒之品,而致阳气虚损;病久瘀血内阻,而见白睛瘀丝,舌质紫黯,此属阴损及阳,瘀血阻络复见肝家风热。先以阴阳并调,化瘀清热,二仙汤合三蛇合剂加味图治。但服十余剂,症情改善不显,左眼胀痛不减,眼睑浮肿,视物不清,双下肢皮疹可见搔破血痕,伴头痛心烦,口干不欲饮,纳可便调,夜寐不酣,脉细数,苔薄腻。脉证相参,属肝经有热,肝家湿毒之候,当以平肝清热,泻火解毒。

处方:水牛角(先煎)30g,石燕9g,土茯苓60g,蚤休15g,赤芍9g,金银花12g,牡丹皮9g,胡黄连4.5g,黄柏9g,赤小豆30g,当归9g,山栀子9g,紫草9g。

治疗1个月,左眼红肿消退,肌肤皮疹已除,症状好转出院。

按语:狐惑病历代医家认识基本一致。均认为是由湿热内蕴,或阴虚内热所致,临床表现多以咽喉及前后阴之蚀烂为主症,治疗大法以清热解毒利湿为主。然颜老治疗狐惑则不落窠臼,从衡法着眼辨证施治。本例先由阴阳并调之二仙汤加减,不效,故予清肝泻火化瘀法,采用芩连解毒汤合赤小豆当归散,又加石燕能解除湿热,利小便,退目翳,可见中医贵在辨证。

（王昀）

七三、水红花子喜入血分消瘀积

水红花子为蓼科植物荭蓼、酸模叶蓼或柳叶蓼的果实,味咸,微寒,归肝、脾经,功能消瘀破积,清热利湿。颜老临床取其活血消积作用,内服与外治相结合,随证配伍治疗多种疾病,效果明显。

[用药心得]

1. **善祛瘀热**　水红花子性寒味辛,既可活血,又能清热,颜老谓其为祛除瘀热之佳药,凡瘀血日久不去,郁而化热者皆可用之。

2. **专入血分**　水红花子归肝、脾经,但颜老在临床上发现其药性善入血分,临床对血分湿热瘀浊引起的诸多疾病投以水红花子,既可祛邪,又可引诸药入血分而奏效。

3. 随证配伍举隅

(1)**癥瘕**:颜老习用水红花子、桃仁、土鳖虫、生南星、生半夏、龟甲、三棱、王不留行、白芥子、生川乌、白附子等配伍应用,活血消癥。

(2)**口腔溃疡**:反复口腔溃疡易形成瘢痕,瘢痕挛缩以致张口困难,溃疡乃反复发作,经久缠绵不愈。颜老辨其证属阳明经热,气血瘀滞,常治以清热泻火,活血化瘀,软坚散结。水红花子有凉血活血、消积清热之效,故常取水红花子15g、生石膏30g(先煎)、青黛6g、黄连3g、乳香3g、没药3g等煎汤,1日4次口服,并予水红花子15g、地骨皮15g、白鲜皮15g、夏枯草15g煎水含漱,1日数次,诸药共奏清热化瘀、软坚散结之效。

(3)**血证**:阴虚火旺或湿热迫血妄行而溢出脉外,即可出血致瘀。《金匮要略·肺痿肺痈咳嗽上气病脉证治》云:"热之所过,血为之凝滞。"王清任《医林改错·积块论》云:"血受热则煎熬成块。"临床可见肢体肿胀,巩膜瘀丝,肌肤甲错,色素沉着,此类病人血液流变学、甲皱微循环多有变化。颜老从气血失衡立法,运用"衡法"调其血气而致和平,取凉血活血之品,如用水红花子合茯苓、黛蛤散、水蛭粉、花蕊石治支气管扩张咯血;合桑叶、菊花、青葙子、木贼草治糖尿病合并眼底出血,多有效验。

4. 使用方法及用量

水煎服,9~15g;外用,15~30g。血分无瘀滞及脾胃虚寒者忌服。

[病案举例]

潘某,女,54岁。自1979年始有"三多"症状,1983年因视力下降经他院检查诊断为"糖尿病眼底变化"。就诊前日突然右眼模糊,有黑影、红光,视力左侧0.06,右侧仅见眼前手动,眼底检查示"右玻璃体有团块状积血,周边网膜可见"。初诊:消渴有年,目瞀,右眼几已失明,口苦,便艰,舌红,苔薄,脉弦滑。肝肾不足,阴虚火旺,脾失健运,瘀热上犯清窍,当滋阴健脾,清热化瘀。

处方:知母12g,川柏9g,怀山药20g,山萸肉9g,生地12g,泽泻12g,茯苓9g,丹皮9g,生大黄(后下)9g,苍术9g,生蒲黄(包)9g,青葙子9g,木贼草12g,玄参12g,十灰丸(包)15g。12帖。

二诊:目糊减轻,前法再进一筹。方药:知母 12g,川柏 9g,山药 20g,萸肉 9g,生地 12g,泽泻 12g,茯苓 9g,丹皮 9g,生大黄(后下)9g,苍术 9g,生蒲黄(包)9g,木贼草 12g,玄参 12g,水红花子 9g,景天三七 9g,十灰丸(包)15g。2 帖。

三诊:视物模糊明显改善,舌红苔薄,脉小数,肝肾不足为本,瘀滞脉络为标,取养血活血,清肝健脾。方药:生地 12g,玄参 9g,桑叶 9g,菊花 9g,丹皮 9g,苍术 9g,赤芍 9g,青葙子 9g,生大黄(后下)9g,生蒲黄(包)30g,十灰丸(包)15g,水红花子 9g,木贼草 12g。

19 帖后症情稳定,视力恢复至 0.2,眼底检查示"玻璃体积血吸收,眼底隐见乳头血管",再以原方巩固。

按语:眼底出血为糖尿病常见并发症。本例消渴已属下消,由于肾阴亏损,阴虚火旺,肝阳上扰,瘀结血络。颜老认为目无寒证,眼底出血总缘于热,而血证又不离乎瘀,故用水红花子、生地、蒲黄、十灰丸止血不留瘀;生大黄化瘀降火;加用木贼草、青葙子、桑菊,寓明目于疏风之中,风火同治,而安血络。

(韩天雄)

七四、山羊角功能清心肝而潜内风

山羊角为牛科动物青羊、北山羊的角,味咸,性寒,归心、肝经。具有镇静、退热、明目、止血的功效。主治小儿惊痫,头痛。颜老常取山羊角作为羚羊角的代用品,以减轻患者经济负担。

[用药心得]

1. **清热镇惊** 山羊角味咸性寒,寒能清热,咸能潜降,其作用类似羚羊角而力逊,颜老临床多用于治疗小儿高热惊风,有一定疗效。

2. **散瘀止痛** 颜老在临床上发现山羊角在治疗头痛、头涨方面有良好效果。多用于风热上扰头目,或肝火上亢,清窍被扰引起的头部胀痛,如血管神经性头痛、高血压等。

3. 随证配伍举隅

高血压病：颜老对肝阳上亢而致肝风内动诸症习用山羊角,方用《金匮要略·中风历节病脉证并治》风引汤（大黄、干姜、龙骨、桂枝、甘草、牡蛎、寒水石、滑石、赤石脂、白石脂、紫石英、石膏）,另加凉肝抑木、引热下行之山羊角、牛膝、元参、蒲黄;对于伴有头晕目眩、两耳作鸣者,则重用山羊角、生石决,并配以通天草、海藻、钩藤等平肝潜阳。

4. 使用方法及用量　水煎服,15~30g,先煎。

［病案举例］

冯某,男,79岁。患者原有高血压病史30余年,平素血压最高为195/120mmHg,常服复方利血平片等治疗。入院前一天晨起感右下肢乏力,行走不便,伴头晕,即于本院急诊,经对症处理后,头晕减,但逐渐出现右上肢活动不利,为进一步诊治入院。查体:血压135/90mmHg,神志清楚,伸舌略偏右,右侧肢体瘫痪,肌力上肢I级,下肢0级,双侧巴氏征(−)。初诊:大便三日未解,小溲黄赤,喉中痰声,舌质紫黯,苔黄腻灰褐少津,脉弦滑数。证属痰热蒙闭清阳,痰瘀交阻,治拟平肝清心,化痰泄热,风引汤主之。

处方:寒水石30g,生石决明30g,山羊角30g,天竺黄12g,石菖蒲9g,生大黄9g,生蒲黄9g,竹节三七9g,石韦12g,琥珀粉(吞)1.5g,莲子心4.5g,白茅根30g。

服药3帖,大便畅利,日行二次,成形,但仍感口干而苦,口唇麻木,口中有秽浊之气,右侧肢体不能活动,继服上方3帖,患者感右侧肢体渐能活动,上肢已能抬离床,再予原方加桑枝,连服7帖,患者右侧肢体活动明显好转,且逐渐康复出院。

按语:本案高年肝阳上亢,痰瘀蒙闭,神明受制,且素有癃闭及胸痹之疾,耗阴灼络之候,殊有神昏之虑,治当以风引汤。方用寒水石清热;石决明、山羊角镇潜;石菖蒲重用开窍;辅以苦寒泻下之大黄釜底抽薪,使炎上之风火得以平息;琥珀、石韦止血通淋;蒲黄、三七活血化瘀;全方清中有通,通中寓清,乃治中风之要素。

（韩鑫冰）

七五、桃仁破血泄热润燥

桃仁味苦、甘、平，有小毒，归心、肝、大肠经。功能活血祛瘀，善破血瘀，散而不收；又可入大肠经润肠通便，开结通滞，治血枯便闭，血燥便难。颜老常用其治疗因肝郁血瘀引起的各种病变。

［用药心得］

1. 润燥祛瘀之要药　桃仁味苦能泻血热，体润能滋肠燥，润燥而缓肝，颜老在临床上取桃仁治疗瘀热互结所致的中风、胸痹之疾患，多能奏功。

2. 止咳化痰　桃仁入大肠经，功能润肠通便，颜老认为肺与大肠相表里，凡肺热咳喘痰多，兼有便秘者，可取桃仁通腑泄热，使痰热从下而解。

3. 随证配伍举隅

（1）中风：颜老认为中风之病机多因"阳气者，大怒则形气厥，而血菀于上，使人薄厥"（《素问·生气通天论篇》），治疗中风肝阳上亢，痰热内滞，腑气不通者，常以桃仁配伍桂枝、芒硝、大黄等，既可活血化瘀祛络中瘀血，又可通腑泄热逐肠中之浊，可谓一举两得。

（2）狂证：颜老认为狂证乃痰火为患，且阻滞气血日久而成瘀，桃仁可配伍赤芍、柴胡等以活血化瘀通络，如癫狂梦醒汤。

（3）痴呆：颜老认为气血逆乱，凝滞脑气，瘀滞清窍可致痴呆，临床每取桃仁与红花、赤芍、川芎等同用，以行气活血，祛瘀开窍。

（4）头痛：头为高巅，唯风可至，风邪上犯，久则入络，气血瘀滞而发为头痛。颜老认为治风之法，及其久者，即当活血，乃治风先治血之意，常配伍赤芍、川芎等以活血通络，祛风止痛。

（5）胸痹：颜老治疗胸痹但见心血瘀阻之证，以活血化瘀、宣畅气机、升清降浊为首，气血流通贯穿始终。常取血府逐瘀汤加减以化瘀通脉，对胸痹兼便秘者，则重用桃仁、杏仁、麻仁等。

4. 使用方法及用量

（1）**使用注意**：孕妇忌服；便溏者慎用。

（2）**用量**：水煎服，5~10g，宜捣碎入煎。

[病案举例]

汪某，男，56岁。高血压病二十余年，血压最高达200/110mmHg，1个月来头晕胀痛加剧，伴腰酸乏力而收入病房。初诊：形体丰盛，头晕胀痛，肢麻乏力，心烦易怒，夜寐欠安，脉细弦，苔薄舌紫。肝阳上亢，肝风内动，气血逆乱。治以平衡阴阳，调和气血。

处方：柴胡4.5g，赤芍9g，桃仁9g，当归9g，生地12g，生甘草3g，桔梗4.5g，枳壳4.5g，怀牛膝9g，川芎6g，磁朱丸（包）9g，黄连粉（吞）1.5g。7帖。

二诊：药后诸症悉减，情绪安宁，精神亦振，脉小弦，舌紫苔薄，血压稳定，出院门诊随访。

按语：高血压病与肝的关系密切，本案属肝郁血瘀，化火动风，瘀血乃病之根，故颜老投以血府逐瘀汤加减，疏其气血，令其条达。方中桃仁活血祛瘀，泻热润燥而缓肝为君药，配伍调畅气机之品，步步为营，随证治之。

（陈娪娪）

七六、葶苈子泻肺行水祛痰饮

葶苈子辛、苦、大寒，入肺经。功能祛痰平喘，下气行水。颜老认为其能疗肺壅上气咳喘，除胸中痰饮，利水道，消肿满，具降气、消痰、利水诸作用。

[用药心得]

1. 泻肺要药　葶苈子专入肺经，其性趋下，善泻肺气，为治实喘之要药，凡需肃降肺气，即可投之。历代本草皆谓其药性猛烈，易伤正气，颜老在临床上治疗咳喘证，必用葶苈子肃降肺气，效果明显，辨证配伍而用，并无出现伤正现象。

2. **行水消肿** 颜老认为葶苈子不仅可祛胸腹积液,且对心源性水肿亦有良好效果。常取本品治疗冠心病、肺心病等所致的慢性心功能不全伴有水肿者。凡属痰浊瘀阻标实为主者,每与桃核承气汤同用;而阳气亏损正虚为主者,则配以黄芪、党参、苍白术等辨证用之,多能奏效。

3. **随证配伍举隅**

(1) **咳喘**:葶苈子治咳喘,寒热之证均可用之。如咽痒咳喘,痰黏难出属热证者,则取麻杏石甘汤加葶苈子等清热肃肺;痰多白沫,形寒神怯属寒证者,则用小青龙汤、麻黄附子细辛汤加葶苈子等温经肃肺,先发制人,一鼓而下,往往立竿见影。

(2) **臌胀**:宗仲景《金匮要略·水气病脉证并治》"大气一转,其气乃散"之旨,颜老提出以畅通气机法治疗臌胀,每取小温中丸加葶苈子治之,藉大气一转,症情得减。证之临床,服用理气之品多有胸中大气一转、豁然开朗之感。

(3) **癃闭**:肺为水之上源,主治节而能制约膀胱,通调水道。故凡因肺失宣肃而下窍之气不化者,当以宣肃肺气为治。颜老治肺气壅塞,胸痞尿闭者,则取滋肾通关丸加葶苈子直泻肺气,以求"泄可去闭"之效。

(4) **心水**:《金匮要略·水气病脉证并治》谓:"心水者,其身重而少气,不得卧,烦而躁,其人阴肿。"颇类似于心功能不全之水肿,症见喘息不得平卧,胸中窒闷,心悸,甚则面浮肢肿。颜老常取葶苈子配伍附子、人参、猪茯苓、泽兰、泽泻等温阳利水之品,效果显著。

4. **使用方法及用量**

(1) **使用注意**:肺虚喘咳、脾虚肿满者慎用。

(2) **用量**:水煎服,9~30g。

[**病案举例**]

刘某,男,58岁。哮喘病十五载,发则日轻夜重,喘甚大汗淋漓,喉间痰声辘辘,痰沫黏稠难出,胸部摄片提示:肺气肿。初诊:喘作,气急,喉中痰鸣,口渴不欲饮,目赤如鸠眼,面浮肿,舌红苔黄腻,脉沉细而小数。病久及肾,肾不纳气,肺失宣肃,痰瘀交困,肺肾两亏。阳气不到之处,正是痰瘀凝聚之所,乃实中有虚,虚中有实,夹杂相兼,正虚邪实,今以邪去则正安制法。

处方：炙麻黄9g，射干9g，葶苈子（包）30g，大枣6枚，海浮石9g，降香2.4g，莪术15g，盐水炒郁金9g，车前子9g，益母草30g，哮喘紫金丹（凉开水送服）7粒。14帖。

药后颇能安受，哮喘之势渐和平，改用活血化瘀、开肺理痰之剂善后。

按语：本例哮喘长期反复发作，正虚邪实之象毕露，就诊时正逢发作之际，症候危急，根据"急则治其标"的原则，取麻黄宣肺，重用葶苈子肃降肺气，以求升降相因，恢复肺之宣肃功能；辅以哮喘紫金丹、海浮石化痰；降香、莪术、郁金化瘀。药证相符，故而能获佳效。

（李桃桃）

七七、天竺黄功擅清热豁痰息风

天竺黄味甘，性寒，入心、肝经。功能清热豁痰，凉心定惊。《日华子本草·木部中品》卷第十二："治中风痰壅，卒失音不语，小儿客忤及痫痰。"颜老临床习用天竺黄主治痰、风、火所致的脑血管疾病，颇有验案。

[用药心得]

1. **醒脑化痰** 中风、癫痫等病的主要病机为风、火、痰、瘀上扰脑窍。颜老认为天竺黄清脑开窍，豁痰息风，是治疗痰热化风之中风、癫痫的有效药物。

2. **清心肝火** 天竺黄性寒，入心肝二经，颜老谓其能清心以定惊，清肝以安魂，常用来治疗小儿痰热咳喘、癫痫、夜啼等，效果良好。

3. **随证配伍举隅**

（1）**中风病**：颜老治急性中风，神志不清者，常取天竺黄配伍法半夏、全瓜蒌、枳实、茯苓、杏仁、胆南星、陈皮、桃仁以清脑豁痰。

（2）**癫痫**：用于痰热引起的猝然昏仆，口吐涎沫，两目上视，四肢抽搐等，颜老取天竺黄与黄连、贝母等清热化痰之品同用。

（3）**小儿热病惊风**：颜老认为小儿为纯阳之体，发病多在脾肝二脏，若饮食不当,痰湿内生,易于化火,引发肝风内动而致惊风,每取天竺黄与琥珀、石菖蒲、郁金等配伍,治疗小儿惊风、抽搐、痉挛,可收到良好效果。

4. 使用方法及用量 入煎剂,3~9g。常入丸、散剂。

[**病案举例**]

汤某,男,60岁。夙有高血压,经常头昏头痛,今晨猝然神志昏迷,呼吸气粗,喉间痰鸣辘辘,面色潮红,腹胀便秘,小便自遗,左半身不遂,脉来弦滑,舌苔黄腻。肝阳化风夹痰瘀阻遏清窍,横窜经络,肠腑又有积滞,亟拟平肝息风,开窍通腑。

处方:羚羊角粉(分2次冲服)1.2g,钩藤(后下)12g,天竺黄9g,竹沥半夏9g,净橘络3g,广郁金9g,桃仁泥9g,远志肉6g,石菖蒲9g,生大黄(后下)9g,另至宝丹1粒,分2次化服。

二诊:大腑迭通2次,神志遂清,腹胀亦松,喉间痰鸣已少,呼吸较平,小便自知。唯左半身不能自用,言语謇涩,脉来弦滑,舌苔黄腻。肠腑积滞下行,肝风初平,痰瘀横窜经脉,廉泉受阻。症势甫定,仍当息风化瘀,祛瘀通络。

处方:羚羊角粉(分2次冲服)1.2g,钩藤(后下)12g,天竺黄9g,竹沥半夏9g,净橘络3g,广郁金9g,云茯苓9g,陈胆星9g,紫丹参30g,豨莶草15g,石菖蒲9g。2帖。

经息风化痰,祛瘀通络,神志明了,气粗痰多亦瘥,仍舌本强木,言语謇涩,左侧肢体不用,脉弦已缓,右部寸关细滑,舌苔薄腻。上方加入丹参、红花、赤白芍等活血化瘀药,并配合针灸治疗2个月,逐步康复。

按语:本例猝然神志昏迷,痰鸣气粗,面色潮红,脉弦滑,苔黄腻,乃肝阳化风夹痰瘀上扰,气血逆乱,血随气升,上冲于脑,遂成中风闭证之候。以羚羊角粉、钩藤平肝息风;桃仁、生大黄祛瘀通腑;天竺黄、半夏、橘络、远志、石菖蒲等及至宝丹豁痰开窍。一剂而症势大定,得力于釜底抽薪,火降风平,诸症随减。后用活血化瘀,祛瘀通络,配合针灸,2个月后即能扶杖而行。可见中风虽属重危之症,只要治疗得当,亦能转危为安。

(刘珺)

七八、土茯苓功擅清热化湿

土茯苓味甘、淡,性平,有解毒、除湿、降浊、通利关节之功效。

[用药心得]

1. 善祛湿热浊毒　土茯苓味甘性淡,擅长利湿祛热,分泄浊邪。颜老认为土茯苓作用缓和,利湿不伤脾,清热不伤阳,故对湿浊蕴结、郁而化热之皮疹、关节作痛、疔疮肿毒用之有效。适当配伍亦用于治疗高尿酸血症、糖尿病。

2. 专治梅毒要药　土茯苓清热除毒,泄浊解毒,为治疗梅毒要药。颜老取其专治梅毒之功能,在 20 世纪 60 年代,试用土茯苓配甘草治疗钩端螺旋体病,效果亦佳。

3. 随证配伍举隅

(1) **狐惑**:狐惑一病,颜老认为湿热内蕴是导致发病的主要因素,故治疗上以清热解毒利湿为大法,习用土茯苓 60g,配伍紫草、石燕治疗,多获不错疗效。

(2) **银屑病**:银屑病俗称牛皮癣,是一种慢性炎症性皮肤病,病程较长,有易复发倾向。临床以红斑、鳞屑为主,全身均可发病,以头皮、四肢伸侧较为常见,多在冬季加重。颜老每取土茯苓清热化浊之功,配伍徐长卿、拉拉藤治疗此病,疗效可观。

(3) **湿疹**:颜老认为湿疹辨治,当重视风、湿、热邪的治疗,风胜则痒,湿胜则渗液,热则红肿。凡湿疹红肿渗液,当属湿热为患,常用土茯苓配伍生槐花治疗,疗效颇捷。

4. 使用方法及用量　水煎服,15~30g。

[病案举例]

胡某,女,28岁。四肢湿疹已月余,瘙痒不已,搔之流脓,兼有咳嗽。脉细数,舌质紫,舌苔薄白。肺主皮毛,与大肠相表里,当肃肺化浊。

处方:麻黄4.5g,蝉衣4.5g,芫荽子9g,大黄9g,黄连2.4g,西河柳9g,浮萍9g,赤芍9g,土茯苓15g,生槐花9g。7帖。

二诊:前患一药而瘥,春节恣啖海鲜再度复发,仍服上方巩固疗效。

按语:肺主皮毛,司腠理,故治皮肤病必须疏风宣肺,肺与大肠相表里,加通腑药能加速症状缓解。此症虽延一月,证属热重于湿,故颜老取自拟验方麻黄蝉衣汤治之。如湿重于热,则易延绵,即当取三妙丸为主,皆有效验。原方一、二汁内服,三汁外洗,能止痒并减少流脂,亦为可用之法。此方土茯苓、生槐花一对药引,常为皮肤病所设,疗效倍增。

（屠执中　韩鑫冰）

七九、土鳖虫善搜剔经络瘀血

土鳖虫又名䗪虫,味咸,性寒,有小毒,入肝经,功能破血逐瘀,消癥散结。主治血瘀经闭,癥瘕积块,跌打瘀肿,筋骨骨折,木舌重舌。因功擅搜剔,故久瘀者多用之。对络病日深、血液凝坚的沉疴痼疾、络脉久痹则非一般辛温通络之品所能获效。颜老效叶桂通络之法"每取虫蚁迅速飞走诸灵,俾飞者升,走者降,血无凝著,气可宣通"(《临证指南医案》卷四《积聚》王案),治疗顽固性瘀血证习取土鳖虫、水蛭、全蝎、蜂房等虫蚁之类以搜剔络脉瘀血,松动其病根。

[用药心得]

1. 化瘀消癥　本品擅长搜剔经络中瘀血,消散脉络中癥积,张仲景立鳖甲煎丸专治疟母,大黄䗪虫丸能疗干血,方中均取土鳖虫善祛瘀血之力。颜老临床治疗瘀血入络所致肝脾肿大、妇人经闭等,每在辨证基础上加入土鳖虫以搜剔络中瘀血。

2. 活血定痛　土鳖虫功擅搜剔血中之邪,通利血脉,活血止痛,颜老治疗急性腰扭痛习在处方中加入土鳖虫一味,对跌打损伤引起的关节疼痛,土鳖虫则有续筋接骨之功。

3. 随证配伍举隅

（1）**头痛**:头痛日久不愈当以瘀血阻络为病机,颜老常取土鳖虫配伍全蝎、蜈蚣等以搜剔经络,用于顽固不愈之血管神经性头痛,屡试屡验。

（2）**脑出血、脑水肿**:颜老认为凡离经之血便为瘀,习用土鳖虫配伍水蛭活血逐瘀,治疗脑出血后引起的脑积水积血,以改善微循环,促进脑出血、脑水肿吸收。

（3）**多发性大动脉炎**:大动脉炎属中医学"血痹""无脉症"范畴,颜老多以活血药为基本方,方用血府逐瘀汤、通窍活血汤加入熟附子、桂枝等温阳之品,汤丸并用,辅以大黄䗪虫丸,多有验案。

（4）**顽痹**:颜老以风湿内侵,阻塞血脉气机,不通则痛为病机,取土鳖虫、马钱子、地龙、全蝎、朱砂等组成龙马定痛丹以活血脉,化瘀血,祛风湿,止痹痛而治顽痹,如风湿性关节炎、类风湿关节炎、痛风性关节炎、颈椎病、肩周炎、退行性关节炎、雷诺综合征、腰肌劳损等。

（5）**腰部扭伤**:颜老常用单味土鳖虫研末吞服,治疗急性腰部扭伤,临床效验。

（6）**变应性亚败血症**:颜老从白虎历节风论治,习取《金匮要略》桂枝芍药知母汤加土鳖虫,邪热甚者再加桂枝白虎汤治疗,每获效验。

（7）**静脉性血管瘤**:颜老以瘀热交滞于络,随气凝结,气血乖违,留而成瘤为病机,取土鳖虫与丹参、牡蛎、地龙、丹皮、赤芍、红花、王不留行、丝瓜络等同用,以清热化瘀,软坚消瘤。

（8）**白血病瘀血型**:颜老治疗此类疾病常用"龟甲化瘀饮"（黄芪、太子参、仙茅、牡蛎、鳖甲、龟甲、白术、丹参、莪术、赤芍、红花、三棱、生地）,外用"消痞粉"敷脾（水红花子、皮硝各 30g,樟脑、桃仁、土鳖虫各 12g,生南星、生半夏、三棱、王不留行、白芥子、生川草乌各 15g,生白附子、延胡索各 9g。共研末,醋蜜调匀,再入麝香 0.1g,冰片 3g）,能缩小脾脏,降低白细胞计数。

4. 使用方法及用量

（1）**强调配以调护脾胃之品**:土鳖虫味腥,有小毒,初用之际用量宜小,根据病情逐渐加量,或配以苍白术、陈皮等健脾药同用以防败胃之弊。

（2）用量：水煎服，3~6g；研末服，1~1.5g，以黄酒送服为佳。外用适量。

[病案举例]

林某，女，67岁。痛痹有年，四肢关节酸楚作痛，食入运迟，腑行不实，腹痛幽幽，脉细数，苔薄腻。证属风寒湿瘀交困于脉络，中州失运。治宜祛风除湿，化瘀通络。

处方：土鳖虫4.5g，芍药6g，甘草4.5g，制川草乌各6g，海风藤9g，海桐皮9g，桑寄生15g，细辛3g，川朴6g，木香6g，木瓜9g，炙鸡内金9g。7帖。

药后关节疼痛大减，腹痛已失，腑行亦实，继以龙马丹日服1粒，巩固疗效。其证随安。

按语：痹证初起，多为风寒湿之邪乘虚侵入人体，阻闭经络气血，以邪实为主，如反复发作，经络长期为邪气壅阻，营卫不行，湿聚为痰，血阻为瘀，终成风寒湿瘀交困于脉络、中州失运之正虚邪盛之局。土鳖虫在诸温通祛湿药中擅引药入于血分，搜剔血中之邪，又有化瘀通络之功，使血脉通则痹痛平。

（刘爱华）

八〇、天麻缓肝息风，祛痰通络

天麻性味甘平，入肝经，功能息风定惊，平肝潜阳，且有活血通脉之功。《本草纲目·草部》第十二卷谓："天麻入厥阴之经而治诸病。按罗天益云：眼黑头旋，风虚内作，非天麻不能治。天麻乃定风草，故为治风之神药。"《本草蒙筌》卷之一谓天麻："通血脉开窍。"陈士铎《本草新编》卷之二曰："天麻最能祛外来之邪，逐内闭之痰。"颜老习取其息风活血祛痰之功治疗心脑疾病，颇有效验。

[用药心得]

1. 定风神药　天麻味甘性平，药性和缓。《素问·藏气法时论篇》云："肝苦急,急食甘以缓之。"颜老常用天麻以缓肝气而息肝风,凡中风、风痫、惊风、头风、眩晕等证属肝化风证者,悉可治之,故又名定风草。

2. 祛痰通络　颜老认为天麻祛痰通络作用较强,临床上常用天麻与半夏相配治疗痰湿眩晕,多能见效。

3. 随证配伍举隅

(1) **眩晕、头痛**:颜老取天麻平肝息风功能,配钩藤、黄芩、怀牛膝治疗高血压病。

(2) **中风**:颜老取天麻配石菖蒲、葛根、通天草、水蛭疏肝祛风,化瘀醒脑,治疗脑梗死、老年痴呆有效。

(3) **癫痫**:古有五痫之说,其病在肝、脾、肾三脏。颜老认为发则治其标,息风化痰;缓则治其本,健脾扶正。并自制癫痫丸(琥珀、远志、石菖蒲、川贝母、胆南星、制半夏、橘皮、矾水炒郁金、明天麻、炒僵蚕、天竺黄、全瓜蒌、钩藤、炒竹茹),以息风化痰为主,镇惊安神为助,统治癫痫。

(4) **斑秃**:斑秃名为"油风"。油者,毛发脱落部皮色光亮如涂油然;风者,乃点明病因病机,毛孔开张,邪风乘虚而入,以至风盛血燥,不能营养毛发,或干焦成片,或纷纷脱落,或痒如虫行。颜老习用当归、侧柏叶、川芎、白芍、天麻、羌活、熟地、木瓜、菟丝子等治疗斑秃,取天麻配羌活祛风通络,引药上行巅顶,以达养血生发之目的。

4. 使用方法及用量　水煎服,5~10g;研末吞服,1~1.5g。

[病案举例]

杨某,女,56岁。眩晕恶心五载,甚至呕吐,大便数日方解,神疲乏力,面带愁容,舌淡红苔薄,脉沉细。查 CT:脑梗死。参"脑髓纯者灵,杂者钝"立法。

处方:柴胡 9g,葛根 15g,通天草 9g,石菖蒲 9g,半夏 9g,夏枯草 15g,天麻 9g,川芎 10g,大黄(后下)9g,水蛭粉(吞服)1.5g,桃仁 9g,蔓荆子 9g,藁本 9g,远志 9g。14 帖。

药后头晕减轻,症情稳定。

（颜乾珍）

八一、五灵脂善祛肝脾之瘀血

五灵脂为鼯鼠科动物中复齿鼯鼠的粪便,《本草便读·禽部》称:五灵脂,即寒号虫矢也。许多粪粒凝结成块状的称为"灵脂块",又称"糖灵脂",质佳;粪粒松散成米粒状的称为"灵脂米",质量较差。醋炙用。颜老在临床上取五灵脂破血消积、活血止痛、化瘀止血之功效,治疗诸多瘀血疼痛病症,颇多验案。

[用药心得]

1. **入肝经血分,功在活血止痛**　颜老认为女子以肝为先天,肝主气机疏泄,司藏血,凡妇人月经不调多与气滞血瘀相关,五灵脂药性归肝,擅长化瘀止痛,妇人月经失常、痛经剧烈者,颜老必用五灵脂治之,每能药到痛止。

2. **入脾位肠角,功效祛瘀止泄**　颜老在临床上发现五灵脂不仅能祛肝经血瘀,亦可祛除肠角瘀血,用于慢性泄泻日久不愈,邪入血络者也有疗效。

3. **随证配伍举隅**

(1) **痛经**:蒲黄、五灵脂同用,名为"失笑散",能治心腹诸痛。颜老常以两药合力,与小茴香、干姜、肉桂等药配伍而用,直挟厥阴之滞,以疗妇人经期腹痛剧烈者,如少腹逐瘀汤。

(2) **泄泻**:颜老秉承王清任《医林改错·膈下逐瘀汤所治之症目》"泻肚日久,百方不效,是总提瘀血过多"之说,常用五灵脂配合枳壳、延胡索、白芍、桃仁、红花、蒲黄等,以清肠角之瘀积,使肠腑气血条达,治疗临床上慢性结肠炎证属肠中有瘀,郁滞不化,久治不愈,且痛有定处,痛处拒按,大便黏液或赤白相兼者,疗效显著。

(3) **痹证**:类风湿关节炎日久不愈者,大多见有血瘀之态,其病机为气血闭阻不通,不通则痛。临床以"枣核指""鸡爪手""尻以代踵,脊以代头"最为显著。颜老习取五灵脂配以桃仁、红花、当归、乳香、没药活血化瘀,兼理气、祛风湿、壮筋骨之法,共奏活血化瘀、疏通经络之功。

4. 使用方法及用量

（1）使用注意：血虚无瘀及孕妇忌用。"十九反"认为人参畏五灵脂，一般不宜同用。入煎剂时宜包煎，或入丸、散用。外用适量。

（2）用量：水煎服，3~9g，包煎。

[病案举例]

方某，女，16岁。自14岁初潮后，每于月经来潮即感少腹剧烈疼痛，难以忍受，伴有恶心呕吐，经来不畅，紫黯夹块，多方求治未效。初诊：痛经两载，每于行经发作，经量少而色紫，一周方净，脉沉细，舌淡紫苔薄。证系冲任寒冷，瘀阻胞宫。治拟温经活血，通络止痛。

处方：当归12g，川芎9g，白芍9g，赤芍9g，桃仁9g，益母草10g，延胡索9g，五灵脂9g，茯苓9g，小茴香3g。7帖。

二诊：药来经痛大减，血色转红，血块亦少，呕吐已瘥，每于行经前期调理。

处方：上方加白术9g，香附9g，桂枝4.5g。

按语：《妇人大全良方》卷一《月水行或不行心腹刺痛方论》言："妇人月经来腹痛者，由劳伤气血，致令体虚，风冷之气客于胞络，损于冲任之脉。"此案为经期受寒，气血瘀滞，胞络不通所致，治法应以温通为主。颜老认为五灵脂甘不伤脾，辛能散瘀，对于瘀血停滞、攻刺疼痛者疗效显著，故以五灵脂配合小茴香通利血脉，活血散瘀，再兼活血补血、行气止痛之法固本清源，治疗经期腹痛用之多验。

（陈姹姹）

八二、蜈蚣擅长祛风解毒

蜈蚣味辛性温，有毒，入肝经。功能息风止痉，通络止痛。颜老临床习用蜈蚣主治久病、怪病及血瘀兼风等证，用之多效。蜈蚣与全蝎常相须而用，共奏息风止痛之功，均用于实证。蜈蚣善于息风，而全蝎长于止痛。

[**用药心得**]

1. **祛风解毒**　颜老谓蜈蚣走窜经络之力最宏,擅长用此特性治顽痹,如自创虎没丸;取其祛风解毒之功治疗疮久不收口者,加入蜈蚣,即能见功。

2. **开瘀散结**　《医学衷中参西录·药物》记载:"有病噎膈者,服药无效,偶思饮酒,饮尽一壶而病愈。后视壶中有大蜈蚣一条,恍悟其病愈之由不在酒,实在酒中有蜈蚣也。盖噎膈之证,多因血瘀上脘,为有形之阻隔,蜈蚣善于开瘀,是以能愈。"颜老在临床上每取蜈蚣治疗癥瘕积聚,多能有效。

3. **随证配伍举隅**

(1) **头痛**:用于久治不愈之顽固性头痛或偏正头痛,常与全蝎同用,二者等量,共研细末,每服 1~1.5g,开水冲服,效果明显。

(2) **痹证**:用治久痹,颜老每取蜈蚣与狗脊、没药、全蝎等配伍。如治疗类风湿关节炎,局部疼痛,关节变形者有一定疗效。

(3) **中风**:用于风邪猝中经络所致的口眼㖞斜,常与白附子、僵蚕、防风等配伍。

(4) **痉病**:用于高热引起的四肢抽搐、角弓反张、口噤不语等,常与全蝎、僵蚕、钩藤等配伍。

(5) **癫痫**:用于痰热引起的猝然昏仆,不省人事,两目上视,四肢抽搐等,常与黄连、天竺黄、贝母等清热化痰之品配伍。

4. **使用方法及用量**

(1) **使用注意**:因本品善于开瘀,故孕妇忌用。

(2) **用量**:水煎服,1~3g;研末吞服,0.6~1g。本品有毒,用量不宜过大。

[**病案举例**]

冯某,女,54 岁。患者自 1988 年颅脑外伤后,出现头部、四肢颤抖,且呈进行性加重,近一年来出现口齿不清,心烦、舌麻,大便不畅,舌紫、苔薄,脉小弦。一年前曾进行脾切除术。体检:肌力正常,未引出锥体束征,四肢共济差,指鼻试验(+)。头颅 MRI 检查示:小脑轻度萎缩。诊断为小脑萎缩,小脑变性。考虑瘀浊夹风交于清阳之巅,络脉不通而致震颤。

处方:磁石(先煎)30g,鳖甲(先煎)15g,丹参 15g,赤芍 9g,生蒲黄(包)9g,

苏木9g,灵芝15g,石菖蒲9g,全蝎1.5g,蜈蚣2条,桃仁9g,川芎9g,熟大黄4.5g,葛根9g,水蛭3g。14帖。

二诊:震颤小安,再守前法,上方改熟大黄为6g,加百合15g。两个月后,患者症状已趋安定,震颤明显减轻,举步稳定。

按语:本例为外伤引起的颤证,病程较长,久病有瘀,瘀血生风,故取众多活血化瘀之药,并配以水蛭、全蝎、蜈蚣等虫蚁之类药以搜剔经络瘀血,顽疾得以好转。

（胡晓贞）

八三、吴茱萸开郁降气逐冷定痛

吴茱萸味辛苦而性热,有小毒,主入肝、胃经。擅长散肝经寒邪,降肝经之逆气,上治头痛,下止心痛、胃痛、疝气腹痛等。颜老临床运用吴茱萸研末,醋调外敷,治疗血管性头痛、高血压病等也有效验。本品辛热而燥,用量宜轻,且常须配以黄连等苦寒之品,以制其燥性。文献报导用量过大可引起视力障碍、错觉等,应引以为鉴。

[用药心得]

1. **温肝之品** 吴茱萸辛苦而温,芳香而燥,专入肝经,其性善于下行,颜老对寒湿体质夹有肝郁之高血压、慢性泄泻等病,习取吴茱萸温肝降逆,祛寒化湿。

2. **止痛要药** 吴茱萸善祛寒湿之邪,颜老临床宗《素问·痹论篇》"痛者,寒气多也,有寒故痛也"之说,每取吴茱萸治疗肝胃不和之疼痛,如胸痹、腰痛、头痛等。

3. **随证配伍举隅**

（1）**头痛**:用于中焦虚寒,浊阴上逆所致之厥阴头痛,症见巅顶部疼痛剧烈,多伴有脘腹疼痛,得温痛减,呕吐泛酸,下利,四肢欠温等。颜老指出,此乃肝气夹胃寒上逆而致,当取吴茱萸与健脾和胃之品同用,常配伍党参、生姜、大枣,如吴茱萸汤。

(2) **胸痹**:用于寒邪痹阻胸阳、寒凝血瘀而致的胸痹心痛,胸痛频频,此属寒凝血瘀证,颜老习用吴茱萸配伍降香、参三七等治之。

(3) **胃痛**:胃喜温而恶寒,颜老治疗胃痛属胃阳亏虚、寒邪阻滞之证者,法取釜底加薪,临床喜用附子、荜澄茄、荜茇、吴茱萸、公丁香、灶心土、高良姜等品,温通胃阳,取益火生土之意,则胃之腐熟功能得复矣。吴茱萸常用白芍拌炒以柔肝止痛。

(4) **疝气腹痛**:足厥阴肝经绕阴器至小腹,吴茱萸性温主入肝经,若寒邪侵袭足厥阴肝经而致疝气腹痛者,常用吴茱萸配伍小茴香、乌药等,若合并肝气郁滞者,可酌加橘核、荔枝核、川楝子等。

(5) **月经不调、痛经、不孕**:《本草汇言》卷之十五谓吴茱萸:"开郁化滞,逐冷降气之药也。"女子以肝为先天,颜老认为吴茱萸性温而入肝,擅长暖宫散寒,若子宫虚寒而月经不调、痛经、不孕,可用吴茱萸配艾叶、肉桂、香附、白芍、当归等。

4. 使用方法及用量

(1) **使用注意**:本品有小毒,辛热燥烈,易耗气动火,不宜多用及久服;阴虚火旺者忌用。

(2) **用量**:水煎服,1.5~3g,或入丸散。

[病案举例]

李某,女,53 岁。患者有慢性胃炎病史二十余年,时感胃脘部胀气不适,伴有隐痛,以空腹为甚,得食则缓,曾服"得乐冲剂"等治疗,症情时有反复。2004年10月又感时有心悸不适,心电图示"频发室早",服用酒石酸美托洛尔片治疗。平时胃脘胀痛,嗳气频频,胃纳欠佳,大便欠畅,夜寐欠安,口干口苦,舌质暗,苔薄白,脉细弦。

初诊:肝木侮土,胃失和降,中脘痞闷嘈杂,偶有泛酸,腑行不爽,溏而不实,嗳气频频,痛时得食则舒,口干,脉细弦,舌红苔薄白。拟升清降浊,疏肝和胃。

处方:升麻 4.5g,白术 9g,枳壳 9g,黄连 3g,吴茱萸 1.5g,橘皮 6g,姜竹茹 9g,苦参 9g,白芍 9g,甘松 3g,白花蛇舌草 30g,蒲公英 10g,生麦芽 30g,檀香

1.5g,甘草 4.5g。14 帖。

药后胃脘胀痛明显减轻。

（孙春霞）

八四、香附开郁血亦安

香附味辛、微苦微甘,性平,入肝、脾、三焦经。功能疏肝解郁,调经止痛,理气调中,而其散瘀活血之力尤强。《本草纲目·草部》第十四卷称其"乃气病之总司,女科之主帅也",颜老临床习用香附肝脾、气血同调,颇有验案。

［用药心得］

1. **女科主帅** 颜老认为香附之气平而不寒,香而能窜,味辛能散,微苦能降,微甘能和。得苍术、川芎能解诸郁,得参、术能补气,得地、归则补血,擅调经止带、理胎产之虚,为妇科病要药。

2. **善消积聚** 香附味辛气香,能散肝郁,能消积聚,颜老谓其血中之气药,临床治疗瘰疬、瘿瘤、肌瘤等,习取香附、青皮、牡蛎与活血化瘀药配伍。

3. **随证配伍举隅**

（1）**胃痛**:香附入肝脾经,功能行气止痛,颜老推崇"治胃不远肝"之说,认为胃痛多由肝胃不和所致,每取香附与佛手柑、绿萼梅等配伍以疏肝理气。对寒凝气滞犯胃证,则与高良姜相配,方如良附丸。

（2）**月经不调**:肝主疏泄而藏血,颜老治疗妇人月经或前或后,或经前腹痛者,常用香附与川芎、白芍、当归、益母草等同用,既可调经又能止痛。

（3）**子宫肌瘤**:妇人以血为本,若气滞血瘀,日久可致子宫肌瘤,颜老治此多从气血论治,习取香附、青皮以疏达肝气,三棱、莪术以活血化瘀,佐以鳖甲、牡蛎、昆布软坚散结,坚持服药,多能奏功。

4. **使用方法及用量**

（1）**醋炙增效**:醋炙止痛力增强。

（2）用量：水煎服，6~9g。

[病案举例]

林某，男，58岁，渔民。患者自述因下海捕鱼，操劳过度，出现右胁下胀痛不舒，为时已久，曾在当地医院检查肝功能及B超提示为"肝硬化、脾大、腹水少量"，服用中西药护肝、利尿之品无效，近感乏力，腹部日渐臌大，脉左细涩，舌苔薄，舌质多瘀点。肝肋下可触及，质较硬，腹壁青筋暴露，幸而眠食尚可，虽病经数月精神不减。初为气结在经，久则血伤入络，拟疏通气血，佐以扶正。

处方：青陈皮各6g，制香附6g，木香9g，槟榔9g，棱莪术各9g，桃仁9g，当归12g，红花6g，潞党参12g，白茯苓12g，苍术12g。7帖。

二诊：脉左涩已除，苔白厚不渴，腹壁青筋平伏，腹胀转软、小便浑赤，盖湿遏热伏，络瘀成胀，今络瘀略已疏通，湿热盘踞未去，是以腹胀大退，前方加丹溪小温中丸10g，每日2次，开水送下，嘱戒食油腻等类食物。

三诊：药后口苦得除，小便转清，腹胀减去大半，此暂效耳，盖因肝病引起腹水，属于脏病，原非易愈之证，前法巩固，并嘱善于调养、休息。

按语：《素问·至真要大论篇》曰："诸湿肿满，皆属于脾……诸胀腹大，皆属于热。"朱丹溪根据《素问·六元正纪大论篇》"土郁夺之"之旨，定小温中丸一方，对湿热壅滞引起之单腹胀，用之立效，此丸用二陈汤加白术以祛湿，苦参、黄连以清湿热，香附理气化滞，妙在用针砂之重坠入下，抑肝消胀，是非名家不能擅用此方。颜老每用此方，存活多人，此丸中和王道，无舟车神佑等丸峻烈之弊。

（张旻）

八五、薤白通阳散寒疗胸痹

薤白辛温通阳，善散阴寒之凝滞，通胸阳之闭结，为治胸痹之要药。《本草求真·薤》："薤，味辛则散，散则能使在上寒滞立消；味苦则降，降则能使在下寒滞立下;气温则散,散则能使在中寒滞立除;体滑则通,通则能使久痼寒滞立解。"常与瓜蒌配伍,张仲景瓜蒌薤白三方是其例,因疗效卓著而历代沿用不衰。

［用药心得］

1. 通阳要药　薤白辛温通阳,善散壅滞,凡寒、湿、痰、瘀诸邪阻遏阳气者,颜老习取少量薤白投之,往往可起到"大气一转,其气乃散"(《金匮要略·水气病脉证并治》)之效。

2. 行气化痰　颜老主张治痰先理气,气行则痰消,薤白既能行气,又可化痰,用于寒湿痰有标本同治之效。

3. 随证配伍举隅

(1) 胸痹:《灵枢·五味》云"心病宜食薤",颜老习用枳实薤白桂枝汤治疗胸痹心中痞,留气结在胸,胸满等阴寒邪气较著者,效果明显。

(2) 劳风咳嗽:颜老临床喜用柴前梅连散治疗劳风咳嗽,痰色青绿者,方中薤白能行气化痰,辅助君臣之药,共奏宣肺清热化痰之功。

4. 使用方法及用量

(1) **使用注意:**气虚者慎服。

(2) **用量:**水煎服,3~9g。

［病案举例］

周某,女,65岁。冠心病史4~5年,时感胸闷心悸不适,劳作后尤甚。有高血压病3~4年,高脂血症数年。平时常服盐酸贝那普利、麝香保心丸、脂必妥等药物,血压控制尚稳定。近日又感时有胸闷、乏力、失眠。胃纳一般,二便通畅。初诊:胸痹,常感胸闷不适,腰间酸楚灼痛,夜间少寐,脉结代弦滑,舌紫苔白腻少津。高年气阴两亏,瘀浊交阻,心阳不振所致。

处方:全瓜蒌15g,薤白9g,丹参15g,川芎9g,赤白芍各9g,降香3g,葛根9g,石菖蒲9g,郁金9g,地龙6g,土鳖虫3g,桂枝2.4g,甘草3g。14帖。

药后症情有减,神清气爽。

按语:本病属中医学"胸痹""心悸"范畴。由于胸阳不振,以致气血循行不畅,瘀浊内阻,心血不能营养心肌,出现心肌受损,故有胸闷心慌等症状。方以瓜蒌、薤白、桂枝通阳,川芎、丹参、赤芍活血化瘀,郁金、白芍、降香畅利气机,石菖蒲引药入心,葛根升阳益气,地龙、土鳖虫活血通络。标本同治,故能获得疗效。

（李桃桃）

八六、夏枯草清肝散结安心神

夏枯草性味辛、苦、寒,入肝、胆经。辛能行气血、散郁结,苦寒能泻热,善泻肝经之火,行肝经气血。《滇南本草·夏枯草》谓之"祛肝风,行经络,治口眼喎斜。行肝气,开肝郁,止筋骨疼痛、目珠痛,散瘰疬、周身结核"。颜老常用其治疗肝郁化火、肝阳上亢所致的各类病证。

[用药心得]

1. **凉肝要药** 夏枯草辛苦而寒,专入肝胆经,颜老认为夏枯草辛可疏泄,苦寒则可清肝阳,凡肝阳上亢所致的头晕目眩、头目肿痛等,均可用之。

2. **散结消痈** 颜老取夏枯草辛苦寒之性,将其广泛地应用于乳痈、痄腮、瘿瘤,以及结节性脉管炎、血管瘤、结节性荨麻疹等,皆有一定疗效。

3. **随证配伍举隅**

（1）**失眠**:夏枯草与半夏相配,有协调阴阳治疗失眠之功。

（2）**眩晕、头痛、耳鸣、目赤**:用于肝火上炎所致的眩晕、头痛、耳鸣、目赤肿痛等,伴有面色潮红,急躁易怒,舌红苔黄,脉弦。常与天麻、钩藤、桑叶、黄芩、杜仲、桑寄生等同用。

（3）**中风**:用于肝郁化火,风火上扰,闭塞脑窍或血溢脑脉之外出现的半身不遂,偏身麻木,或口舌喎斜,头痛目赤,心烦易怒,舌红绛,苔薄黄,脉弦等。常与天麻、钩藤、栀子、杜仲、僵蚕、川牛膝等相配。

（4）**瘰疬、周围血管病**:颜老临床喜用夏枯草配伍牡蛎、玄参、海藻、昆布、土茯苓、金银花、牛蒡子、皂角子清热散结,治疗瘰疬,以及结节性脉管炎、血管瘤等周围血管病。

4. 使用方法及用量

(1) **使用注意**：脾胃虚弱者慎用。

(2) **用量**：水煎服，9~15g。

[病案举例]

蒋某，男，41岁。操劳引动肝风上扰，头涨如裹，耳鸣心烦，面色不华，脉弦数，舌紫，苔薄腻。亟为平肝泄木，活血化瘀。

处方：夏枯草15g，海藻9g，赤芍9g，川芎9g，生石决明30g，黄芩9g，杜仲9g，灵磁石30g，羚羊角粉（吞）0.6g，天麻4.5g，钩藤9g，葛根9g，生蒲黄（包）15g，小川连3g。

二诊：耳鸣等症已除，时有便血（痔疮）腹痛，血压偏高，苔脉同前，脾肾两亏，肝木偏旺，乙癸同治，以丸代煎。

处方：党参150g，白术150g，巴戟天90g，当归90g，怀牛膝90g，仙茅90g，淫羊藿150g，知母90g，黄柏90g，山药90g，木香45g，白扁豆90g。水泛为丸，每日早晚各服9g，淡盐汤送下。

按语：本例耳鸣缘于脾肾不足，肝木有余，属本虚标实之候，故初诊取羚羊角、石决明、磁石等平肝潜阳；夏枯草、黄芩、黄连等清肝泄热；天麻、钩藤、海藻等化痰息风；葛根、赤芍、生蒲黄等活血化瘀。集诸法于一方，使肝风平息，耳鸣遂愈。复诊时标实之证已缓，故转以四君子汤合二仙汤以培补脾肾，即治病求本之意，改为丸剂口服，乃取丸者缓和之义，以巩固疗效。

（李桃桃）

八七、细辛温经发散功擅开窍

细辛性味辛温，归肺、肾经，芳香走窜，善开结气，宣泄郁滞，且其质轻清，能上达巅顶，通利耳目，旁达百骸，无微不至，以其性温而散寒止痛之力尤强。

《本草纲目·草部》第十三卷谓其"辛温能散,故诸风寒、风湿头痛、痰饮、胸中滞气、惊痫者,宜用之"。颜老临床习用细辛主治各种原因引起的头痛、胸痛、肢体关节疼痛等痛证以及中风、哮喘等病。

[用药心得]

1. 辛香开窍　细辛气盛而味烈,芳香走窜。颜老谓其擅开诸窍。上达巅顶,通利头目;中至心胸,宣痹化浊;下降尿窍,畅通水道。

2. 宣肺定喘　颜老认为细辛味辛入肺,擅长宣发肺气,故风寒咳嗽上气者宜用之,惟恐辛散太过,临床每配以五味子同投,一开一合,颇合肺之生理功能,不治咳则咳自止。若与附子同用,则药性入肾,温肾定喘,攻补兼顾。

3. 随证配伍举隅

(1) **中风病**:细辛为通关开窍要药,对突然中风跌倒,不省人事,属于寒闭者,可用细辛末吹入鼻中取嚏。对于中风稳定期的治疗,颜老每取细辛或防风、蔓荆子、通天草等药与黄芪、党参、葛根、丹参等益气活血药同用,以引药入脑,有事半功倍之功。

(2) **胸痹**:心居阳位,为清旷之区,诸阳受气于胸中,心阳不振则血脉难畅,胸痹心痛即可发生,心悸肢厥亦常伴生。颜老习用《伤寒论》少阴病方麻黄附子细辛汤治疗慢性肺源性心脏病、窦房结功能不全所致心律失常。《素问·生气通天论篇》曰"阳气者,若天与日,失其所则折寿而不彰",颜老认为胸中阳气不布,水饮阴邪凝聚为害,附子、细辛秉雄壮之性,大有退阴回阳之力,起死回生之功,配以麻黄发太阳之汗,以解其在表之寒邪,三者合用,温散兼施,既发微汗,以散寒邪,使外感之风寒得以表散,而又顾护里阳,祛邪不伤正,扶正而又不留邪。

(3) **头痛、腰痛**:细辛入肾经且禀阳升之质,芳香最烈,其气直升,善开结气,宣泄郁滞,上达巅顶。配以石楠叶亦辛温之品,且入肾经善于宣发风气,助阳而可胜湿邪。两药相须为用,是颜老治疗少阴头痛之常用对药。另虚损腰痛之证,颜老认为独活寄生汤中细辛为灵魂之药,温通任督而止疼痛。

(4) **哮喘**:痰饮为阴邪,病痰饮者当以温药和之,入肺经之温药当推细辛,颜老治疗痰饮在肺之哮喘,以"离照当空,阴霾自散"为纲,投麻黄附子细辛汤以温肺定喘,细辛虽辛散有余,但合以附子,则可泻肺纳肾,攻补兼顾,常与小青龙汤、三子养亲汤、苓桂术甘汤同用,有相得益彰之功。临床每逢顽固性哮喘,用大量激素不为功,端坐喘息,日以继夜,投麻黄附子细辛汤,一剂而安。

4. 使用方法及用量

（1）**使用注意**：气虚多汗,阴虚阳亢头痛忌用。一般情况下,用量不宜过钱;反藜芦。

（2）**用量**：水煎服,1~3g;外用适量,可研末吹鼻或外敷。

[病案举例]

苏某,女,32岁。1960年初冬寒潮来临,突发头痛伴有两侧对称性手指青紫,手脚麻木和针刺样疼痛,月经量少,腹痛不爽,四肢畏寒。嗣后每逢冬季则发,多方治疗少效。舌淡红,苔薄白,脉沉细。血虚受寒,经络阻滞,治以温养血脉,通利络道。

处方：麻黄3g,附子5g,桂枝5g,全当归12g,北细辛3g,赤芍10g,熟地12g,红花9g,桃仁9g,鸡血藤30g,炙甘草5g。3帖。

复诊：药来症减,受寒仍有冷感,脉沉细,舌淡苔薄。加味益气以利血脉之畅通。上方加黄芪30g,党参15g。15帖。随访数年,未再复发。

按语：本案患者来诊时正值初冬寒潮来临之季,症见头痛阵阵,手指青紫,手足麻木疼痛,月经量少,四肢畏寒,皆虚寒之征象,脉象沉细,更为佐证。治以温养血脉,通利络道,处方以麻黄附子细辛汤合当归四逆汤加减,麻黄走表,附子温里,细辛、桂枝辛温走窜,当归、赤芍养血活血,加以桃仁、红花、鸡血藤,更速其效。

（苏子镇）

八八、犀角清热定惊,凉血解毒

犀角性味苦酸咸寒,入心、肝、胃经,有清热凉血解毒之效。《名医别录·中品》谓其"主治伤寒,瘟疫,头痛,寒热,诸毒气",《本草纲目·兽部》第五十一卷谓其"能解一切诸毒""能疗诸血,及惊狂斑痘之证"。颜老临床常用犀角治疗高热神昏、乙型肝炎、皮肤病、血证等。

[**用药心得**]

1. 凉血解毒 犀角味苦酸而咸,性寒,主入心肝血分,尤其擅长搜剔血分湿热毒邪。颜老临床常用其治疗急慢性乙型肝炎、皮疹、过敏性紫癜等皮肤病。

2. 清热定惊 颜老认为犀角能泻肝凉心,功擅除大热,止烦躁,定惊狂,临床治疗温热病之高热、谵妄、出血,或痰火上扰心神之癫狂,皆有良效。

3. 随证配伍举隅

(1) **高热神昏:**肝硬化、尿毒症等合并感染,症见高热烦躁,神昏谵语,痰涎壅盛,口干舌燥等。颜老谓此属邪热夹痰浊内陷心包之证,当用紫雪丹、安宫牛黄丸,方中犀角有清热凉血、息风开窍之功。

(2) **白血病:**急性白血病发病急,进展快,以高热、出血为其特征,此系热毒深入营血,迫血妄行,治宜清营凉血,开窍宁心。颜老每取犀角地黄汤与人参白虎汤、安宫牛黄丸同投,临床发现犀角能使白细胞迅速降低,高热下降,出血停止。

(3) **乙型肝炎:**颜老认为乙型肝炎病毒浸淫肝经血分,缠绵难愈,必须取犀角"解百毒"之功治之,方能奏效。并创制犀泽汤(广犀角、泽兰、苍术、仙人对坐草、土茯苓、平地木、败酱草),犀角与苍术相配,则凉血解毒而无寒凝之虑,燥湿解郁而无助火之弊。临床治疗急慢性乙型肝炎、难治性肝病,具有一定疗效。

(4) **皮肤病:**对于风湿化热,入于营分所导致的过敏性紫癜、皮疹等皮肤病,颜老临床喜用犀角地黄汤治疗,同时配伍紫草、苦参、黄柏、地肤子、薏苡仁等清热燥湿,止痒。

(5) **血证:**颜老认为血无止法,对于热灼血络所引起的出血证,当先经化瘀、清热、降气,而后方议止血。无论咯血、吐血,临证均可用犀角地黄汤加减以清心肝之火,凉血散血。若血上涌之势不可抑者,可加大黄一味以折其势。

4. 使用方法及用量 研粉吞服,1~3g。现均用水牛角代替,用量亦相应加大。

[**病案举例**]

金某,女,30岁。颜面部皮肤红肿,面部红肿灼热,呈现小粒状红疹,四肢亦有波及,但无灼热感,今春起肢体蠕痒,曾经激素治疗,经来量少,下肢浮肿,脉弦数,舌紫苔薄。风湿热邪浸淫营分,故为散风息热,清营化浊。

处方:水牛角(先煎)30g,紫草9g,赤芍9g,丹皮9g,薏苡仁30g,浮萍草9g,地肤子9g,蛇床子9g,苦参9g,土茯苓30g,生首乌15g,苍术9g,黄柏9g,牛膝9g,生地10g。14帖。

药后皮疹发作次数减少。

按语:患者属风湿蕴阻,肌肤失养,久之耗伤阴血而成痼疾。治风先治血,血行风自灭,方以犀角地黄汤为主。水牛角、丹皮、赤芍凉血祛风;生地、首乌养血润肤;苍术、黄柏、牛膝、薏苡仁健脾除湿;浮萍草、地肤子、蛇床子、苦参、土茯苓祛湿止痒。诸药配合,层次清晰,共奏散风息热、清营化浊之功。

(颜乾珍)

八九、血竭入血分,功能活血定痛

血竭为棕榈科常绿藤本植物麒麟竭的树脂,性味甘、咸、平,归心、肝经。古时主要用于外伤出血,溃疡不敛,跌打损伤,瘀滞作痛等症。颜老临证用于冠心病心绞痛、心肌梗死、脑梗死等疗效甚佳。

[用药心得]

1. 专入血分　血竭表面暗红色,专入血分,凡血分之病,如瘀血所致的瘀积,脘腹作痛,出血证等,用他药效果不佳者,颜老则取血竭投之,有意想不到的疗效。

2. 活血定痛　血竭能化瘀血,止疼痛,对顽固性的瘀血疼痛效果明显,颜老习用治疗胸痹疼痛,妇人行经腹痛剧烈者,多有效验。

3. 随证配伍举隅

(1)胸痹心痛:用于瘀血所致的胸痹心痛,症见胸痛彻背,背痛彻胸,苔厚紫,舌青,脉弦。颜老习以血竭研粉配三七粉吞服,体虚者,则配以人参粉和匀同用,有固本清源之效。或将其投入益心汤(党参 15g,黄芪 16g,葛根 9g,川芎 9g,丹参 15g,赤芍 9g,山楂 30g,石菖蒲 4.5g,决明子 30g,降香 3g)之中,疗效卓然。

(2)中风:颜老取血竭用于瘀血引起的中风,兼有风痰则配胆南星、天竺黄、半夏、白术等化痰通络;兼有气虚则配黄芪、赤芍、桃仁、红花等益气活血。

4. 使用方法及用量　内服:多入丸散,研末服,每次 1~1.5g;外用适量,研末撒敷。

[**病案举例**]

吴某,女,65 岁。冠心病心绞痛 10 余年,胸闷心痛,痛势彻背,近日症情加剧,日发 10 余次,并见气促心悸,神疲恶寒,汗时自出,大腑溏而不畅。迭进活血祛瘀之剂,症状仍见反复,舌紫苔薄,脉沉细。证属心阳不足,血行无力,脉络阻滞,心脉不通,治当温阳益气,附子汤加味。

处方:熟附子 6g,党参 10g,白术 10g,茯苓 10g,葛根 10g,丹参 12g,赤芍 12g,甘草 3g,参三七粉(吞服)1.5g,血竭粉 1.5g(吞服),一日 2 次。7 帖。

二诊:药后颇能安受,胸闷已除,心痛亦缓,上方去参三七粉、血竭粉,继进。

连服 3 个月后停药,随访 1 年,病情稳定。

按语:本例一派心胸之阳不展之候,活血祛瘀之品虽能畅通血脉,但易耗伤阳气,遂致心阳愈虚,故心痛难愈也。初诊以附子汤温经散寒,益气活血,用附子者即是大辛大热以祛下焦之阴而复上焦之阳,补天裕日。加参三七粉、血竭粉以藉其速效,二诊即去之,为药随证转之故。

(韩天雄)

九〇、雄黄活血解毒治白血病

雄黄味辛,性温,归肝、大肠经,功能解毒杀虫,燥湿祛痰,截疟。辛能散结滞,温能通行气血,辛温相合而杀虫,能搜剔百节中大风积聚。颜老临床习用雄黄治疗白血病及多种疑难病证,颇有见地与发明。

[用药心得]

1. **解毒辟瘟** 早年颜老在跟随其父亦鲁公学医时,每逢疟疾高热不退者,亦鲁公则取雄黄拌炒茯苓治之,效果显著。故而在临床实践中,对高热不退的患者,包括白血病合并感染之高热,习在辨证基础上,给少量雄黄口服,取得较满意疗效。

2. **活血疗疮** 雄黄味辛性温,辛能散结滞,温化通畅气血,对诸多褥疮、疳痔、疥虫,外用可去死血,生新肌。

3. **随证配伍举隅**

(1)白血病:20世纪50年代,颜老主持并开展中医中药攻克白血病的科研项目,期间收治不少白血病患者住院观察治疗,探讨研究中医药治疗白血病的途径,提出诊治急性白血病,要渡过三关,即血象关、出血关、感染关。其中,感染关尤为关键,患者常因抵抗力下降,合并感染,则易高热不退,继而导致出血,血象随之恶化,甚至危及生命。颜老认为白血病以肾虚为本,瘀热为标,将白血病的治疗分为五大证型,并首用雄黄解毒消积,为白血病的治疗提供了珍贵的思路与经验,意义深远。颜老临床采用小剂量雄黄治疗白血病高热患者,用药后高热逐渐下降,且血象随之有所改善。

(2)后阴湿病:颜老临床在治疗后阴溃疡患者时内外同修,内服以甘草泻心汤出入;外用取雄黄、艾叶适量,点燃后烟熏局部,重在取其活血解毒之功效。

4. **使用方法及用量**

(1)使用注意:内服宜慎,不可久用,孕妇禁用。

(2)用量:入丸散用,0.05~0.1g,一日2次;外用适量熏涂患处。

[病案举例]

周某,男,60岁。慢性髓性白血病年余。神疲倦怠,形寒肢冷,浮肿,面㿠不华,爪甲不荣,脉沉,舌胖质淡。血白细胞 14.25×10^9/L,骨髓细胞 1%,幼型 4%,杆形 73%,嗜酸性、单核各 1%。属脾肾阳虚之证,治宜补肾益脾。

处方：雄黄加参仙八味饮（人参叶、党参、黄芪、仙茅、白术、巴戟天、补骨脂、甘草）。

服药后，血白细胞降至 $4.5 \times 10^9/L$，髓细胞、后髓细胞均消失，一般情况改善出院。

按语：六旬老人，患病年余，正气不足，久病体虚，先天及后天之本必虚，故有脾肾阳虚之症，见神疲倦怠，形寒肢冷，面㿠无华，爪甲不荣，当以温补脾肾之阳治之，取雄黄辛能散结滞，温能通行气血，解毒通滞，与参仙八味饮合用，屡屡奏效。

（王昀）

九一、益母草活血利水，善祛瘀

益母草性味苦、辛，微寒，归肝、心、膀胱经，入血分，功能活血调经，利水消肿，善治水瘀互结之水肿。《本草便读·隰草类》曰"益母草，消瘀化水是其所长"，颜老临床常取其活血利水之功，治疗诸多杂病，颇有效验。

 [用药心得]

1. **妇科要药**　颜老推崇严用和《重订严氏济生方·妇人门》所言"妇人乃众阴所集，常与湿居，贵乎血盛气衰者也"，认为妇人肝郁血滞，常有湿邪内居，益母草功能活血，又可祛湿，适用于经带胎产诸症，故曰益母。

2. **通利小便**　颜老认为益母草性滑而利，擅长通利小便而治疗诸多水肿，唯其味淡力薄，每需较大剂量，方能奏功。

3. **随证配伍举隅**

(1) **水肿**：遵《金匮要略·水气病脉证并治》"血不利则为水"之旨，颜老认为水必夹瘀，凡水肿久治不效者必从血分求之。常用益母草、降香、苏木、泽兰等活血利水药治疗水肿，诸如心水，或者由肝病、肾病引起的水肿等，多有效验。

（2）**月经不调**：颜老认为女子以肝为先天，益母草能大益肝体，且活血祛瘀，每取其加入逍遥散治疗月经先后不定期、痛经、闭经等，多有效果。

4. 使用方法及用量

（1）**使用注意**：孕妇忌服，血虚无瘀者慎用。

（2）**用量**：水煎服，10~30g。

（陈姝姝）

九二、淫羊藿专壮肾阳

淫羊藿又名仙灵脾，味辛、甘，性温，归肝、肾经。功效补肾壮阳，祛风除湿，补命门，益精气。主治阳痿早泄，腰酸腿痛，四肢麻木，半身不遂，神经衰弱，健忘，耳鸣，目眩等症。

［用药心得］

1. **补命门要药**　淫羊藿禀性辛甘而温，专壮肾阳。颜老治男子不育，尿频失禁，女子宫寒不孕，虚寒痛经，习取淫羊藿补肾壮阳，温补命门。

2. **祛寒湿痹痛**　淫羊藿味辛能祛风湿，温能散寒，凡风寒湿痹痛日久，伤及阳气，颜老喜用淫羊藿配入祛风湿剂同用，有事半功倍之效。

3. **随证配伍举隅**

（1）**阳痿、尿频**：本品有补肾壮阳的功效，适用于肾阳虚衰引起的证候。颜老每取淫羊藿与巴戟天、肉苁蓉同用，虑其辛温太过，常配黄柏、知母以求阴阳平衡。

（2）**风寒湿痹或肢体麻木**：本品有祛风除湿作用，常配伍威灵仙、苍耳子、桂心、天麻、牛膝、川芎、五加皮、萆薢、防风、羌活等，治疗风寒湿痹或肢体麻木。

（3）**中风**：颜老习用淫羊藿治疗中风后肢体麻木拘挛，如兼见筋骨痿软，步履艰难，则常配伍杜仲、巴戟天、桑寄生等。

（4）**眩晕**：颜老习用淫羊藿治疗肾阳不足、命门火衰所致的眩晕,伴腰酸耳鸣,两腿无力。也用于妇女断经前后之眩晕,伴潮热心烦、汗出涔涔、腰酸膝软者,常配伍仙茅、巴戟天、黄柏、知母等。

（5）**慢性肾炎高血压**：颜老认为慢性肾炎出现高血压,病之本在于阴阳失调,其标为痰浊内阻。肾藏阴而寓阳,以阴阳互根之理而论之,单用平肝潜阳,此乃舍本而求末,非治本之法,当以滋阴补阳并进,木得阴阳两气之助,能遂条达畅茂之性,故自拟加减二仙汤:仙茅、仙灵脾、赤芍、丹皮、黄柏、知母各9g,生地15g,川芎4.5g,泽泻9g。上盛者加望江南、石楠叶各9g,常能取效。

4. 使用方法及用量　水煎服,6~15g。

［病案举例］

浦某,女,47岁。素有心肌炎病史,常感胸闷且痛,3个月来头晕而痛,两颧潮红,烦躁易怒,绝经3个月,两少腹不适,便艰,测血压22/13kPa（165/95mmHg）,脉细弦,苔薄腻。天癸将绝,冲任无权,阴阳失调,拟调补冲任,活血通经。

处方:仙茅15g,仙灵脾15g,黄柏9g,当归9g,巴戟天9g,怀牛膝9g,桃仁9g,锁阳9g,生紫菀9g,益母草30g,知母9g。7帖。

上方出入治疗2周,诸症随安,血压稳定,月事得行。

按语:奇经的冲任二脉,冲脉主血海,任脉主一身之阴,与肝肾也密切攸关。冲任无权可致肝阳上亢,甚则肾阳亦衰而成阴阳两虚兼有虚阳上扰之症。本案年近七七,天癸将绝,冲任失调,肝肾阴亏,肝火偏亢,气血上冲而见头晕痛,面色潮红,心情烦躁,气血不畅,瘀阻胞宫而见少腹不适,居经不行,以二仙汤调补阴阳,辅以桃仁、益母草活血通脉最为合拍。

（韩鑫冰）

九三、薏苡仁为酒家要药,解醒妙品

薏苡仁性凉,味甘、淡,归脾、胃、肺经。《神农本草经·上品》言其:"主筋急拘挛,不可屈伸,风湿痹,下气。"《本草纲目·谷部》第二十三卷谓:"薏苡仁属土,阳明药也,故能健脾益胃。"临床取其利水渗湿、健脾、除痹、清热排脓之效,多用于治疗水肿、小便不利、脚气、脾虚泄泻、湿痹拘挛、肺痈、肠痈等症。

[用药心得]

1. **解酒妙药**　颜老用薏苡仁,除历代本草所载主治范畴之外,更将其应用于对酒湿酒毒的化解方面,认为薏苡仁是酒家要药,解醒妙品,其用量一般15~30g。

2. **治湿要药**　颜老认为薏苡仁擅长祛湿,其特点是不仅能祛湿热,也能化解寒湿,上能化肺经湿痰,中能祛脾胃湿浊,下能利肾经湿热,随证配伍,均有效果。

3. **随证配伍举隅**

(1)痹证:颜老认为薏苡仁善祛关节经络之间湿邪,治风寒湿痹,每以麻黄杏仁薏苡甘草汤为基本方,寒湿重者,合桂枝汤,甚者加乌头汤;湿热甚者,则配以桂枝白虎汤。

(2)痿证:颜老治痿证,辨证分干湿二型。凡症见患者形体消瘦,肌肤干燥,肢体乏力者,属干痿证,每从"肺热叶焦"立论,方用清燥救肺汤出入;而症见形体丰腴,痰多苔腻,下肢沉重无力者,属湿痿证,则从"治痿独取阳明"立法,方选四妙丸加减,薏苡仁必然重用之。

4. **使用方法及用量**　水煎服,15~30g。

[病案举例]

蒋某,男,47岁。近半年来自觉易疲劳,伴有盗汗,以双下肢较显。胃纳可,口苦口干,偶有泛酸,大便调,夜寐欠安,心烦易怒,手足心热,平素喜贪杯中之物,有高脂血症病史多年。初诊:向来豪饮,酒湿本重,肝家气火偏旺,阴分渐亏,近感下肢盗汗,合并酸痛,脉小数,舌红苔薄腻。治拟育阴固表,泄热逐湿。

处方:醋炒柴胡9g,茵陈15g,当归9g,生熟地(各)9g,黄芩9g,黄柏9g,黄芪15g,黄连2.4g,山栀9g,丹参15g,熟大黄9g,薏苡仁30g。14帖。

药后精神转振,盗汗已止。又服上方14帖,诸症痊愈。

按语:患者多年喜酒,嗜食膏粱厚味,酒湿本重,加之素体肝火偏旺,酿成湿热,故见口干口苦,偶有泛酸、大便干结。热炽伤阴,阴血已亏,虚火扰营,迫汗外出,故乏力盗汗、夜寐欠安。征象纷繁,须有定见。方以当归六黄汤育阴固表,养血泄热;配合茵陈蒿汤加柴胡清肝利胆除湿热;薏苡仁为酒家要药,解醒之妙品;使以丹参一味,使药入血分。条分缕析,即获显效。

(杨扬)

九四、郁金治血治郁开心窍

郁金味辛、苦,性寒,入肝、胆、心经。功能活血止痛,行气解郁,清心凉血,利胆退黄,《本草汇言》卷之二谓"其性轻扬,能散郁滞,顺逆气,上达高巅,善行下焦,为心肺肝胃,气血火痰,郁遏不行者,最验"。颜老用于诸般头痛眩晕,肝郁不畅,痰蒙心窍,颇有验案。

[用药心得]

1. 气血同调 郁金既善化血瘀,又能调理气机,历代本草谓其为血中之气药,颜老取其气血同治之功能,入心经调达血气,治胸痹胸痛;入肝胆疏泄气滞,治胁腹胀痛。

2. 化痰开窍 郁金行气以化痰,入心能开窍,颜老临床治疗痰迷心窍者,每取白金丸之意,用白矾化水炒郁金投之。

3. 随证配伍举隅

(1) 胸痹心痛:颜老治疗气滞血瘀之胸痹心痛,每取郁金与枳壳相配,以郁金长于活血,枳壳功擅行气,两者同用,共奏活血行气而达止痛之功,偏气郁者倍枳壳,偏血瘀者倍郁金,随证出入,多有良效。

(2) 癫痫:郁金与石菖蒲、山栀、白矾等配伍同用,治疗癫痫有解郁开窍清心之功。颜老认为癫证多属痰气交阻,宜重用石菖蒲;痫证多由痰火相炽,宜重用山栀。

4. 使用方法及用量 水煎服,6~12g;研末服,2~5g。畏丁香。

［病案举例］

吴某,男,72 岁,退休教师。患高血压、动脉硬化已 20 多年,经治疗近 1 年血压已恢复正常,但头晕加重,记忆力锐减,常有四肢颤抖,活动不便,反应迟钝,呆滞少语,有时外出不识归途,理解、判断、计算等智力活动全面下降。CT 检查提示脑萎缩、脑室扩大,脑裂增宽。面色晦黯,老年斑累累,舌质紫,脉细涩。属于瘀阻清窍,凝滞脑气,用活血通窍法。

处方:天麻、桃仁、红花、赤芍、川芎、郁金、远志、石菖蒲、通天草各 9g,丹参 30g,桔梗 6g,水蛭 2g(研粉吞)。

坚持服药 3 个月,症状逐渐改善,继用丹参、赤芍泡茶饮用,吞服水蛭粉(胶囊装),半年后能辅导孙儿做数学作业。

按语:《医林改错》说"夫人身之血气也,精神之所依附者,并行而不悖,循环而无端,以成生生不息之运用尔""故血乱而神即失常也""乃气血凝滞脑气,与脏腑气不接,如同作梦一样"。颜老习用癫狂梦醒汤合通窍活血汤加减,郁金常用量为 9g,解郁开窍。此类病人慎补,补则易壅,应疏通脉道,推陈致新为主。

（张旻）

九五、紫菀化痰,兼通利二便

紫菀为菊科植物紫菀的干燥根及根茎,其味辛苦、性温、归肺经,具有润肺下气、消痰止咳的功效。蜜炙后可增加其润肺作用,多用于肺虚久咳;生紫菀长于降气祛痰,多用于风寒咳喘。颜老临床除用紫菀治肺系疾病外,还习用其治疗便秘、浮肿等症,颇有特点。

［用药心得］

1. 化痰止咳　紫菀辛苦而温,既可宣肺,又能肃降,善于止咳化痰,颜老指出,临床用紫菀多须蜜炙,一则平其温燥之性,二则又添润肺功能,故寒痰、热痰、燥痰均可投之。

2. 通利二便　紫菀专入肺经,但古医籍谓其尚有通利大小便之功。颜老认为肺主一身之气,肺与大肠相表里,紫菀功能宣肺肃降,治疗二便不通,乃提壶揭盖之功也。

3. 随证配伍举隅

(1) 痰多喘咳:痰饮内伏,气失升降,咳喘剧作。颜老认为恢复肺气宣肃功能是治喘的重要一环,常用小青龙汤等温化痰饮方,并常配伍紫菀、杏仁化痰,认为紫菀开喉痹,除顽痰,专能宣通窒滞,兼疏肺家气血;杏仁功专降气,能疏利开通,破壅降逆,调理气分之郁,二药一开一泄,宣泄逐利,疏通肺气,使肺的宣肃功能得以恢复。

(2) 大便秘结:《中药学》将紫菀列入止咳平喘类,谓紫菀用于咳嗽气逆,咳痰不畅,以及肺虚久咳、痰中带血等各种类型的咳嗽,但未论及其通便功效。泛读历代中药书籍,唯明代贾所学《药品化义》中多次论及紫菀的通便功能,如《药品化义·肺药》谓紫菀"因其体润,善能滋肾,盖肾主二便,以此润大便燥结";《药品化义·肝药》论续断"若同紫菀用之,调血润燥,治血枯便闭";《药品化义·燥药》论秦艽"合紫菀,润肠利便";《药品化义·燥药》论麻仁"以此同紫菀、杏仁,润其肺气,滋其大肠,则便自利矣"。紫菀通便的典例也证明了肺主气、肺与大肠相表里等中医理论,对临床用药依然有着重要的指导意义。颜老认为紫菀的通便功能,除了开肺润下的药性外,尚与其具有调气通阳功效相关。尤怡《静香楼医案》下卷《痹气门》谓"胸背为阳之分,痹着不通,当通其阳,盖阳不外行而郁于中,则内反热而外反寒。通阳必以辛温,而辛温又碍于脏气,拟辛润通肺以代之",其治疗胸痹每以紫菀为君,或单用紫菀三两煎汤服下,或配以杏仁、白蔻、橘皮、桔梗等,调畅气机,以开其痹。

(3) 癃闭浮肿:由于紫菀具有开上调气的作用,故在临床上尚有通利小便之功,李中梓《本草通玄》卷上《紫菀》谓紫菀用于"小便不通及溺血者,服一两,立效",张山雷《本草正义》卷之三《紫菀》谓"凡小便不利之候,多有由于气化不宣者,古人谓之气癃,不调其气,但与渗利,亦必不效,唯紫菀疏泄肺气,则上窍开而下窍亦泄,石顽谓其通调水道,其用在是,非仅以其温润也",颜老常用生紫菀开泻肺郁,宣通窒滞,多与滋肾通关丸合用,以解癃闭之苦。延伸其义用治头面浮肿亦佳,乃取头为诸阳之会,唯风可到,紫菀宣肺散风,宜其速效;治急慢性肾炎,亦使之,因肺为水之上源,肾为水之下源,治肾病之浮肿,益之多验;治各种皮肤病,按"肺主皮毛"之旨,重其剂皆获效。

（4）肢体偏枯:中风后遗症如历时较长,气血呆顿,肢体偏瘫,健侧亦感乏力,脉象细涩,唇舌紫黯,一派瘀血之象者,颜老认为,脑为元神之府,灵机之所在,因痰瘀所困而不能与脏气相接,当以化痰瘀为主。颜老谓生紫菀擅于祛痰,既能通达经脉,又能治痿躄,常配伍指迷茯苓丸、新加补阳还五汤等治疗中风后遗症。

4. 使用方法及用量　本品生用或蜜炙用,水煎服,6~9g。

[病案举例]

乐某,女,65 岁。偏枯二载,心肝为痰瘀所壅,脾胃为湿浊阻滞,头晕时作,语言欠利,神萎嗜卧,偶尔失神,步履无力,需人扶持,口甘食而不知其味。脉细涩,唇痿舌青。亟为祛痰瘀,化湿浊。

处方:通天草 9g,生蒲黄（包）9g,石菖蒲 9g,郁金 9g,鹿衔草 30g,川断 9g,杜仲 9g,海藻 9g,木瓜 9g,川芎 9g,僵蚕 9g,蔻仁 2.4g,檀香 1.5g,炒麦芽 30g。14 帖。

二诊:药来颇能安受,痰浊已得宣化之路,气血初有条达之机,头晕小作,神气较好,但仍嗜卧,纳食较前为增。脉小弦,唇舌也渐红,药已中病,继以原剂更进一筹。

处方:上方加水蛭 3g,黄连 2.4g,黄芪 30g。14 帖。

三诊:经治症情日趋好转,面目清新,嗜卧已除,精神亦较前为振。但肢体活动仍欠灵活,脉小弦,舌红苔薄腻。高年气阴亏虚,肝肾不足,痰瘀阻络。再以原制加味,以期巩固。

处方:上方加生紫菀 9g,伸筋草 30g,去檀香、炒麦芽、蔻仁。14 帖。

上方长期服用,随访一年,病情稳定。

按语:对中风后遗症历时较长者,颜老认为,脑为元神之府,灵机之所在,因痰瘀交困而不能与脏气相接,当以化痰瘀为主。尝谓化痰法用下述二种为佳:①指迷茯苓丸,如无货可用郁金代之;②白金丸。本例病程二载,脉症合参,痰瘀颇甚,故初诊以新加补阳还五汤去益气之黄芪,待痰瘀已有化机才用。鹿衔草功能清热解毒,补益肝肾,在此作补肝肾之用。三诊加生紫菀,颜老谓此药既能通经又能治瘰疬也。

（韩天雄）

九六、泽兰功擅活血利水入血分

泽兰味苦、辛,微温,归肝、脾经,功擅活血化瘀,行水消肿。《本草纲目·草部》第十四卷谓:"泽兰走血分,故能治水肿,涂痈毒,破瘀血,消癥瘕,而为妇人要药。"颜老喜用泽兰治疗女子月经病、肾病、心脑疾病、肝病等,每每获效。

［用药心得］

1. **活血利水**　泽兰气香而温,味辛而散,入脾、肝二经,颜老认为泽兰入脾之气分,归肝之血分,芳香悦脾可以快气,疏利悦肝可以行血,兼能利水消肿,可除身面四肢水肿。

2. **治水肿当别气血**　津血同源,水能病血,血能病水,气滞则血瘀,血涩不通,三焦气化通路受阻,亦必然加重水肿。颜老指出,脏腑经络若有瘀血阻滞,气化失常,津液停滞,势必化为水湿之邪,水湿内阻,复致气滞血瘀而互为因果。颜老认为瘀血病水,当宜血水同求,投以泽兰叶活血利水最为适宜。

3. **随证配伍举隅**

(1) **痛经**:妇人经期腹痛,乳房作胀,经血行之不畅,多属肝郁血瘀之证,颜老认为少腹属肝,乳房属肝胃,痛经当为肝脾不和之象,临床取逍遥散加入泽兰以健脾疏肝,活血化瘀。

(2) **乙型肝炎**:犀泽汤是颜老治疗慢性乙型肝炎的经验方,由广犀角、泽兰、苍术、仙人对坐草、土茯苓、平地木、败酱草组成,功能清热解毒,疏肝活血。慢性乙型肝炎病久不愈,病机多为湿热毒邪浸淫营血,泽兰既可化瘀,又可祛除水湿之邪,有一举两得之功。

(3) **臌胀**:初病在气,久病入络。颜老认为臌胀一证,病在肝脾,血滞乃必现之证,故当活血利水。颜老取小温中丸加泽兰,重者则配虫蚁搜络之品去其阻塞,如大黄䗪虫丸等,多有瘥者。

(4)心水: 饮邪上凌心阳之心水重症,症见怔忡气促,昼夜不宁,胸胁苦满,喘息不得平卧,双足肿胀等。颜老认为心水之病机以心肾阳衰为本,水邪夹瘀阻为标,治宜温阳利水,习取真武汤配泽兰活血利水,瘀水同治,有"菀陈则除之"的功效。

4. 使用方法及用量

(1)使用注意:血虚枯秘者禁用。

(2)用量:水煎服,9~15g。

[**病案举例**]

顾某,男,61岁。1962年曾患肝炎,此后多次复发,经治而症情稳定。近2月来,腹部日益胀满,肝区不适,纳呆,小便短少黄赤,下肢日渐浮肿,大便不调,神情怠惰,口唇破溃,口吐唾沫,夜寐不安,检查见腹部膨隆呈蛙状腹,肝大质硬,左肋下可触及脾大8cm,移动性浊音(+),两下肢浮肿,按之凹陷,诊断为"肝硬化腹水",前医曾用健脾理气和胃之中药,效果不显。

初诊:肝炎病史20余年,近来腹部日益胀满而痛,左胁有肿块可及,纳呆,食后腹胀尤甚,口干不欲饮,大便溏,小便短少黄赤,肢体浮肿,舌微红,苔薄,脉细滑数。肝阴耗损,肝木侮土,脾气虚弱,水湿泛滥,肝气郁结,气滞血瘀成癥,治当气阴两顾,化瘀利水。

处方:白术9g,人参鳖甲煎丸(吞)9g,赤芍9g,白芍9g,当归12g,泽泻20g,益母草30g,小茴香2.4g,猪苓12g,茯苓12g,莪术9g,车前子10g,带皮槟榔12g,木香6g,陈皮6g,桃仁9g,泽兰叶9g,桑白皮9g。7帖。

二诊:药后腹胀已减,大便溏薄,每日2~4次,血细胞偏低,加虎杖以化瘀生新。半月后纳谷已馨,小溲畅利,大便成形,腹胀消失,以益气养阴、化瘀消癥法收功。

按语:此病日久肝阴内耗,当防虚风内动,上扰神明,故取气阴两补而化瘀利水,用人参鳖甲煎丸、赤白芍、当归、莪术消癥;泽泻、车前利水;小茴香、槟榔化气利水;桑白皮宣肺导气,寓提壶揭盖之意;白术对慢性肝炎的恢复作用甚大,剂量宜重,与鳖甲相伍,能明显提高血浆白蛋白数量,屡经实验,可资参考。

颜老临床体会,治肝腹水常用药对如:小茴香配泽泻,琥珀配沉香,益母草配泽兰叶,有相得益彰之妙。

（胡琪祥　张磊）

九七、栀子功擅泻心火而除烦

栀子性味苦寒清降,归心、肺、三焦经。能泄六经之邪热,通利三焦之气郁,宣中有清,苦泄折热而又宣畅郁结,为治疗心烦、躁扰不宁之要药。配伍不同,主治各异,栀子配茵陈除湿热黄疸,配豆豉除心火烦躁,配厚朴、枳实可除烦满,配生姜、陈皮可除呕哕,配延胡索可破瘀热腹痛。

[用药心得]

1. **善清内外之热**　颜老认为栀子味苦性寒,归三焦经,药性可达表里内外,外可清六经之邪热,内可泻心肝之火。

2. **性滑利,微通二便**　栀子性滑利,有轻微通利二便之作用,临床用其治疗肝火上炎、肝阳上亢而引起的疾病兼见二便不利者,则有釜底抽薪,导热下行之功。

3. **随证配伍举隅**

(1) **郁证**:用于肝郁化火而致的急躁易怒,胸胁胀痛,口苦咽干,耳鸣目赤,大便秘结,舌红苔黄,脉弦数。常见于妇人更年期综合征。颜老常取栀子与丹皮、柴胡、当归等同用,如丹栀逍遥散。

(2) **眩晕**:用于肝火上炎所致的头晕头痛,目赤口苦,胸胁胀痛,烦躁易怒,舌红苔黄,脉弦。多见于高血压患者。颜老取栀子配以黄芩、柴胡、苍术、川芎、香附等,如越鞠丸。

(3) **痴呆**:用于瘀热上扰清窍所致的老年人心情烦躁,言语过多,暴笑暴哭,面红目赤,大便秘结,舌红苔黄,脉弦数等。常与黄芩、黄连、黄柏相配,如黄连解毒汤。

（4）**中风**：用于肝阳暴亢，风火上扰之半身不遂，偏身麻木，舌强语謇，面红目赤，心烦易怒，舌质红苔薄黄，脉弦而有力等。颜老常取栀子与天麻、钩藤、石决明、夏枯草、黄芩、杜仲、桑寄生、川牛膝等同用。对中风后小便不利者，颜老习取栀子、豆豉等量研末，水调外敷脐部，有通利小便之功。

（5）**胸痹**：胸痹乃胸中阳气不宣，阴乘阳位所致。若阴邪窒塞日久，郁而化热，则可见痰热互结之象。《苏沈良方》卷第二栀子汤，于通阳开痹之附子、薤白中加寒而能宣之栀子，且加倍其用量以宣郁和血，为治疗胸痹另开法门。颜老验之临床，确有疗效。

（6）**神志病**：火郁则发之，凡属热郁胸膈，上扰心神而出现心烦懊恼、失眠、烦躁等神志病者，皆可投栀子豉汤。

（7）**外感病**：外感风温时邪，邪热熏蒸肺胃，症见发热，咳嗽，胸闷烦躁，甚至高热口渴者，颜老常取麻杏石甘汤配伍栀子豉汤宣解肺胃郁热，清心除烦。

4. 使用方法及用量

（1）**使用注意**：本品苦寒伤胃，脾虚便溏者不宜用。

（2）**用量**：水煎服，3~9g。

（杨梦璇）

九八、紫草功擅凉血解毒透疹

紫草性味甘、咸，寒，归心、肝经。功能凉血活血，解毒透疹。紫草尚有轻微通便作用，肺合皮毛，若邪气壅遏，通利大腑泄毒有助痘疹消解，故痘疹欲出未出，血热毒盛，大便闭涩者宜用之。

［用药心得］

1. **善清血分邪热**　紫草其色紫红，善入血分，功能清热凉血，故一切血热妄行之实火证，如肌衄、尿血、血淋等，颜老每在犀角地黄汤中加入紫草一味治之。

2. 皮疹要药　紫草性寒微苦,苦能燥湿,寒能清热,既能入血凉血解毒,又能清利湿热,故而颜老治疗热毒内盛引起的斑疹、痘毒,喜用紫草一味,以求凉血解毒,清热化湿。

3. 随证配伍举隅

（1）**麻疹或温热病发疹**:颜老家传治小儿麻疹（丹阳称出痧）方:荆芥、豆豉、薄荷、牛蒡子、连翘、桔梗、生甘草、蝉衣、紫草、芦根、淡竹叶,热盛火闭去甘草,加玉泉散、牡丹皮、赤芍;内有积滞加黑山栀、枳实、莱菔缨;咳嗽痰阻加郁金、射干、象贝母;咽喉肿痛者加山豆根、金荞麦。多年来用于小儿麻疹,疗效颇佳。

（2）**过敏性紫癜**:紫草性寒入血分,有清热凉血、解毒发疹之功,尤其对于疹色紫黯属血热毒闭之证最为合拍。颜老治疗过敏性紫癜,用紫草配金银花、连翘、紫花地丁、土茯苓、白鲜皮、地肤子、赤芍、蝉衣、防风、甘草;治疗紫癜性肾炎,则取紫草配小蓟、白茅根、丹皮、凤尾草、生蒲黄、仙鹤草、益母草;治疗荨麻疹,用紫草配荆芥、防风、苦参、蛇床子、蝉衣、龙衣、金银花、生甘草,均有效验。

4. 使用方法及用量　水煎服,3~9g。

[**病案举例**]

刘某,男,9岁。患者自幼年起,手腕、肘窝、耳后、胸背等部位多发皮肤红色斑疹,瘙痒,曾多次外院就诊,服中药及抗过敏药,效果不明显。皮疹发作时间多在数天至半月之间,严重时皮肤呈片状发作。刻下手腕、肘窝有红色皮疹,瘙痒,胃纳尚可,皮疹发作有时与饮食有关,二便正常,舌红苔薄腻,脉小数。

初诊:湿热久聚营分,6年前始发阴部及手部、耳部多处湿疹,呈丛发状,蠕痒不已,经治不愈,脉小数,舌苔薄腻。湿热郁久乘风之象,亟为散风息热。

处方:麻黄9g,蝉衣6g,芜荑子9g,浮萍9g,西河柳9g,龙衣3g,生槐花15g,生大黄（后下）4.5g,川连1.5g,连翘9g,紫草9g,丹皮9g,赤芍9g。14帖。

经随访,药后湿疹发作间隔延长,蠕痒减轻。

按语:肺主皮毛,司腠理,故颜老认为治皮肤病必须疏风宣肺。予麻黄、蝉衣疏风散热;芜荑子、西河柳、浮萍发表透疹;川连、连翘清热解毒;槐花、丹皮、赤芍、紫草凉血透疹,取"治风先治血"之意;方中龙衣亦为关键性药物,与活血药同用,可速其效;肺与大肠相表里,加通腑药生大黄能加速症状缓解。此方用治各种皮肤病,可取较好疗效。

（屠执中　韩鑫冰）

第二篇　药对篇

〇一、半夏配生姜功擅降逆化痰

半夏辛温,功能燥湿化痰,降逆止呕,消痞散结。主治湿痰冷饮,呕吐,反胃,咳喘痰多,胸膈胀满,痰厥头痛,头晕不眠,外消痈肿。生姜辛温,功能发表散寒,止呕开痰。主治感冒风寒,呕吐,痰饮,喘咳,胀满,泄泻,解半夏、天南星及鱼蟹、鸟兽肉毒。二药合用,同气相求,且生姜能减轻半夏的毒性。颜老临床擅用半夏配生姜治疗咳嗽、胸痹、梅核气诸证,效果显著。

1. **咳嗽**　半夏性燥而功能化痰,其所化之痰,以脾不化湿、聚而成痰者为主,为治湿痰的要药。凡外感风寒而致肺失宣降之咳嗽,颜老喜以生姜配半夏,生姜偏辛散,走而不守,长于宣肺而能解其郁闭,又可发散风寒;与半夏相配则一发邪气,一消痰饮,使得痰饮祛而肺之宣散与肃降功能得以恢复。

2. **呕逆**　《金匮要略·呕吐哕下利病脉证治》曰:"诸呕吐,谷不得下者,小半夏汤主之。"小半夏汤由生姜、半夏组成。颜老常以生姜配半夏来治疗呕逆之症,生姜为止呕要药,半夏亦有降逆止呕之功,二者联用止呕之效甚佳,适合于临床各种原因导致的呕吐。

3. **胸痹**　张仲景论胸痹之病机为"阳微阴弦",指出胸痹是由上焦阳气匮乏则脉微(阳微);阳气既衰,阴寒自盛,水液不输,痰饮停聚则脉弦(阴弦)。颜老善用半夏、生姜配瓜蒌、薤白等,治疗胸脘痞闷之胸痹,取生姜辛散开结之功,配以温燥化饮之半夏,使胸中之寒饮得消,上焦壅塞之气得畅,痹结之症得散。

4. **梅核气**　《金匮要略·妇人杂病脉证并治》用半夏厚朴汤治疗妇人因七情失调影响肝气疏泄,气郁痰聚,交结阻于咽喉部形成的梅核气。病位属于上焦,治疗应考虑上而宣之。颜老常用半夏配生姜以宣散上焦痰结,生姜宣散之力强,与温燥下气之半夏合用,则一宣一降,气机得以通畅,痰结得以化解。

[**常用剂量**] 半夏 6~9g,生姜 3~6g。

（费鸿翔）

〇二、半夏配夏枯草协调阴阳治失眠

半夏性味辛温,入脾、胃经。秉火之气而生,得金之气而成,由阳渐入阴中,但凡阳不入阴之疾皆可疗之,如失眠,胸中痰满,寒饮内发,头眩眉棱骨痛,均可得其气而破阴入阳。夏枯草性味苦辛、寒,入肝、胆经。生于冬末,长于三春,是正得水木之气,遇夏则枯,木当火令,其气委顿,故用以退泄肝胆两经之火,功效甚卓。二药相配为颜老临床治疗失眠之常用药对。

《冷庐医话》卷三《不寐》载有"阴阳违和,二气不交,以半夏三钱,夏枯草三钱,浓煎服之,即得安睡"。仿此,颜老临床治疗痰火沃胆型失眠,常于温胆汤中加入夏枯草,取其与半夏相使。胆主少阳,内寄相火,胆气冲和,则能上养心火,故有"心与胆相通"(《医学入门·脏腑条分》)之说。若受惊骇,或思虑太多,少阳枢机不达,胆气郁结化火,灼津成痰,痰火扰乱心神,可致失眠。盖半夏得阴而生,善于化痰;夏枯草得至阳而长,擅以清胆。二药合用,既能增清胆化痰之力,又可协调阴阳平衡,有一举两得之妙用。如治陈某,女,46岁。因突受惊恐而失眠,逐渐加重,入睡困难,甚则彻夜不眠;情绪焦虑不安,头晕耳鸣,两胁胀痛,口干且苦,舌紫苔黄腻,脉细弦。此乃胆气郁结,痰火内扰之症。方选温胆汤合夏枯草加减治疗。处方:法半夏9g,夏枯草15g,炒竹茹6g,陈皮6g,远志6g,枣仁9g,柏子仁9g,夜交藤15g,茯苓12g,生甘草3g。7剂后夜寐渐安,头晕、胁痛亦平。续上方加减治疗一个月,睡眠正常,其他症状次第消失。

[**常用剂量**] 半夏6~9g,夏枯草6~9g。

(杨梦璇)

〇三、白术配苍术功擅补脾运脾

白术性味苦甘、温,入脾、胃经,功能补脾,益胃。苍术性味辛苦、温,入脾、胃经,功能燥湿,解郁,辟秽。《玉楸药解》卷一《苍术》:"白术守而不走,苍术走而不守,故白术善补,苍术善行。"二者相配,一守一走,一补一通,标本同治,健脾燥湿之力更强,共奏补脾燥湿、解郁益胃之功。颜老临床上配合用之,治疗多种疾病,屡建奇功。

1. 慢性病　脾胃为后天之本,脾健则四脏皆健,脾衰则四脏亦衰。白术以健脾益气为主,为补脾要药,苍术燥湿辟秽,为运脾要药,湿去脾自健,脾运湿自化。颜老治慢性病,以"脾统四脏"为宗旨,习在辨证施治基础上加以苍术配白术,振奋生化之权,起废振颓,如取补中益气汤合二术治疗内脏下垂、低钾症等慢性病,每能应手而效。

2. 虚劳　颜老治疗虚劳,常于滋腻的大补气血方药中加入苍白术,使患者服后无中满之弊。曾治一"再生障碍性贫血"患者,前医投大补阴阳之品,血象不见好转,乃加苍术、白术两味,豁然开朗。此外,苍白术加入苦寒之剂中,也可防伤胃之弊,均属得意之笔。

3. 痰饮　肺为贮痰之器,脾为生痰之源,痰饮之产生多由肺脾气虚、运化失常所致,且痰阻塞气机,日久为瘀。颜老根据痰瘀同源以及脾统四脏的观点,对痰瘀久凝之痰饮病,亦常加苍术、白术以速其效。如夏季服苓桂术甘汤防治哮喘,颇有效果。

4. 肝病　据"知肝传脾,当先实脾"之义,两药配伍治脾以防治肝病,颇有所获。1962 年秋,颜老患肝病,除输液外,复投保肝一类腻品,导致湿困成饮,白沫痰盈碗,转氨酶高至 500U/L 以上,经亦鲁公按土壅侮木例投苍术合五苓散,一月痊愈。二十年来从未复发。旋悟保肝不如健脾之意。

5. 头痛、眩晕　两药配伍常用于治疗痰湿蒙蔽清窍所致的头痛,以胀痛闷痛为主,头重如裹,伴有脘腹胀满、食欲不振等痰湿蕴脾之症,如苍术除湿汤。亦用于痰饮壅盛所致的头晕目眩,视物旋转,如坐舟车,呕吐痰涎,舌苔湿滑等,如用苍术入泽泻汤治耳源性眩晕。

[**常用剂量**] 白术 6~9g,苍术 6~9g。

（费鸿翔）

〇四、百合配酸枣仁,酸甘化阴安神志

百合性味甘寒,生津滋阴,既可润肺止咳,又能敛气养心,安神定魄,古人多用于神思恍惚、悲伤失眠之症;酸枣仁酸而温,滋补收敛,擅长养心益肝,又可滋补安神宁魂,为治虚烦惊悸失眠良药。二药相合,酸甘化阴,则能解躁,善补心肺肝诸脏阴津而定魂魄,寒温相合,性趋和平,滋补而不妨运化,共奏养阴清热,养心安神,定魂宁魄,使水壮而魂魄自宁,火清而神明自静。颜老临床应用此药对治疗脏躁、百合病、失眠等,多有效验。

1. **脏躁、百合病** "脏躁"属情志之病,多见于女性。是由于情志不舒或思虑过多,气血凝滞,肝郁化火,伤阴耗液,心脾两虚所致,以精神忧郁、烦躁不宁、悲忧欲哭、喜怒无常为主要临床表现的一种疾病,多发于中青年妇女。"百合病"缘于伤寒大病之后,余热未除,百脉未和,或平素多思不断,情志不遂,或遇触惊疑,猝临景遇,因而形神俱病。颜老认为两者名虽异而证候相似,病机均为心肺阴亏,肝火躁动,其区别在于脏躁之病在肝,多为肝魂不宁;百合之病在肺,多为肺魄不安。异病同治,临床习以百合地黄汤、酸枣仁汤合而投之,或取生熟枣仁各 15g,新鲜百合 25g,同煎取名"枣仁百合汤"治疗,效果颇佳。

2. **失眠** 林珮琴云:"阳气自动而之静则寐,阴气自静而之动则寤。不寐者,病在阳不交阴也。"(《类证治裁》卷之四《不寐论治》)由此可见,治疗失眠采用水火既济之法何等重要。颜老临床推崇清代孟河名医马培之水火既济之方(南北沙参各 9g,川钗石斛各 9g,生熟首乌各 9g,生熟枣仁各 9g,生熟甘草各 3g,赤白芍各 4.5g,龙齿骨各 18g,赤绿豆各 9g,川连 1.5g,肉桂 1.5g,百合 34g),认为本方妙在南北同用,赤白同用,生熟同用,齿骨同用,取其阴阳相配,水火既济;而又以川连、肉桂为沟通之使;复用百合一味以总其成,盖百合之花昼开夜合,顺乎阴阳寤寐之理,合枣仁酸甘化阴,寒温相合,宁心安神。配伍十分巧妙,可谓独具匠心。

[**常用剂量**] 百合 10~30g,酸枣仁 10~30g。

(杨梦璇)

○五、百合配乌药，润燥兼施疗胃痛

　　百合性寒味甘，功能润肺养心，安神定魄，生津养脏。《本经逢原》卷三《菜部》谓："其曰补中益气者，邪热去而脾胃安矣。"乌药性味辛温，上入脾、肺，下通膀胱与肾，顺气止痛，温肾散寒。脾胃同居中焦，一升一降，一喜燥一喜润。而百合配乌药一寒一温，一入肺胃以清润，一入脾肾以温散，恰合脾胃之生理。陈修园《时方歌括》卷下载百合汤，即百合与乌药相配，用治"心口痛，服诸热药不效者"。颜老临床常用之治疗胃脘痛。

　　胃脘疼痛，多有责之"不通则痛"者，然不通之由有多端，或因热或因寒，或在气或在血。颜老治此常以丹参饮化瘀和胃为主方，瘀久化热而伤阴，则以蒲公英、山栀泄热；百合养阴；金铃子散、乌药理滞止痛。胃体喜润，百合养其体；脾性喜燥，乌药助其性。诸方合用，热、郁、瘀、虚兼顾，多能奏效。如治周某，女，63岁。胃炎病史多年，脘痛时发。近来胃脘灼痛，食后为甚。经胃镜检查，见胃窦小弯侧糜烂，黏膜肿胀、充血，诊为"慢性萎缩性胃炎伴糜烂"。病理示：重度慢性活动性萎缩性胃炎伴不典型增生。症见胃脘灼痛，痛有定处，按之不舒，食后为甚，舌紫苔黄腻，脉弦细。证属气郁血瘀，化热伤阴。治以理气化瘀，清热养阴。处方：丹参12g，檀香2.4g，砂仁2.4g，百合9g，乌药6g，生麦芽30g，川楝子9g，延胡索9g，蒲公英10g，姜山栀6g。6帖。服药3天，灼痛显减，再服3天，脘痛即瘥，纳食渐馨，稍有口干，舌稍红，苔薄腻，脉弦细，前法已效，再进善后处方。

　　[**常用剂量**] 百合6~15g，乌药3~9g。

（苏子镇　颜琼枝）

○六、白前配前胡，宣肺下气而治痰咳

　　白前性味辛、苦、温，归肺经，功能泻肺降气，化痰止嗽，为肺家治咳嗽之要

药。《本草纲目·草部》第十三卷云"降气下痰"，《本草备要·草部》曰"泻肺"。主治肺家壅实、咳痰咳嗽、胸膈逆满等症，不论寒证、热证，均可使用。前胡味苦，性微寒，归肺、脾经，《本草纲目·草部》第十三卷曰"清肺热，化痰热，散风邪"，既能宣肺散风清热，治风热感冒，咳嗽痰多，又能降气化痰，治肺热咳嗽、痰黄稠黏、呃逆、胸闷不舒等症。二药伍用，一宣一降，肺之清肃功能正常，则嗽可平，痰可去。

咳嗽初起，多属风邪犯肺，肺气失宣，肃降受阻而致肺气上逆，症见咳嗽咽痒、痰吐不畅、胸闷气促等。颜老认为肺居高位，其气以宣降为顺。如治吴某，身热，咳嗽，日轻夜重，寝食俱废，左脉弦浮，右脉弦滑，此乃内有食积痰饮，外感风邪所致。以苏叶、柴胡开其表，青皮、白芥子治其痰，桑白皮、前胡、白前、杏仁治其嗽。三剂而症减，四剂而痊愈。

[**常用剂量**] 白前 6~9g，前胡 6~9g。

（颜乾珍）

〇七、白花蛇舌草配山楂，解毒活血消痈积

白花蛇舌草性味甘、淡，凉，入胃、大肠、小肠经，功能清热散瘀，消痈解毒，主治痈疽疮疡、瘰疬等。山楂性味酸甘，微温，入脾、胃、肝经，擅于化饮食，消肉积，散癥瘕，除痰饮痞满吞酸等。颜老取二药配伍，以奏清热解毒、化瘀消积之功，常用于治疗瘀热蕴结之病证。

1. **痤疮** 痤疮好发于青春期之男女青年，以男性为多见，主要在面部（胸、背亦可波及），初起为丘疹，黑头粉刺，继而可出现脓疱、囊肿瘢痕等损害。囊肿型痤疮为较严重之一型，常经久不愈。本病系血热瘀滞于肌肤或脾胃积热上蕴于皮肤而成，治疗宜清热化瘀、软坚散结为主。白花蛇舌草清火除热，山楂消内结，一则治肺，一则治脾，肺主皮毛，脾主四肢，故此两药乃治疗痤疮关键性药物。颜老临床体会，于病之初发时，仅有丘疹、粉刺之表现，伴有便秘者应以清利胃肠湿热、通便为主，可与川大黄、山栀等同用，以通腑

排毒,甚至单用清宁丸亦可收效。如出现脓疮等皮疹继发感染的现象,则应加金银花、蒲公英、黄芩等清热解毒之药物。如病损发展至囊肿型,则可参以消积之品。

如颜老曾治一囊肿型痤疮案,患者双颊部囊肿性痤疮,周围红晕,散在分布绿豆大之丘疹。双颧部及下颌角肥大性瘢痕累累,舌尖红,脉弦。瘀热入于荣分,滞而成积,亟为活血化瘀,软坚散结。处方:桃仁9g,红花9g,赤芍9g,丹皮9g,泽兰9g,三棱9g,莪术9g,皂刺9g,白花蛇舌草30g,山楂15g。连续服用30帖,丘疹基本消退,囊肿大部分缩小或隐退,瘢痕周围之红晕消退。

2. 胃脘痛 颜老习用山楂配白花蛇舌草治疗湿热型胃炎,症见胃脘灼热,吞酸嗳腐,口气秽浊,面红便结,舌红,苔黄腻,脉弦数。若胃热亢盛、木火旺盛者,可与丹栀逍遥丸、百合汤、四逆散等合用。

3. 癥瘕积聚 癥瘕积聚多由气滞血瘀,痰浊内蕴,气血不畅,日久凝滞而成。瘕聚无形,而癥病固定不移。多因情志内伤,饮食不和,日积月累,终致脏腑失调,气机阻滞,瘀血内停,络脉不通。若日久不愈,势必郁而化火,出现瘀热蕴结之象,治此颜老每取白花蛇舌草配山楂,以解毒散结,利尿除湿,健脾消滞,活血化瘀。辨证而施,多能收功。

[**使用方法**]山楂的常用炮制方法有生山楂、炒山楂等,视病人大便情况而定,若见血证则需止血不留瘀,在辨证前提下,可与蒲黄炭、炮姜、黑山栀等同用,也可取山楂炒炭存性治之。

[**常用剂量**]白花蛇舌草15~30g,山楂9~15g。

（颜新）

〇八、苍术配升麻、荷叶、泽泻升清降浊

苍术气味辛烈,为足阳明经药,强胃健脾,既能治上中下之湿,又能解痰、火、湿、食、气、血六郁;升麻质轻而味辛,功能引脾气上腾;荷叶功擅清热解暑,升发清阳,凉血止血,亦是升阳要药;泽泻功擅利水渗湿,泄热降浊,善令水气

从胸膈上下引之泄出。颜老继承与发扬其父亦鲁公应用苍术的经验,习取苍术配升麻、荷叶、泽泻,升清气,降湿浊,治疗痰湿引起的诸多疾病,效果显著。其中,苍术、升麻、荷叶三药合用即古方清震汤(明·傅仁宇《审视瑶函》),原主治大小雷头风,疏风清热,解郁化痰;泽泻配苍术乃有泽泻汤之意,苍术是作奠定中州、斡旋中枢之用,泽泻能行在下之水。

1. **眩晕** 头为天象,诸阳会焉,清则灵,杂则钝。痰饮与眩晕,先贤阐述颇丰,丹溪翁有"无痰则不作眩"(《丹溪心法》卷四《头眩》)之说,尤怡《金匮要略心典》卷中《痰饮咳嗽病脉证治第十二》云:"水饮之邪,上乘清阳之位,则为冒眩。冒者,昏冒而神不清,如有物冒蔽之也。眩者,目眩转而乍见玄黑也。"颜老认为痰湿中阻所致的眩晕临床颇为常见,如高血压、颈椎病以及梅尼埃病多属此类,症见眩晕如坐舟车,胸脘痞闷,耳鸣,恶心呕吐,脉滑,苔腻。痰浊水饮,极易阻遏清阳,治须升清阳,降浊阴。痰浊重者宜清震汤治之,水饮甚者宜泽泻汤治之。颜老临床喜取苍术、升麻、荷叶、泽泻合用以升清降浊,理气化饮,水饮痰浊尽祛,则清阳得升,浊阴得降,眩晕自除。

2. **痰饮** 痰属湿邪,饮属水邪,均为津液所化,因外感六淫之邪,或内伤饮食七情,以致气滞津凝,变为痰饮,痰饮随气升降,遍身无处不到,可引发喘咳,恶心呕吐,脘腹胀满,脊背冰凉,下肢沉重麻木等。颜老认为痰饮一证,可见于慢性支气管炎、哮喘、冠心病、胃肠炎、痛风等多种疾病,其辨证要点在于脾胃运化失常,症见胃纳不馨,舌苔厚腻。治宜升脾胃清气,降痰饮浊阴,习取升麻、荷叶以升清阳,泽泻、苍术以降浊气,多能奏效。

3. **肥胖病** 人体禀赋有强弱之异,胖瘦之别。近代研究发现形体肥胖者,易伴发高血压、糖尿病、痛风、脂肪肝以及代谢综合征等,因此如何防治肥胖已成当今各界共同研究的方向。颜老认为瘦小之体多禀木火之质,肥胖之人每系痰湿之体,治疗当固本清源,习取四君子汤加苍术健运脾胃以治其本,辅以升麻、荷叶提升脾气,泽泻引降浊气,效不更方,多能奏功。

【常用剂量】苍术 9~15g;泽泻 9~15g;荷叶干品 6~9g,鲜品 15~30g;升麻 6~9g。

(张磊 胡琪祥)

〇九、磁石配珍珠母,擅治眩晕耳鸣

磁石味咸,性寒,归心、肝、肾经,功效平肝潜阳,聪耳明目,镇惊安神,纳气平喘。珍珠母味甘、咸,性寒,归心、肝经,功效平肝潜阳,清肝明目,镇惊安神。

磁石及珍珠母质地重坠,均归心、肝二经,皆能平肝潜阳,且磁石色黑兼能入肾,善治耳鸣。珍珠母为动物类贝壳,味咸性凉,能清心育阴。二药配对,相须而用,共奏育阴潜阳、清心安神、平肝息风之功,为临床常用的重镇安神药对。颜老常用于肝阴不足、肝阳上亢所致的头痛、眩晕、耳鸣、烦躁、失眠等证,颇有效验。

[**常用剂量**] 磁石 9~30g,珍珠母 15~30g。

（韩鑫冰）

一〇、苍术配黑芝麻善脾肾同补

苍术是菊科植物南苍术和北苍术的根茎,始载于《神农本草经·上品》,记载其可以"作煎饵。久服,轻身延年,不饥"。苍术辛烈温燥,燥湿健脾;黑芝麻甘平,能补肝肾且润五脏。二药合用,一燥一润,相辅相成,能去苍术之燥性,发挥健脾润燥之功。颜老临床擅长以此药对配伍治疗消渴、雀盲、斑秃,疗效肯定。

1. 消渴　《素问·奇病论篇》谓:"此肥美之所发也,此人必数食甘美而多肥也。肥者令人内热,甘者令人中满,故其气上溢,转为消渴。"消渴,类似于今之糖尿病,颜老根据古人经验,结合现代人的病理特点,指出消渴基本病机为脾虚湿热,但日久及肾,可出现脾肾气阴两虚兼有血气不和症状。颜老临床取此药对配伍知母、黄连、蒲黄、地锦草,共奏健脾益肾、清热化瘀功效。

2. 雀盲　古人认为苍术具有明目作用,用于夜盲症及眼目昏涩。可单用,或与猪肝、羊肝蒸煮同食。颜老认为肝开窍于目,目疾发生多与肝旺脾弱相关。临床习用逍遥散与苍白术、黑芝麻同用,疏肝健脾,通补兼施,对于维生素 A 缺乏的夜盲症和角膜软化症有较好的效果。

3. 斑秃　斑秃,中医学又称"油风"。颜老推崇《外科正宗·油风》之说,认为本病乃血虚不能随气荣养肌肤,风热乘虚攻注而然,习用海艾汤(海艾、菊花、薄荷、防风、藁本、藿香、甘松、蔓荆子、荆芥穗)外洗,内服神应养真丹(羌活、天麻、当归、白芍、川芎、熟地)加入苍术、黑芝麻,并配合女贞子、墨旱莲、何首乌、熟地黄、当归、白芍滋养肝肾;党参、白术、茯苓健脾;侧柏叶清热凉血;白蒺藜、防风祛风。

[**常用剂量**] 苍术 9g,黑芝麻 15~30g。

(刘珺)

一一、沉香配牵牛子,降逆行气逐水饮

沉香苦辛芳香,性温质重,降气平逆,兼化湿浊,有降气之功,无破气之害,《本草备要·木部》谓沉香"行气不伤气,温中不助火";牵牛子性味苦寒,泻水通便,消痰涤饮,杀虫攻积。二药合用,相辅相成,降逆行气泻水之力大增。

颜老临床常取沉香配牵牛子治疗肝硬化腹水,该病主要是肝脾肾三脏功能失调,气血水停聚腹中,治疗应遵循"急则治其标"原则,以降逆行气,攻逐水饮,清除腹水为首务。牵牛子功能通利二便,逐水之功猛烈,唯其性寒苦,易伤胃气,若配以辛温之沉香同用,既可中和其苦寒之性,又能增行气活血之功,使气机条达,血脉通利,以利水湿排泄,增强逐水之效。

[**常用剂量**] 沉香 1.5~3g,牵牛子 3~6g。

(屠执中　韩天雄)

一二、当归、侧柏叶生血华发

　　当归味甘、辛,性温,入营分,补血活血,实为养血之要品;又善滋润通和,通络利窍,补中有动,乃血中之气药。侧柏叶味苦、涩,性微寒,有凉血清热、活血祛风之功效。颜老将当归与生侧柏叶相配伍,取名"生发丸",应用于各种类型的脱发,效果显著。

　　颜老认为发为血之余,临床以血分证为主,将脱发细分为四种证候:一为血热生风,症见起病突然,头发成片脱落,头皮光亮微痒,治拟凉血清热消风;二为瘀血阻滞,症见较典型瘀血证,可见须眉俱落,治拟活血化瘀通络;三为阴血亏虚,症见头发油亮,头屑较多,头顶或额角处渐稀疏,壮年人多见,治拟补肝肾,养血祛风;四为气血两虚,多见于病后,毛发纤细软弱,干焦易断,发梢分叉,脱落均匀,治拟调补气血。故颜老治疗脱发多从血分药中求之,常用自拟方"生发丸"加减。当归善养血,侧柏叶可凉血,心肝血安则风定火息,风火既祛则肺之宣肃正常,皮肤得以滋养,毛发渐旺。临床可依据证型适当调整生发丸配伍剂量,若见血热生风者可加大生侧柏叶用量;若瘀血阻滞脱发可加大当归用量;虚证或普通脱发则药量配比相等。如治赵某,男,50 岁。脱发数年,既往有慢性胃病史多年,长期消化不良,遇秋季感冒而频繁脱发,晨起至睡眠时脱发均较多,补肾之法无效,治拟活血生血。处方:生发丸口服,每晨一次,一次 9g。一个疗程以后脱发减轻,新发渐生。

　　[**常用剂量**] 当归 60~120g,侧柏叶 60~120g。上药焙干,研为细末,水泛为丸,如梧桐子大,每天早晨以淡盐汤送下 9g,连续服用 20 天为一个疗程。

（陈姣姣）

一三、当归配细辛温经散寒通血脉

当归其味甘而重,专能补血;其气轻而辛,故又能行血。补中有动,行中有补,诚血中之气药,血中之圣药。细辛性味辛温,归肺、肾经,芳香走窜,善开结气,宣泄郁滞,且其质轻清,能上达巅顶,通利耳目,旁达百骸,无微不至,以其性温而散寒止痛之力尤强。颜老在临床上习取此二味相佐配伍,凡血虚而滞,寒湿凝结,筋骨疼痛、拘急,不能得汗者,以此温通之。二药皆辛温之品,细辛善开结气,当归善行血滞,气通血活,散寒止痛。治疗厥逆、痹证、头身疼痛诸证,效果显著。

1. **手足厥冷** 《伤寒论·辨厥阴病脉证并治》谓:"手足厥寒,脉细欲绝者,当归四逆汤主之""若其人内有久寒者,宜当归四逆加吴茱萸生姜汤主之"。颜老治疗手足寒冷者,每每遵循仲景之法,仿当归四逆汤之意,取当归与细辛配伍,温经散寒,养血通脉。临床多用于冻疮、雷诺病、脉管炎、无脉症以及风湿性关节炎等,症见手足厥冷,形寒畏风,四肢关节逢寒而痛,脉沉细,舌淡苔白者,在辨证基础上,加入当归、细辛之药对,均有卓效。

2. **产后痹证** 产后体痛,百脉空虚,血脉失养,经脉拘急,属风者易入易出,属寒者易入难出,属湿者其性黏滞,更难医治。细辛温通经脉,祛风寒湿之标;当归养血活血,顾血虚之本,二者合用治产后痹证恰为合拍。颜老曾治徐某,女,39 岁。高龄难产,百脉空虚,风寒乘隙而入,头痛,下肢浮肿,四肢关节疼痛,屈伸不利,脉濡弦,舌苔薄腻。外邪不去,慎于投补。亟当疏风调卫,养血护营。处方:麻黄 4.5g,桂枝 4.5g,细辛 4.5g,白术 9g,附子 9g,泽泻 9g,猪苓 9g,茯苓 9g,白芷 9g,苍耳子 9g,蔓荆子 9g,防己 9g,羌活 9g,独活 9g,益母草 30g,土鳖虫 4.5g。4 帖。

痹证脉络为风寒所侵,夹以痰浊,阻滞不通,药后痛势已减,仍形寒,四肢拘挛,冒风则痛,面色萎而不华,脉沉细,苔白腻。取前法加活血化瘀。上方加川芎 12g。4 帖。

五积散加减,暂使痹证少缓,刻值气候寒热不定,又萌下肢浮肿,脉沉细,舌苔白腻。温经通络,祛风逐湿可也。处方:川乌 9g,草乌 9g,桂枝 6g,细辛

6g,生紫菀 9g,乌梢蛇 9g,羌活 9g,独活 9g,防风 9g,防己 9g,当归 9g,生薏苡仁 30g,川萆薢 9g,赤芍 9g,白芍 9g,清炙草 4.5g。7 帖。

服乌头煎后,疼痛已瘥,舌苔薄腻,脉细。改独活寄生汤加黄芪、续断为丸,调治之。

3. 头面疼痛　六腑清阳之气,五脏精华之血,皆上会于头,为至清至高之处。若气血瘀阻,贼风乘之内潜络脉,则可引起头面疼痛。当归养血活血,寓有"治风先治血,血行风自灭"之义,细辛温经止痛,二药合用,散寒活血,搜风逐寒于络脉之中,则头面疼痛得以治疗。如颜老治疗刘某,男,60 岁,三叉神经痛业已五载,发则咀嚼不利,呈阵发性,痛如针刺,闪电而至,痛无规律,脉细数,舌红苔薄。贼风潜络,久而瘀滞络脉,势难骤化。治当疏风治血,取治风先治血之义。处方:川芎 30g,红花 9g,羌活 9g,桃仁 9g,赤芍 9g,石楠叶 9g,望江南 9g,蜂房 6g,生地 15g,当归 9g,生蒲黄(包)9g,细辛 3g。7 帖。药后症状缓解,续进原方以巩固疗效。

[**常用剂量**] 当归 6~15g,细辛 3g。

(苏子镇)

一四、丹参配生麦芽,功擅理气活血

丹参苦而微寒,入心、肝经,功能祛瘀生新,清心安神,《名医别录·中品》谓其"去心腹痼疾、结气"。生麦芽性甘味平,归脾、胃经,健脾和胃,疏肝行气,主治脾虚食少,乳汁郁积。颜老谓丹参入血,麦芽入气,二药同用,气血同治,气畅血活,何患疾病不除。临床擅用二者配伍治疗胸痹、心悸、胃痛诸证,效果显著。

1. 胸痹　胸痹指因人体阳气、阴血不足,瘀血,痰浊,寒积留聚,引起气血阻闭不通而出现的以胸部憋闷、短气,甚或心痛为主要临床表现的病证。《景岳全书》卷之三十九《妇人规》曰:"血必由气,气行则血行,故凡欲治血,则或攻或补,皆当以调气为先。"颜老治疗胸痹每从气血论治,补气消瘀,调气和血,逐瘀活血诸法,为胸痹、心痛之治别开生面,影响深远。胸痹之气滞血瘀较轻者,或高年体虚不任攻伐者,可用行气化瘀之轻剂丹参饮(丹参、檀香、砂仁)配生麦芽,以理气活血,令其气血通畅而胸痹自平。

2. 心悸 颜老提出瘀阻心脉也能导致心悸的发生,强调临证治病之关键在于调理气血,辨证依据为胸痛时作,胸闷心悸,唇甲青紫,舌质黯或瘀斑,脉涩结代,方选王清任血府逐瘀汤,可加入丹参、生麦芽以加强调气活血之功。

3. 胃脘痛 胃脘疼痛虽有属虚属实之异,或寒或热之别,然在起病之初,总属气机郁滞,或由肝郁气滞,横逆犯胃;或由脾胃气滞,升降失司,久之气病及血,血因气瘀,于是络道不利,气血俱病。故当注意病在气分血分之别,凡病入血络者,常见胃痛如刺,久发不已,按之尤剧,或曾呕血,黑便,唇舌紫黯,瘀积不消,难拔其根。颜老谓生麦芽善于疏泄肝气,每与丹参饮、失笑散同用,配伍桃仁、赤芍等,以疏肝活血,治疗肝郁血瘀型胃痛,颇有效果。

[**常用剂量**] 丹参 9~15g,生麦芽 15g。

(刘爱华)

一五、丹参配桃仁、赤芍,功擅凉血逐瘀

丹参性微寒,味苦,归心经,功效活血祛瘀,安神宁心,排脓,止痛。桃仁性苦甘,味平,入心、肝、大肠经,功效破血行瘀,润燥滑肠。赤芍性凉,味酸,归肝经,功效行瘀,凉血,消肿止痛。三者均为活血化瘀药,且丹参、赤芍性偏寒,桃仁性平,具有化瘀润肠之功效,可使瘀热从大便排出。三药合用功擅凉血逐瘀。颜老常用于治疗老年痴呆、乙型肝炎等,效果显著。

1. 老年痴呆 在古代的中医文献中无老年痴呆这一病名,但根据本病的常见临床表现,可归为中医学"癫狂""健忘"的范畴。颜老认为痴呆病多由于气血乖违,凝滞脑气,瘀滞清窍,故见躁扰不安,恼怒多言,或呆滞少语,妄思离奇,面色晦黯,胸脘苦闷,头晕心悸,舌质紫黯或有瘀斑,脉沉涩等,即王清任《医林改错》下卷《癫症有瘀血说》所谓"癫狂一症,哭笑不休,詈骂歌唱,不避亲疏,许多恶态,乃气血凝滞脑气,与脏腑气不接,如同作梦一样"。颜老认为

此病忌补,补则壅,其苦更甚。临床习用癫狂梦醒汤合通窍活血汤、血府逐瘀汤加减以活血通窍,清脑安神。如治张某,女,60岁。患有脑萎缩,失眠健忘,头痛时作,偶尔举止失常,脉小数,舌红苔薄。高年气滞血瘀,脏气与脑气不接。取血府逐瘀汤加味主之,随证配伍丹参、葛根、石菖蒲、生蒲黄、通天草、水蛭粉、琥珀粉、磁朱丸等调气血,通脑络,安神定志。

2. 乙型肝炎 临床所见,乙型肝炎病变多为湿热毒邪浸淫营血,以致缠绵难去的特点尤为显著。初病气结在经,久则血伤入络,湿热毒邪久恋不去,浸淫血分,势必煎熬血液成瘀,若从气分论治,投以疏肝理气、清气泄热之剂,往往难以奏效,颜老自拟犀泽汤(广犀角、苍术、泽兰、败酱草、仙人对坐草、平地木、土茯苓)从营血论治乙型肝炎,获得满意疗效。伴有胁痛者,则喜加丹参、桃仁、赤芍等清营凉血化瘀,止痛效果明显。

3. 多发缩窄性大动脉炎 颜老认为《金匮要略·血痹虚劳病脉证并治》中首先提出的"血痹",痹阻脉络,与此证相符。《素问·痹论篇》中"痹在于骨则重;在于脉则血凝而不流"亦与此病相仿。因心主一身之血脉,心健则血液流通脉内,一旦心气不足,瘀浊交阻,痹闭脉络,影响血液流通,气口无法反映脉之大会,则引起无脉之证。治当活血通脉。颜老常用丹参-桃仁-赤芍药对配合桂枝温通,地龙、鸡血藤、大黄䗪虫丸搜剔经络,化脉中之瘀。

4. 血液系统疾病 颜老认为血小板减少、粒细胞缺乏症等血液系统疾病病机关键均为气虚瘀滞,脉络受损,精髓不足,生化无权。临床治疗除用补气药之外,常取丹参、赤芍、桃仁之药对活血化瘀,以求祛瘀生新之效。另可配伍虎杖清热解毒,升麻升阳清热。

[**常用剂量**] 丹参 9~15g,桃仁 9g,赤芍 9~15g。

(刘爱华)

一六、地锦草、鸟不宿具降糖之效

地锦草性平,味辛而微酸,折断其茎有白色液体流出,故又名奶汁草,善清热解毒,活血止血,用于多种出血证,又能利湿退黄,治湿热黄疸等。颜老在长期实践中发现地锦草有良好的降糖效果,称其为天然降糖药。鸟不宿性平,味苦,能行血中之风,有透骨定痛之功效。两药配伍,清热利湿,调和气血,颜老常用此治疗消渴,现代医学研究亦发现两药合用具有降低血糖的功效。

颜老认为消渴多由饮食膏粱厚味而发,病之初常在阳明,病之末常在厥阴少阴,肝肾阴亏是其本,脾胃湿热乃其标。因脾虚失司,运化无权,湿热内蕴,溢于血中,故血糖升高,而见消渴。地锦草、鸟不宿既能清阳明湿热,又善通利血脉之瘀结,使精气重归其道。如治吴某,女,73 岁。高血压、糖尿病多年,右侧肢体麻木,常服降压降糖药,血糖徘徊在 12.9mmol/L,口渴多饮,尿频,身体逐渐消瘦,饮食不能控制。初诊:口渴多饮,尿频消瘦,舌红苔腻,脉细数。肝肾不足,阳明湿热,本虚标实。处方:珠儿参 10g,北沙参 10g,知母 30g,生石膏(先煎)30g,甘草 4.5g,天花粉 30g,地锦草 30g,鸟不宿 15g,芦根 30 根,莲子心 6g,黄柏 6g,赤芍 9g,丹皮 9g,生地 30g,水牛角(先煎)15g,苍术 9g。14 帖后,空腹血糖已降至 6.1mmol/L,继续服用 30 剂后,病情稳定。

[常用剂量]地锦草 30~60g,鸟不宿 15~20g。颜老尤喜用地锦草新鲜采摘者,效果尤佳。

(陈姣姣)

一七、莪术配薏苡仁清热活血消癥瘕

莪术性味辛苦而温,功能行气破血,消积止痛,常用于治疗癥瘕痞块,瘀血经闭,食积胀痛。薏苡仁甘淡而凉,健脾渗湿,除痹止泻,清热排脓,常用于治疗水肿、脚气、小便不利、湿痹拘挛、脾虚泄泻、肺痈、肠痈、扁平疣等病症。二药合用,功能活血消癥,祛湿化积,药理显示可应用于癌症治疗,颜老用之为治疗慢性肝炎、肝硬化、子宫颈癌之药对,认为湿热内蕴,久而不去,初病在经,久必入络,经主气,络主血,湿热浸淫血分,湿热血瘀搏结则癥瘕积聚可成,治当清热凉血,解毒化湿。薏苡仁擅长清热利湿,莪术功能祛瘀软坚散结,以二者为药对,用治湿热瘀血搏结所致之癥瘕积聚,洵为妙对,再根据辨证之在气、在血、湿重、热重、瘀重而加以行气活血、利湿清热之品,每获佳效。如颜老曾治李某,男,44岁。患慢性乙型肝炎、肝硬化,向日好饮,酒湿本重,脾弱肝强,湿瘀气滞,腹胀有形,二便不利,头昏神呆,口苦溲黄,脉弦数,舌苔薄黄带腻。曾服清肝泄热之剂数月,肝脾尚大,便溏,纳佳,头昏胸痞,脉弦数,舌苔微黑。肝病传脾,湿毒内蕴,血瘀气滞,治宜疏肝活血,运脾化湿。处方:广犀角(吞)3g,猪苓15g,赤苓15g,生薏苡仁24g,三棱9g,莪术9g,丹参12g,金银花15g,郁金9g,北沙参15g,蒲公英15g,川楝子9g,延胡索9g,夜交藤9g,广木香4.5g,煅牡蛎15g。服此方百余帖,病情稳定,肝脾缩小,复查乙肝表面抗原阴性,已恢复工作。

[**常用剂量**] 莪术6~15g,薏苡仁9~30g。

（苏子镇）

一八、附子配半夏功擅温阳化饮降逆

附子辛热刚猛,走而不守,能上助心阳以通脉,中温脾阳以健运,下补肾阳以益火,是温里扶阳之要药。半夏辛温燥湿,祛痰降逆,善开中焦气分之湿痰。二药合用,同气相求,具温阳化饮、降逆散结之殊功。颜老临床上擅用此药对治疗厥逆、痰饮、咳喘、反胃诸证,效果显著。历代本草明言乌头反半夏,然实践配伍应用,屡用屡验,并无不良反应。

1. **厥逆** 手足厥冷,此名厥也,历代有薄厥、煎厥、尸厥、痰厥、蛔厥、气厥、血厥之分,但总不越《素问·厥论篇》"阳气衰于下,则为寒厥,阴气衰于下,则为热厥"之论。病因不同,治法迥异。颜老临证常借以附子配半夏,发挥其温通阳气、散寒逐痰之功,治疗寒痰致厥。如治孙某,女,7岁时患肺炎,因误汗,突然神志不清,喉间痰鸣辘辘,面色㿠白,遗尿肢冷,脉沉而细,乃据寒厥例,投以附子9g,半夏6g,菖蒲4.5g,桂枝4.5g。1剂后,肢冷随和,脉也略起,再剂神智渐清,痰声亦平。

2. **痰饮** 半夏燥湿之功有余,而温化之力不足,《金匮要略·痰饮咳嗽病脉证并治》曰:"病痰饮者,当以温药和之。"阳气不到之处,即为痰饮停滞之所。颜老临床上习取附子之温化,半夏之逐痰,辅以麻黄、细辛之辛散,葶苈子之泻肺,以温、逐、散、泻四法同投,治疗寒饮咳喘,常有桴鼓之应。

3. **反胃** 颜老习用附子配半夏以温通胃阳,降逆止呕,治疗反胃之证。《张氏医通》卷四《反胃》谓:"反胃系真火式微,胃寒脾弱不能消谷,朝食暮吐,暮食朝吐。"古人每谓附子温肾阳,殊不知胃寒得附子,尤如釜底加薪,配以半夏燥湿降逆,则中焦大健,胃之腐熟功能得复。另外,附子与生半夏久煎同服,治疗慢性肾炎尿毒症关格吐逆,亦验。

[**常用剂量**] 熟附子 6~9g,制半夏 9g。

(颜新)

一九、附子配羚羊角治眩晕

附子味大辛,有雄壮之质,温热之性,归心、肾、脾经,功兼通补,能通行十二经之阳气。羚羊角味咸性寒,入厥阴经,性属直下,善平肝息风,为治肝风内动之要药。颜老临床上喜用附子配羚羊角,取其动静相宜、寒热互制、阴阳既济之功效,治疗虚实夹杂、阴阳失于平衡之风动之证所致眩晕、头痛等。

眩晕之病位在肝,病机为脏腑阴阳失衡,可随病情加重而波及心、脾、肾。颜老循《普济本事方》卷第二《治气虚头痛》中羚羊角散的组方特点,临床常取附子配羚羊角,治疗肝肾不足、虚阳上扰之眩晕。羚羊角平潜肝阳,使其从上达下;附子鼓动肾阳,蒸发肾水,使其从下济上,二者相配则肝肾同归于本,则眩晕可愈。如治吴某,女,55 岁。高血压病史三十余年,近五年眩晕明显,血压最高 180/110mmHg,曾服平肝潜阳之剂,效果不佳,两月来常感头晕、胸闷、心悸、神疲、乏力,夜寐欠佳,畏寒肢冷,大便溏薄,胃纳尚可,舌淡黯,脉细缓。证属肝肾亏虚,血脉不和,阴阳失交之证。治拟调补肝肾,交济阴阳。处方:附片 6g,羚羊角粉(吞服)1.2g,升麻 4.5g,丹参 15g,生蒲黄(包)9g,葶苈子(包)9g,

龙骨、牡蛎（先煎）各 30g，桂枝 6g，益母草 30g，白术、白芍各 12g，红花 9g，清炙草 6g。3剂后头晕减轻，肢冷已和，大便成形，血压 150/85mmHg，继以调理肝脾、理气活血善后。

［常用剂量］熟附子 6~9g，羚羊角粉 0.3~0.6g（吞服）。

（陈姢姢）

二〇、附子配干姜、大黄温阳降浊用之良

　　附子药性刚燥，走而不守，能上助心阳以通脉，中温脾阳以健运，下补肾阳以益火，是温里扶阳之要药。干姜辛热而温燥，能走能守，但其性不及附子之刚猛，长于温中散寒而止呕，又能温肺化痰，通心助阳。大黄又名将军，其性苦寒，既是气药，又是血药，擅长泻下攻积，解毒化瘀，且止血不留瘀。颜老认为附子为百药之长，功兼通补，温补阳气，有利于气血复原，散寒通阳，可促使气血畅通，加强气化作用，对经治不愈的疑难杂症，每在辨证基础上加附子而获效。大黄配附子，一寒一热，相制相辅，大黄药性虽寒而不致使气血暴凝，附子药性虽热而不致使气血妄行；附子配干姜，相须为用，既增加温阳之力，又可解附子之毒，三者同用，攻补兼施，可用于多种危急重症。

　　1. 关格　关格属本虚标实之证，治当温肾泄浊。大黄攻下降浊，使溺毒从大便而去，亦寓通后阴以利前阴义。附子与大黄相配，乃取《金匮要略·腹满寒疝宿食病脉证治》大黄附子汤之意，主治寒积实证，大黄为降浊要药，有祛浊通腑之力，唯其性寒凉，久服必伐肾阳。附子配干姜可加强温肾之力，并能制大黄寒性而存其走泄之性。三药同用，共成温散寒浊、苦辛通降之剂，而奏通关除格之功。颜老用此法治疗慢性肾炎、肾衰竭之恶心呕吐、二便不通者，常有奇效。

　　2. 血证　大黄用于血热妄行之出血证，如咯血、吐血、衄血等甚效。如患者因失血过多而见血虚阳浮者，颜老则取姜、附同投，配合大黄以凉血止血而不留瘀，回阳固脱，纳气归肾，引火归元，血有归宅，则出血自止。

[常用剂量] 熟附子 3~9g，干姜 3~6g，大黄 6~9g。

（张磊　胡琪祥）

二一、附子配磁石功擅温潜

附子辛热，其性走而不守，辛散温通，温阳化气，助心行血，仲景多用于回阳救逆。《医学衷中参西录·药物》曰："附子味辛，性大热。为补助元阳之主药，其力能升能降，能内达能外散，凡凝寒痼冷之结于脏腑、着于筋骨、痹于经络血脉者，皆能开之，通之。"磁石辛、寒，质重色黑，入肝肾两经，既能养纳肾气，强骨气，又可平肝阳，潜浮阳。两者配伍，取磁石之潜镇以监制附子之善走，以静制动，使附子无剽悍之性，为温潜之经典药对。颜老常用该药对治疗阳虚而虚阳上浮、上盛下虚之眩晕、咳喘、心悸等证，效果亦佳。

1. **眩晕**　眩晕的基本病机包括"风、火、痰、虚、瘀"。颜老认为眩晕日久，阴亏及阳，则出现阳气虚衰、虚阳浮越之象，患者常自觉面热升火，下肢发冷，体温则不高，舌淡胖，脉沉细。可取附子配磁石，加杜仲、牛膝，或加二仙汤等，补肾以摄纳上浮之虚火。小剂量附子配合磁石有降压作用，尤适合高血压伴发眩晕、耳鸣等证的患者。

2. **喘证**　喘证，除辨别虚实外，还应辨别外感内伤。颜老认为，若急性发病，寒湿内盛，中阳不足，可取附子、磁石配合小青龙汤、三子养亲汤，功在扶助中阳，化痰逐饮。若慢性发病，病久及肾，肾阳亏虚，肾不纳气，出现反复咳喘，气短难续，动则喘甚，遇劳感寒即发，乃正气虚也，则取附子、磁石药对配合干姜、山茱萸、桂枝、白芍、五味子等补肾纳气平喘。

3. **心悸**　附子通十二经，可升可降，为百药之长，能随所伍而异其用。附子温通心肾，磁石潜阳安神。二药配伍，可用于心肾阳虚，阳衰阴盛，虚阳浮越之心悸。颜老指出，心悸患者如兼见胸闷，畏寒，两颧红赤，脉沉细结代，舌苔薄腻，则为使用附子、磁石之证，常配伍四逆汤、交泰丸等。临床尤适合于心功能不全的心律失常患者。

[**常用剂量**] 熟附子 3~9g,磁石 15~30g。

（刘珺）

二二、附子配大黄,共奏通关除格之功

附子有天雄之称,其性辛热,走而不守,功能助阳补火,散寒除湿。颜老认为附子为百药之长,功兼通补,温补阳气,有利于气血复原,散寒通阳,可促使气血畅通,对经治不愈的难治病,每在辨证基础上辄加附子而获效颇丰。大黄有将军之谓,其性苦寒,擅长泻下攻积,解毒化瘀,临床亦常用于多种急危重症,效果颇佳。

颜老临证取附子与大黄相配,乃仿《金匮要略·腹满寒疝宿食病脉证治》大黄附子汤之意,认为大黄得附子之温热,则泻下而不伐阳气;附子得大黄之苦寒,则温阳而不伤阴液,且附子走而不守,功能协助大黄通利寒积,主治寒积实证,颇合病机。临床多用于慢性肾炎尿毒症期,脾肾阳亏,寒湿内生,浊邪弥漫三焦。大黄为降浊要药,取其祛浊通腑之力;附子辛热,取其温散寒浊而开闭结之功。二味同用,共成温散寒浊、苦辛通降之剂,而奏通关除格之功。

[**常用剂量**] 附子 6~9g,大黄 6~9g。

（屠执中 韩天雄）

二三、佛手配香橼,功擅理气止痛

佛手和香橼均为芸香科植物果实,古代常将二者相混,《本经逢原》卷三《果部》始将二者分列:"柑橼乃佛手、香橼两种,性温相类,故《纲目》混论不分。盖柑者,佛手也,专破滞气。今人治痢下后重,取陈年者用之。但痢久气虚非其所宜。橼者,香橼也,兼破痰水。"佛手形如指掌,味辛、苦、酸,性温,功能舒肝和胃、行气止痛。香橼气味芳香,性味与佛手相似,功能理气降逆,宽胸化痰。

颜老认为佛手芳香辛散,作用以行气止痛为主;香橼清香之力稍逊,以行气除满为主,临床上常取二药相须配伍,理气,宽胸,止痛,疏肝和胃,健胃化痰之力益彰,尤其在治疗功能性消化不良,以及肿瘤放化疗后引起的食欲不振、恶心呕吐、脘胀腹满等胃肠不良反应的治疗中具有显著作用。因冠心病气滞与血瘀常常互为因果,同时并见,治宜行气活血并举,故颜老亦取佛手与香橼治疗冠心病心绞痛,以胸闷憋气为主,证属气滞心痛者,屡用应验,无伤阴破气之虑。

[**常用剂量**] 佛手 3~9g,香橼 3~9g。

（韩天雄）

二四、浮萍配西河柳功擅祛风清热透疹

浮萍味辛、性寒,入肺经。功能发汗,祛风,行水,清热解毒,治时行热痱,斑疹不透,风热痒疹,皮肤瘙痒,水肿,疮癣,丹毒,烫伤。西河柳性平,味甘、辛,气微,味淡,入心、肺、胃经。功能散风,解毒,透疹,用于麻疹不透,风湿痹痛。二药合用,同气相求,共奏祛风清热、解毒透疹之功。风邪外袭肌肤,或夹湿,或夹热,或夹寒,夹湿则肿,夹热则红疹,夹寒则作痛。颜老治疗湿疹、风疹等皮肤病,习投以浮萍、西河柳对药配伍,效果显著。

1. **湿疹** 此病多因正气不足,肺卫不固,外邪侵袭,日久湿热内生,出现湿疹、瘙痒不已等皮肤病证。因肺主皮毛,司腠理,故皮肤病当以疏风宣肺法治之。而肺与大肠相表里,二者相互为用,肺卫不固者,可加用通腑之品,以助药力,并伍以清化湿热药治疗。颜老临床常取浮萍与西河柳对药,配伍麻黄、蝉衣、生槐花、土茯苓等治疗皮肤湿疹,以发挥二药祛风清热、解毒透疹之功。

2. **荨麻疹** 荨麻疹多为外感风邪、湿热内生所致,治之当以祛风清热、解毒透疹为则。颜老治疗荨麻疹,尤其是瘙痒、红疹等症状常投以浮萍、西河柳对药,另加活血化瘀川芎、丹参之味以增其效,若热甚者,可加大黄、赤芍、丹皮等。

[**常用剂量**] 西河柳:内服 6~9g;外用 60~90g,煎汤趁热熏洗。浮萍:内服 6~9g。

（王昀）

二五、佛耳草配款冬花治内外咳嗽

　　佛耳草性味甘平,入肺经,功能化痰止咳,祛风寒。《本草择要纲目·平性药品·鼠曲草》云:"除肺中寒,大升肺气,治寒痰嗽,宜用佛耳草。"款冬花润肺下气,化痰止咳,其性虽温而不燥,善能润肺止咳,化痰定喘,为临床治咳之要药。古人治久咳,取款冬花一两,蜂蜜拌调,入茶壶中,以面固其盖,勿令漏气,壶下置炭火,待烟从壶口出,口含吸烟,烟尽乃止,数日必效。颜老习用二药配伍,升降结合,宣肃并施,治疗一切新久咳嗽,气喘,劳嗽咯血。

　　咳嗽一证,民间流传"病人咳嗽,医者头痛"之说,并非言咳嗽难治,而是谓咳嗽难以除根。颜老认为肺主一身之气,其气机宜宣宜肃,若六淫入肺,或内伤损肺,气失宣肃,则咳喘频发,故治疗咳嗽之关键,在于恢复肺之宣肃功能,不治咳则咳喘自止。佛耳草善于宣肺,款冬花长于肃肺,二者配伍,有利于促进肺气宣肃功能正常。在辨证基础上,加入佛耳草、款冬花,治疗咳嗽一证,确有疗效。

[**常用剂量**] 佛耳草 15~30g,款冬花 3~10g。

（陈丽娟）

二六、桂枝配甘草功擅通阳化饮

　　桂枝辛甘而温,入膀胱、心、肺经,功能发汗解肌,温经通脉。甘草性味甘平,入脾、胃、肺经,功能和中缓急,润肺解毒,调和诸药。二药相使为用,辛甘化阳,具有通心阳、化痰饮之功,是治疗胸痹、心悸、痰饮之常用药对。

1. **心悸**　颜老认为桂枝配甘草是最原始的治疗心悸药对,桂枝温通心阳,炙甘草补益心气,利血脉。《伤寒论·辨太阳病脉证并治》谓:"发汗过多,其人叉手自冒心,心下悸,欲得按者,桂枝甘草汤主之。"以桂枝配甘草为主治疗心悸的经典方剂有桂枝甘草龙骨牡蛎汤、炙甘草汤等。如治王某,男,47岁。患顽固性心律失常3年,呈室性期前收缩、二联或三联律。24小时动态心电图示:室性期前收缩40 070次,最多时每小时达2 624次;超声心电图示升主动脉扩张。服大量西药治疗无效。西医诊断:冠心病,心律失常,室性心律失常。症见:胸闷,心悸惕惕然,头晕肢倦,手足不温,少寐,舌红,苔白腻,脉沉细、结或代。证属阳虚心气不足为本,气血瘀滞为标。颜老治以温通心阳,益气活血。方以桂枝甘草龙骨牡蛎汤与参附汤、生脉散合治,并加石菖蒲引药入心,黄芪、生蒲黄益气化瘀,使脾运健、瘀血通、心神宁而心悸愈。

2. **痰饮**　颜老治疗痰饮多宗长沙之说,尝谓"凡阳气不到之处,便为饮邪留滞之所""盖饮为阴邪,得寒则凝,得阳则化""离照当空,阴霾自散"。故将痰饮之成因归咎于脾阳之不足,认为饮为阴邪,非温不化,常取苓桂术甘汤出入治之。以桂枝、甘草之辛甘通阳化饮,白术、茯苓之苦淡健中渗湿,使中阳复振,阴饮自化。对多年饮病,尤其是老年患者,形寒肢冷、咳嗽痰稀,舌紫苔白,脉迟或弦滑者,则可加半夏、陈皮燥湿蠲饮,或加麻黄、附子加强温化之力。如治万某,男,46岁。肺包虫病切除术后,背部形寒,甚则冷而发抖。迭经治疗不愈,实验室检查则未见异常。初诊:背部形寒,甚则寒战,历时十月。头昏神乏,舌苔黄腻,脉细数。此为饮病,由阴邪内凝、阳失斡旋所致。许学士曾以单味白术治此,当以效仿,并合小柴胡法共进。处方:党参10g,茯苓10g,白术15g,柴胡9g,川芎4.5g,白芍10g,桂枝4.5g,生甘草4.5g,生姜3片,大枣5枚。另口服济生肾气丸,每次6g,一日2次。服药7剂,诸症皆除,随访未曾再发。

　[**常用剂量**]　桂枝3~6g,甘草6~15g。

(李桃桃)

二七、瓜蒌配薤白开胸散结治胸痹

　　瓜蒌又名栝楼,性寒而体润,擅利气散结以宽胸,清肺胃之热而化痰,可通胸膈痹塞。薤白味苦辛性温,味辛则散,味苦则降,善驱阴寒之凝滞,通胸阳之闭结,为治胸痹之要药。张仲景《金匮要略·胸痹心痛短气病脉证治》出瓜蒌薤白剂三首,即栝蒌薤白白酒汤、栝蒌薤白半夏汤、枳实薤白桂枝汤,后世沿用至今而不衰。颜老认为,仲景制此三方,虽药味简单,组成相似,但应用各具指征,一药之加均具规范。

　　心居阳位,为清旷之区,诸阳受气于胸中,故凡素体心气不足或心阳不振,或终日伏案少动,致胸阳不展、气血运行不畅者,则外寒易乘虚而入,两寒相得,饮凝胸中,阳气失于斡旋。颜老认为阳气不到之处,即为寒饮留滞之所。心阳不振,寒饮停滞,则痹阻心脉,胸痹、心痛作矣。胸痹属本虚标实证,本为心气不足,阳失斡旋,标乃痰饮凝滞,心脉痹阻。故临床凡见胸膺痞闷,或心痛彻背,甚则背部畏寒,舌淡苔白而润者,法宗仲景以瓜蒌、薤白通阳为主,随证选加半夏、茯苓、橘皮、枳壳、桔梗、菖蒲、郁金、丹参、川芎、降香等。其中菖蒲能引药入心经,缓解症状较为迅速。半夏则常以生用,先煎入药,常用量为10g,以加强化饮散结之力。然饮为寒邪,得温则化,得寒则凝,欲求宣痹化饮、温通心阳之药在所必用,酌加桂枝、附子等品,取"离照当空,阴霾自散"之意。

　　[**常用剂量**] 全瓜蒌 9~15g,瓜蒌皮 6~9g,瓜蒌子打碎入煎 9~15g,薤白3~9g。

（苏子镇　颜琼枝）

二八、藁本配蔓荆子,善治雷头风

　　藁本味辛,性温,归膀胱经,功效发表散寒,祛风胜湿,止痛。蔓荆子味辛、苦,性微寒,归膀胱、肝、胃经,功效疏散风热,清利头目。蔓荆子还能散风除湿,以治湿痹拘挛,具祛风止痛的效果。

藁本和蔓荆子都归膀胱经,均具有祛风胜湿及止痛的功效。其性俱升,善达巅顶,一味辛温,一味微寒,既可发散太阳经风寒湿邪,又能散膀胱经风热之邪,用其主治各种原因引起的巅顶痛,疗效颇佳,颜老常用此药对治疗雷头风。

雷头风,其头痛特点与一般头痛不同,初起恶寒壮热,继之头痛而胀,脑内轰鸣,头面起核,或肿痛红赤,正如王肯堂在《证治准绳·杂病·头痛》中所说:"雷头风,头痛而起核块者是也。或云头如雷之鸣也,为风邪所客,风动则作声也。"多责之风痰上扰。《赤水玄珠》第三卷《雷头风》:"夫此病未有不因于痰火者,盖痰生热,热生风故也。核块疙瘩皆有形可征,痰火上升,壅于气道,兼于风化,则自然有声,轻则或如蝉之鸣,重则或如雷之响,故以声如雷而为名也;或以其发如雷之迅速也。设如前论,尽作风热治之,恐认标而忘其本也。"颜老多用清震汤加藁本与蔓荆子治疗。如治徐某,女,49岁。头痛而涨,轰鸣不已,眩晕欲呕。舌黯苔白腻,脉细弦。雷头风多由瘀湿夹风阳上扰。投以升麻9g,苍术9g,荷叶1角,钩藤(后下)12g,姜半夏9g,川芎9g,蔓荆子9g,藁本9g,赤芍9g,白芍9g。7帖,药后患者头痛雷鸣已减,再服7帖诸恙悉除。

[**常用剂量**]藁本6~10g,蔓荆子6~12g。

(韩鑫冰)

二九、干姜配五味子功擅止咳平喘

干姜辛温,温中散寒,温肺化饮;五味子酸温,收敛固涩,益气生津。盖干姜温燥辛散,性主动,五味子酸收而敛,性主静,二者合而用之,一动一静,一散一收,体现肺司开阖之机宜。张仲景《伤寒论》凡遇咳者,每选五味子、干姜同用,义甚深奥。颜老认为咳喘者,辨证不论表里、寒热、虚实、新久,均可投以干姜、五味子。

1. 咳喘　干姜与五味子配伍应用始见于《伤寒论》第40条:"伤寒表不

解,心下有水气,干呕,发热而咳,或渴,或利,或噎,或小便不利,少腹满,或喘者,小青龙汤主之。"第41条:"伤寒心下有水气,咳而微喘,发热不渴。服汤已渴者,此寒去欲解也,小青龙汤主之。"颜老认为小青龙汤尤其适合治疗外感风寒,内有水饮,致肺气不利而咳喘者。若化热,邪在卫分加黄芩,邪在气分加石膏,以清热除烦;病久不愈,肺虚及肾,外邪较微者,则宜加入熟附子温补肾气。如治高某,男,52岁。患者素有咳喘,因感寒复发,咳喘不能平卧,痰多白沫,形寒背冷,脉细缓,舌红苔薄白。痰饮凝滞,脾肾阳亏,治以温阳化饮。药用:淡附块6g,炙麻黄6g,桂枝4.5g,细辛4.5g,干姜2.4g,白芍9g,半夏9g,五味子9g,茯苓6g,甘草3g。服药1周,咳喘略平,喉间痰声已无曳锯之象,再服7剂,诸症均瘥,续以调理之品善后。

2. **哮病** 哮病的发生,为宿痰内伏于肺,每因外感、饮食、情志、劳倦等诱因而引触,以致痰阻气道,肺失肃降,肺气上逆,痰气搏击而发出痰鸣气喘声。颜老治此擅用麻黄附子细辛汤加干姜、五味子温化痰饮,有治病求本之意;并指出,服药后患者即便舌质稍红,津液不足,但实际仍属寒凝为本,经用麻黄、附子、细辛、干姜之类后,阳气来复,津液上承,舌色反转润泽,故治哮喘时用药不必过于拘泥。

[**常用剂量**] 干姜3~9g,五味子3~9g。

(刘珺)

三〇、钩藤配石决明,具平肝潜阳之功

钩藤味甘,性微寒,归肝、心包经,功效息风止痉,清热平肝。石决明为鲍科动物杂色鲍、皱纹盘鲍、耳鲍、羊鲍等的贝壳,本品咸寒质重,入肝经,为凉肝平肝之要药。石决明既能清肝热镇肝阳,又具滋养肝阴之性,平肝潜阳,清肝明目。故用治肝阳独亢或阴虚阳亢所致的眩晕,惊搐,目赤翳障,青盲雀盲等。

石决明、钩藤,皆具平肝潜阳之功。然石决明为动物的贝壳,血肉有情之品,兼有育阴潜阳之功。钩藤性微寒,有清热平肝之功。二药合用,具有清热平肝、育阴潜阳之功。对于肝阳亢盛而兼有阴亏的头晕目眩病证,石决明和钩藤组成的药对有固本清源之效。颜老在心脑血管病中多用,尤其用于肝阳暴亢、风火上扰之中风半身不遂、面红目赤、舌强语涩、口眼㖞斜、脉弦劲等病症。

中风,多指内伤病证的类中风,多因气血逆乱、脑脉痹阻或血溢于脑所致。以突然昏仆、半身不遂、肢体麻木、舌謇不语、口舌㖞斜、偏身麻木等为主要表现。颜老临证常用石决明和钩藤配伍投之。如治凌某,女,55岁。患者肝阳之体,眩晕时作10余年,近2周来眩晕加剧,伴有右上肢麻木,右眼视物模糊,自觉舌麻不仁,夜寐欠安,胃纳尚可,二便尚调,面色潮红。舌体胖质黯,苔白腻,脉弦。处方:天麻粉(吞)1.5g,钩藤(后下)9g,石决明(先煎)30g,菊花9g,茯苓12g,白术12g,制半夏9g,龙骨(先煎)30g,生牡蛎(先煎)30g,川芎9g,指迷茯苓丸(包)9g。5帖后,患者眩晕已瘥,面色潮红已清,两目视物已楚,手指麻木亦减。

[常用剂量] 石决明15~30g,钩藤10~15g。

(韩鑫冰)

三一、鬼箭羽配露蜂房除痹活络

鬼箭羽苦寒,入肝、大肠经,破血通经。露蜂房性味甘平,功能祛风止痛,搜剔络中之风邪。颜老临床上擅用二药配伍,除痹活络,治疗类风湿关节炎、关节变形,效果显著,屡起沉疴。

类风湿关节炎、关节变形属于"顽痹"范畴,颜老认为痹证日久,大多夹有血瘀证,其病机乃气血瘀滞,经络瘀阻,气血闭阻不通,关节失养变形。血液凝坚的沉疴痼疾、络脉久痹则非一般辛温通络之品所能获效,临床效叶桂《临证指南医案》卷四《积聚》治疗瘀痹"每取虫蚁迅速,飞走诸灵,俾飞者升,走者降,血无凝著,气可宣通"之法,喜配以鬼箭羽、露蜂房,剿抚兼施,固本清源,除痹活络之功颇佳。如治谢某,男,66岁。顽痹经年,两手指关节变形,僵直,伸屈不利,右拇指作痛尤甚,舌苔薄,脉小弦。经温经通络等治,效果不显来诊。颜老拟方:党参9g,当归9g,白芍9g,生草4.5g,熟地15g,威灵仙9g,鬼箭羽9g,

露蜂房 9g,红花 9g,桃仁 9g,赤芍 9g,川断 9g,杜仲 9g,怀牛膝 9g。7 剂后病势缓解,再予上方加伸筋草 15g 巩固。

[常用剂量] 鬼箭羽 6~9g,露蜂房 3~9g。

（陈丽娟）

三二、骨碎补配石菖蒲善治链霉素中毒性耳聋

骨碎补味苦性温,《本草求真》卷五谓其"专入肾,兼入心",肾主骨而开窍于耳,入心兼可活血解毒,《景岳全书·水石草部》谓之"疗骨中邪毒""能治耳鸣"。石菖蒲辛温无毒,长于开窍化痰,《神农本草经·上品》谓之"开心孔,补五脏,通九窍,明耳目",《名医别录·上品》谓之"主治耳聋"。颜老临床辨治链霉素中毒性耳聋,常以此二味相须为用。

链霉素是继青霉素后生产并用于临床的抗生素,能有效杀灭结核杆菌或抑制其生长,因而在抗结核治疗中发挥着重要作用。但其具有明显的耳毒性与肾毒性,并有骨髓抑制作用,较易导致听力损害甚至耳聋,从而严重影响患者的生活质量。对于链霉素中毒性耳聋患者,颜老辨之多属肾虚瘀阻、窍闭痰蒙所致。习用补骨脂配合石菖蒲加以治疗。其中补骨脂固肾而逐瘀,石菖蒲开窍而化痰,二药一固一开,一瘀一痰,皆主治耳聋,故取之尤宜。

[常用剂量] 骨碎补 9g,石菖蒲 6g。

（吕章明）

三三、黄芪配益母草气血水同调

黄芪入肺脾经,能补气固表,利尿,生肌。益母草活血调经,利水消肿。两

药相伍,补不壅滞,通不伤正。颜老喜用其治疗气虚血瘀、水湿内停引起的水肿诸证。

1. **水肿** 津血同源,水能病血,血能病水,气滞则血瘀,血涩不通,三焦气化通路受阻,必然加重水肿。颜老认为此类水肿,当从血分论治,运用活血化瘀法能达到消除水肿之目的,瘀血病水,当宜血水同求,投泽兰、益母草化血为水,并配伍黄芪等加强气化作用,补气利水健脾,或取桂枝等温阳通脉药物,使水去而气不伤,湿去而阳无碍,对于后期减少复发,巩固疗效有重要意义。

2. **蛋白尿** 肾病综合征蛋白尿使用激素和免疫抑制剂联合疗法固佳,但其引起的不良反应、复发率都是难以解决的问题。颜老认为患者久病损耗正气,其气必虚,久病入络,积滞为瘀,虚实夹杂。临床取益气化瘀利水法治之,以标本同治,喜以生黄芪为主,方用补中益气汤、清暑益气汤出入,配以益母草、丹参、红花、赤芍等活血类药物,对加强及巩固疗效,减轻激素及免疫抑制剂的不良反应,胜人一筹。

3. **妇科** 益母草能活血调经,除治疗各种产前产后诸疾外,对于月经病亦是常用之药。黄芪性甘温,既能健脾,又能补一身之气。女子以肝为先天,以气血为本,颜老临床常取黄芪配益母草治疗各种妇科气虚血瘀之证,如气虚崩漏,每取此药对加入归脾汤内;脾虚白带,则与胃苓汤同投;妇人黄褐斑,多与血府逐瘀汤同用。

[**常用剂量**] 黄芪 9~30g,益母草 9~30g。

(张磊 胡琪祥)

三四、黄芪配升麻益气升清阳

黄芪性味甘温,入肺益气固表,入脾益气升提。气为血之帅,以其流动通行之力又能推动血行而有生化之功。升麻气甘苦,性微寒,功能升阳解毒,尤以入阳明经为擅长。两药皆为善于升提之品,黄芪得升麻之助则升提之力尤强,治中气下陷诸证独擅胜场。升麻气味俱薄,轻清上升,最能引清阳上升于头,配以黄芪补益元气,则功擅升阳益气,升阳而不伤气,益气而不壅滞,且寒性亦得以中和。颜老在临床上以二药同用治中气下陷、清阳不升证,屡有效验。

1. **眩晕、耳鸣** 颜老临床以二药同用治疗气虚清阳不升所致眩晕、耳鸣伴见神疲乏力,少气懒言,舌淡红,边有齿印,脉细等症。方选补中益气汤、益气聪明汤。如俞某,女,54岁,眩晕时作,胸闷心慌,胃脘不适,面色萎黄少华。脉细数,舌淡红,苔薄白。年逾半百,气血已衰,瘀血阻滞,清阳不升,治当益气升阳,活血化瘀,益气聪明汤加减。投以黄芪12g,党参9g,炒升麻4.5g,葛根9g,蔓荆子9g,白芍9g,清炙草2.4g,通天草9g,细辛3g,化橘红4.5g,水蛭粉1.5g(吞),黄柏4.5g。14帖。药后眩晕减轻,昏厥未作,上方去橘红,续服14帖,症状消失。

2. **痿病** 痿病早期肢体痿软无力,伴见食少纳呆,面浮不华,气短,神疲乏力,舌淡,苔薄白,脉沉细或沉弱等,颜老宗"治痿独取阳明"之义,多取升麻与黄芪、党参、白术、茯苓等药以健脾益胃濡筋,特别对中风后肢体痿软无力者,用之常能收效。如许某,男,50岁。10年来进行性神萎乏力,两下肢膝部肌肉萎缩,两手震颤,步履乏力,思睡,四肢色素沉着,舌胖,脉细数。病在脾肾,取补中益气汤加味。处方:生黄芪30g,白术9g,升麻15g,陈皮9g,肉苁蓉9g,巴戟天9g,川断仲各9g,柴胡9g,党参15g,炙甘草6g,当归9g,生姜2片,大枣6枚。上方加减治疗半年之久,病情稳定。

3. **心功能不全** 颜老临床上习以黄芪为主,配升麻、柴胡、桔梗、知母等,主治气短不足以息,胸闷怔忡,神昏健忘,脉迟沉微,或参伍不调等心功能不全属宗气虚陷之证,颇有疗效。如陈某,男,68岁。冠心病史,住院二十余次,其中抢救数次,两次病危。诊断为"冠心病,快速房颤,房早,快慢综合征"。近年因外感发热而发作频繁。症见胸闷心悸时作,低热神萎,口干,舌尖碎破作痛,夜尿频频,苔厚腻,脉小数。暑湿蒙蔽清阳,心阳痹阻,治以清暑益气汤。投党参9g,黄芪12g,苍术9g,白术9g,青皮9g,五味子4.5g,麦冬9g,黄柏4.5g,升麻6g,泽泻9g。服上方7剂,颇合病机,后又加味服用7剂,诸症俱退,随访三月症情稳定。

[**常用剂量**] 黄芪12~30g,升麻3~9g。

(苏子镇)

三五、黄连配厚朴辛开苦降治慢性胃炎

黄连性味苦寒,清热燥湿,泻火解毒,《神农本草经百种录·上品》谓其"能以苦燥湿,以寒除热,一举两得,莫神于此。"厚朴苦辛而温,宽中行气,消食散痞,《名医别录·中品》谓其"温中,益气,消痰,下气,治霍乱及腹痛,胀满。"黄连、厚朴皆入中焦,有燥湿化浊之功,又黄连味苦能降火,厚朴味辛能行气,二药配伍,寒热合用,一以燥湿清热,一以理气化湿,共收辛开苦降之功,使湿开火降,清气得升而浊气得降,中焦气机得以调和,是临床治疗湿热中阻的药对之一。

黄连配厚朴可见于清王孟英《霍乱论》卷下之连朴饮,颜老常以此二药相配用于治疗慢性胃炎湿热蕴伏之证,临床可见身热心烦,或呕或利,胸脘痞闷,胃纳呆顿,舌苔黄腻或白腻,脉滑或滑数者。若以泛恶、呕吐为甚者,则加入旋覆代赭汤、黄连苏叶汤内;若以下利为剧者,则配入葛根黄芩黄连汤、香连丸内;若胃纳呆顿为主者,则与平胃散、四君子汤同用,辨证而投,多能奏功。

[**常用剂量**] 黄连 3~6g,厚朴 9g。

（孙春霞）

三六、合欢皮配合欢花,功擅解郁安神活血消肿

合欢皮性平,味甘,归心、肝、肺经,具解郁安神、活血消肿之能,《神农本草经·中品》赞其有"令人欢乐无忧"之效。合欢花其色上半白,下半肉红,散垂如丝,属花之异类,甚是悦目。颜老临证喜用合欢,或取其皮,或用其花,或皮、花同投,皆能物尽其用,多有效验。

1. **失寐、抑郁**　孟河医家用甘麦大枣汤治疗失眠、抑郁等情志病时,常加合欢皮、合欢花两味做药引,可收锦上添花之效。又常取合欢皮与百合花同投,功效不减合欢皮与夜交藤的配伍,久服且有轻身明目之功。颜老继承孟河医家经验,治疗情志不遂、忿怒忧郁、烦躁失眠、心神不宁等症,常喜合欢皮、花同投,认为皮以解郁为长,花以安神为功。曾谓:"合欢叶至暮时即合,古谓合昏,可见古人观察甚细微,阳气渐入阴中,和合阴阳之功借助自然之力,故能事半功倍。"

2. **肺痈**　《备急千金要方》卷十七《肺痈第七》所载黄昏汤,是方乃一味合欢皮,主治肺痈,胸痛,咯吐脓血。颜老认为合欢皮有活血生肌之功,临床用于肺脓肿空洞,颇为适宜。

3. **折伤疼痛**　颜老集录之丹方,用合欢花曝干研末,酒服二钱匕,能疗折伤疼痛,颇为灵验,或外用与白蜡调敷肿痛处,善消散血肿。

[**常用剂量**]　合欢皮 9~15g,合欢花 9~15g。

（屠执中　杨扬）

三七、海藻配昆布功擅逐痰化瘀结

海藻味苦咸,性寒,入肺、脾、肾经。咸能软坚,苦能泄结,寒能涤热,擅长化痰热,祛瘀结,清痰热,且其性润下,可使痰热瘀火诸郁从下而泄,故可疗痰瘀胶蕴之中风、眩晕诸症,有化痰软坚、活血化瘀之功。昆布性味咸寒,入归肝、胃、肾经,功能软坚散结,消痰利水。主治瘿瘤,瘰疬,睾丸肿痛,痰饮水肿等。二药同用,功擅逐痰化瘀散结,可用于治疗痰瘀交阻引起的周围血管病、白血病、喉痹、瘰疬等。

1. **周围血管病**　对于患肢结节、硬索状物、肿胀疼痛,或肢体麻木、发冷疼痛属痰瘀交阻型的周围血管病,如结节性脉管炎、血管瘤等,颜老习用海藻、昆布与化痰药(瓜蒌、贝母、海浮石等)或活血药(当归、莪术、红花等)同用。若病情顽固难愈,则用虫类药搜剔以加强疗效,如水蛭、虻虫、全蝎、地龙等。

如治林某,男,30岁,工人。病已十多年,遍体大小紫色肿块累累,质软隆起,压痛不显,南京某医院诊为"血管瘤",因范围广泛,治疗困难,建议中药治疗而前来就诊。症见舌紫,苔薄腻,脉细涩。病已日久,痰瘀交结已成凝块,当软坚散结,活血化瘀。药用海藻、昆布、贝母、当归、桃仁、红花、赤芍各9g,牡蛎30g,黄药子18g,柴胡、川芎、牛膝各4.5g,生地15g,甘草3g。7剂后局部紫色转淡,肿块有收缩之佳象,治有效果,仍守之,原方加水蛭粉(吞)3g,治后肿块逐渐收缩。症延已久,势难速效,同上方再加莪术9g,7剂后将原方制丸常服,缓图根治。

2. 白血病　白血病若出现发热、头痛、体倦、淋巴结肿大、扁桃体及腮腺肿大、喉痛、出血症状、肝脾轻度肿大、脉滑数、舌红苔腻等症,颜老辨证为气血不足,痰热阻于窍络,耗营散津,邪实者以化痰软坚为主,习用"清热化痰饮"(当归、浙贝母、藏青果、赤芍、板蓝根、竹沥、半夏、海藻、昆布、丹参、生地、牡蛎、蛤壳、太子参、天虫)。如治李某,女,73岁。患慢性淋巴白血病,低热,脉弦虚大,苔薄腻,全身淋巴结肿大。白细胞 34.5×10^9/L,幼型1%,杆形2%,多核13%,淋巴83%,单核1%,红细胞 3.16×10^{12}/L。以清热化痰饮20剂后,症状好转出院。

3. 喉痹　足厥阴肝经循行喉咙,环口唇,若郁怒伤肝,肝失条达,气滞血瘀,肝郁犯脾,痰湿内生,以致痰湿与瘀浊互结,循肝经上结声户,症见咽喉似有物阻,哽塞不舒,或胀痛不已,入夜尤甚,局部水肿、肥厚或结节,伴有痰多,胸闷作痛,胃纳不馨,舌黯苔白滑,脉滑而弦等。颜老治此每遵《素问·至真要大论篇》"疏其血气,令其调达,而致和平"之旨,行气以化痰,活血以祛瘀,方用导痰汤合四物汤出入。血瘀化热加白薇、丹皮;声哑加蝉衣、诃子;结节或肿块则加入海藻、昆布等祛痰化瘀。

如治刘某,男,57岁。咽喉部灼热作痛、发音嘶哑半年,经检查诊断为咽部淀粉样变性,用激素、抗生素等治疗无效。患者咽痛声哑,口干喜饮,痰多色白,大便维艰,脉细弦小数,舌紫苔薄白。痰瘀胶结不化,治宜祛瘀化痰,软坚散结。药用半夏、海藻、昆布、丹皮各9g,白薇、花粉、诃子各12g,陈皮、蝉衣各6g,赤芍15g,生牡蛎30g。上方出入半年,查咽部肿块缩小,但症状仍有反复,原方加入清热活血之药:黄连3g,水红花子、桃仁、僵蚕各9g,紫草

12g。又服 3 月,症状次第消失,复查咽部呈高低不平如橘皮样改变,肿块已不明显。

4. 瘰疬 瘰疬初起结核如豆,渐渐窜生,累累如贯珠,坚硬,皮色不变,不热不疼,日久溃脓,难溃难敛,易生瘘管。此症之生,主要由于气郁生痰,由痰生火,由火伤阴,遂形成痰火气结、肝肾亏损之局面。初起以解郁祛毒为先,颜老常用昆花汤加减,此方出自清代陈士铎的《洞天奥旨》卷十五,主治痰气郁结化火之瘰疬。全方为:夏枯草 9g、浙贝 6g、山慈菇 3g、玄参 3g、连翘 3g、牛蒡子 3g、橘红 3g、金银花 3g、海藻 3g、昆布 9g、川芎 3g、当归 3g、香附 3g、白芷 3g、甘草 1.5g。方中以夏枯草、金银花、连翘、玄参清热消肿;牛蒡子、橘红、浙贝宣肺化痰,散结消肿;当归、川芎、香附理气活血;山慈菇、海藻、昆布软坚散结;白芷祛风消肿;甘草调和诸药。综合全方,具有清热化痰、软坚散结作用。临床以病程不长者为宜。病久者需加地黄、首乌、黄精、白芍之属,滋养肝肾,剿抚兼施为妥。颜老运用此方除海藻、昆布协同使用外,亦考虑血行不畅、痰瘀交阻的病理环节,并参以枳壳、生蒲黄、泽兰、橘核等品,效果显著。

5. 闭经 颜老习以海藻、昆布通利月经,往往应手则效。如治毛某,女,18 岁,学生。以"静脉炎,右上肢肿胀疼痛一年"就诊,证属筋瘤,且年已及笄,地道未行,脉细小,舌紫苔薄腻。由瘀阻血络引起,颜老于活血化瘀方中加入海藻、昆布各 9g,服方三十余帖,月经来潮,病情显著好转。

［**常用剂量**］海藻 9g,昆布 9g。

（颜新）

三八、海藻配莪术痰瘀同治

海藻咸苦而寒,咸能软坚,苦能泄实。莪术辛、苦、温,功能行气解郁,破瘀止痛。二药合用,调其血气,相得益彰,颜老临床用于治疗痰瘀蕴阻之高血压、周围血管病,有化痰软坚、活血化瘀之功。

1. 高血压病 高血压病眩晕症见居多,其病理机制多为痰瘀互结。颜老临证善用海藻配莪术，以痰瘀同治，活血通脉，调畅气血而止眩。如治某患者，因头晕头痛较剧，伴胸闷心悸，右侧肢体麻木，测血压为 240/150mmHg，脉细弦，舌红苔白腻。方以：莪术 9g，海藻 9g，仙茅 9g，仙灵脾 15g，巴戟天 9g，当归 9g，盐水炒知柏各 9g，潼白蒺藜各 9g，川牛膝 9g，生蒲黄（包）15g，水蛭 3g，虎杖 15g，夏枯草 30g，决明子 30g。10 剂后，头晕头痛大减，同上方加味再服 14 剂后，神色已振，血压稳定在 150/90mmHg，出院门诊随访，效果满意。

2. 周围血管病　颜老认为海藻善化痰结，莪术能消瘀积，二者同用，可治病久痰瘀交结之凝块，症见肢体结节、硬索状物、肿胀疼痛，或肢体麻木、发冷疼痛等，如结节性脉管炎、血管瘤等周围血管病。如治王某，男，56 岁。患者左侧睾丸肿块一星期，曾用青、链霉素治疗，症状未见好转，且逐渐增大，疼痛难忍，站立时下坠而胀痛更甚，质坚硬如鹅卵大，阴囊皮肤完全紫黑，摸之发冷，畏寒，全身乏力，面部两颧色素瘀斑，苔薄白而黄，舌质有瘀点，脉细涩。寒凝气滞，血瘀阻于肝肾之络。颜老取少腹逐瘀汤配伍三棱、莪术、海藻、昆布等，疏肝化瘀，软坚破结。患者共服 21 剂，随访左侧睾丸肿块完全消退而告痊愈。

[**常用剂量**] 海藻 9~15g，莪术 9g。

（陈丽娟）

三九、琥珀配沉香行气利尿而开癃闭

沉香辛苦而温，归脾、胃、肾经，主行气，《神农本草经疏》卷十二谓："沉香治冷气，逆气，气郁，气结，殊为要药。"琥珀性味甘平，归心、肝、膀胱经，功能利尿通淋，可用治淋证尿频、尿急、尿痛以及癃闭小便不利之证，《本草衍义补遗·琥珀》谓其"今古方用为利小便以燥脾土，有功。脾能运化，肺气下降，故小便可通"。《仁斋直指方》卷之十五治尿血之琥珀饮："琥珀为细末。每服二钱，灯心一握，脑荷少许，煎汤调下。"

颜老治疗癃闭以《素问·灵兰秘典论篇》"膀胱者，州都之官，津液藏焉，气化则能出矣"为准绳,认为化气行水是治疗该病的重要法则,临床常用沉香配琥珀,行气导水之功显著而开癃闭,多用于老年人前列腺增生者。若肺气虚者,习用西洋参煎汤送服琥珀粉、沉香粉治之,每有开上启下之妙;对于脾气弱者,可加用黄芪补气,苍术运脾,使水津四布,奏升清泄浊之效;肾气亏者,则加用附子、肉桂、小茴香等益火助阳,温阳化气,气行则水行。

[**常用剂量**] 琥珀粉 0.6~1.5g,沉香粉 0.3~1.5g。

（孙春霞）

四〇、黄精配玉竹,共奏补气养阴之效

　　黄精、玉竹二者同为百合科植物,属补益药中的补阴药,同列为药食中的上品。黄精其味甜,性平,历经九蒸九晒,其色由黄变黑,滋补倍增,具脾肾双补之功。古人认为此品久食能"轻身延年",《本经逢原》卷一《山草部》云:"黄精为补中宫之胜品,宽中益气,使五脏调和,肌肉充盛,骨髓坚强"。前人有"一味黄精可代参芪"之说。玉竹,又名葳蕤,其味甜,性偏寒,入肺、胃经,功能为滋阴润肺,养胃生津,多用于热病口燥咽干、干咳少痰、心烦心悸等,前人有"一味玉竹可代参地"之说。二药合用,共奏益气养阴、润肺生津、脾肺肾三脏俱调之效。

　　颜老认为黄精偏重于补气,玉竹偏重于养阴,两者相配,则气阴共补,尤适宜于气阴两亏所致的糖尿病、脑梗死、慢性肾病以及血液病粒细胞缺乏症等。此外,两药放入膏方中应用,一则两药药用部分同是根茎,熬制后易于出膏,可使膏色亮泽,同时又具肺脾肾滋补之功。唯两药性质黏腻,易助湿致气滞气胀,故脾胃夹湿热壅滞者需与苍术等同用为好。

　　[**常用剂量**] 黄精 9~15g,玉竹 9~15g。

（韩天雄）

四一、黄药子配刘寄奴善治各种囊肿

黄药子味苦性平，入肝、心经。功擅散血凉血，消瘿止咳。颜老常以之治疗各种肿瘤及癌症，有软坚消积作用，并告诫久服可引致药物性肝炎，故连续应用以不超过 1 个月为妥。刘寄奴味苦性温，入心、脾经，因其能破血消胀，故为跌仆损伤之要药。颜老谓其止痛与利水作用颇为可取，亦常以之治疗内科肿痛诸症。二药合用，攻坚逐瘀之力甚强，兼能利水消胀止痛，故尤宜于各类囊肿。

囊肿是长在人体某器官的良性囊状包块，内容物为液态，多发于卵巢、肝、肾等部位，属于中医"癥瘕""积聚"范畴。颜老认为，囊肿的形成与瘀、水关系密切，因患者局部气血壅滞，"血不利则为水"，津血内停，水瘀互结而逐渐形成。治当攻瘀逐水，故颜老临证常以破瘀力峻的黄药子、刘寄奴合用，其中黄药子又善软坚散结，刘寄奴兼能利水消胀，故对于囊肿病机的瘀、水、肿块诸方面，颇为合拍，投之合度，多能见效。

［**使用注意**］黄药子不宜连续使用超过 1 个月。

［**常用剂量**］黄药子 6g，刘寄奴 9g。

（吕章明）

四二、海桐皮配海风藤治风湿性关节炎

海桐皮祛风湿，通经络，治风湿痹痛。《本草纲目·木部》第三十五卷谓："海桐皮能行经络，达病所。"海风藤祛风湿，通经络，理气，善治风寒痹痛。《本草再新》卷三谓其："行经络，和血脉，宽中理气，下湿除风。"颜老习取二药配伍应用，治疗风湿性关节炎属风寒湿痹，症见肢节疼痛，筋脉拘挛，屈伸不利，疗效显著。

痹证虽有风寒湿三气杂至之说,但人体素质不同,感邪亦各有偏胜,故风气胜者为行痹,寒气胜者为痛痹,湿气胜者为着痹。治痹既不可偏执一端,亦不可主次不明。颜老认为凡痛者,多与寒气入络相关,治痹不效之因,大半在于用药散杂,不能切中肯綮,论治要点在于"温经"和"逐邪"。在益气温经药中加海风藤、海桐皮出入为方,效果满意。如治丁某,男,58岁。两下肢肿胀疼痛,局部皮肤逐渐黯黑,青筋暴露,行走不便,已有五载。近五个月症情加剧。经外科会诊,确诊为下肢深静脉炎,经治效果不显,改用中药祛风化湿、温阳逐痹之剂,疗效亦差,特来就诊。初诊:两下肢肿胀疼痛,麻木不仁,肌肤甲错,弯曲不利,行动困难,舌淡红,苔白腻,脉弦。气血运行则四肢百骸和畅,滋营则筋骨脉络顺达。若为寒湿风邪所侵,则气血滞凝,三邪合辙,病久邪深,大有胶困之势,当予温经通络,搜剔瘀积。处方:制川草乌各4.5g,桂枝4.5g,威灵仙9g,炙土鳖虫4.5g,油松节9g,川牛膝9g,海风藤9g,海桐皮9g,细辛4.5g,豨莶草15g,当归9g,生蒲黄(包)15g。经三诊,疼痛消失,酸麻胀感少存,下肢肤色稍柔,步履如初。以丸代煎,以资巩固。

[常用剂量] 海风藤9~15g,海桐皮9g。

(陈丽娟)

四三、桔梗配枳壳,一升一降调气机

桔梗色白得肺气之质,味辛得肺金之用,辛者主升,常用作舟楫之剂,善利胸中之气,能开提气血。枳壳味微苦,苦者主降泄,善于下气宽胸,能泄至高之气。二药配伍,《苏沈良方》卷第二名之为"枳壳汤",原方主治伤寒痞气,胸满欲死者。颜老认为桔梗配枳壳,辛开苦泄,一升一降,降已而还升,具开滞消痞、宣展气机之功。

1. 胸痹 颜老根据胸痹急性发作期、缓解期和稳定期的动态变化,细辨标与本、虚与实、常与变而制订出温、通、补三法,用药上重气血,温心阳,宗升降,达后天,常选用桔梗配枳壳,一升一降,调畅气机,开通胸阳,行气活血。如治彭某,男,63 岁。患高血压、冠心病多年,近日胸闷气促,两下肢凹陷性水肿,脉搏缓慢,心率 50 次 /min,患者口唇紫绀,头晕胸痹,动则气促,下肢水肿,舌紫质干,有裂纹,脉迟细。气阴两虚,血瘀水停之证,治宜攻补兼施。药用:淡附片 6g,北沙参 9g,麦冬 9g,五味子 6g,枳壳 9g,桔梗 6g,丹参 15g,葛根 9g,决明子 15g,泽兰 9g,益母草 30g。服药 10 天,胸闷见缓,心率升至 65 次 /min,下肢水肿见退,再服半月,诸症悉平。

2. **咳嗽** 外感或内伤均可导致肺气失于宣发、肃降,使肺气上逆而引起咳嗽。临床在辨证选方治疗咳嗽时,颜老常于方内灵活配伍枳壳、桔梗,调畅气机升降,以助宣利肺气之功,亦能升清降浊以祛除痰饮、湿浊等。如治陆某,男,70 岁。咳嗽气促,夜不能寐,逢冬易发,身背恶寒,肢冷,咳大量白色泡沫状痰,一日吐痰量多达 2 杯,舌淡而胖,苔白腻满布,脉弦滑。处方:麻黄 6g,桂枝 6g,白芍 9g,细辛 1.5g,半夏 9g,五味子 6g,干姜 9g,茯苓 12g,白术 12g,枳壳 9g,桔梗 9g。二诊:虽自觉咳痰好转,但终因气候变化而咳喘依然。遂于小青龙汤中加附子、白芥子、苏子。药后患者白沫痰转浓,咳喘随之而平,畏寒肢冷消失,痊愈出院。

3. **水肿** 颜老治水肿有宣、祛、化等方法,善于调动机体内在的功能,扶正祛邪,旨在利尿退肿而不伤正,故疗效显著且巩固。颜老认为治肿从脾、肾论治为正治大法,但也常取治肺以利水,尤其是腰以上肿及头面肿明显者。他尝谓"肺为水之上源,上源壅阻,郁闭,水何以成流,源头开启,方能水流涓涓不息"。对肾炎蛋白尿、水肿而有肺脾气机不利,清浊不分者,每于辨证用方过程中加入枳壳、桔梗以宣肺运脾,疏通壅滞,分别清浊,能使升降有常,运脾安中。

4. **疑难杂症** 颜老学术上推崇气血学说,提出"气为百病之长,血为百病之胎"理论,创立了"久病必有瘀,怪病必有瘀"的辨证观点及以调气活血为主的"衡法"治则。"衡法"常用方王清任血府逐瘀汤,方中枳壳配桔梗升降气机,可达气行则血行之效,有画龙点睛之妙。颜老临床常用来治疗久病痼疾,疑难杂症。如治尤某,女,40 岁。于两年前因春节劳烦过度,复受精神刺激,渐致精神失常,时而兴奋多言,时而整日嗜卧,胸腹饱胀,嗳气频频,形体丰腴,舌紫苔薄。颜老辨为血府有瘀,瘀热蒙蔽心窍之癫症。治以清心化瘀,宁心安神。方选血府逐瘀汤加石菖蒲、黄连、丹参等,加减治疗一个月而愈。

[**常用剂量**] 桔梗 6~9g,枳壳 6~9g。

(杨梦璇)

四四、降香配葛根功能调气活血

降香辛温,归肝脾经,可化瘀降气,理气止痛。《本草再新》卷四:"治一切表邪,宣五脏郁气,利三焦血热,止吐,和脾胃。"葛根味甘、辛,性凉,归肺、胃经,具有解肌退热、透疹、生津止渴、升阳止泻功能。颜老认为葛根性辛,善升阳明清气。二药合用,一升一降,一温一凉,气血同调,使清旷之区舒展,且辛散而不伤津,在治疗胸痹、喘证等证方面疗效显著。

1. 胸痹心痛 颜老治疗气滞血瘀之胸痹心痛,常取降香配伍葛根,发挥其理气活血、化瘀止痛之功。如颜老自拟"益心汤",方用葛根、降香配伍决明子、川芎、黄芪、党参等。功能益气化瘀,活血通脉,用治气虚血瘀型冠心病心绞痛、心肌梗死等,多能较快地缓解症状,尤其对老年患者及心肌炎后遗症,凡属气虚血瘀者用之皆效。正如张锡纯《医学衷中参西录·医论》所言:"气血同虚不能流通而作痛者,则以补虚通络为宜,不可唯事开破。"如治张某,男,58岁。冠心病多年,胸闷作痛,痛彻项背,伴有心悸气短,神疲乏力,怔忡少寐,遇劳累则发,脉细涩,时有歇止脉,舌紫苔薄白。心电图示Ⅱ度房室传导阻滞,房性早搏,偶见室早。患者年近古稀,气虚血瘀,心脉受阻,不通则痛。方用"益心汤"投之,加琥珀粉 1.5g(另吞)。服药 10 剂,精神见振,胸闷大减,心悸怔忡亦安。药已对证,原方继用 3 个月,胸闷作痛消失,其他症状好转,复查心电图正常。随访多次,胸痛未发。

2. 喘证 气喘气急,多为寒入肺俞,痰凝胸膈而起,久发不已,气失宣降,气机不畅,必致心肺同病,五脏俱伤。心肺同居上焦,肺主气,心主血,肺气不畅则心血瘀阻,故而气喘气急。故《丹溪心法·咳嗽》谓:"肺胀而嗽,或左或右,不得眠,此痰夹瘀血碍气而病。"颜老指出气喘久发,虽不离乎肺,又不止乎肺缠绵时日,久病必瘀,气凝血泣,痰瘀交阻,导致肺心病发作。常见咳痰气喘,心悸胸闷,口唇紫绀,青筋暴露,脉结代。每在辨证基础上加入降香、葛根药对,其效尤甚。

[常用剂量] 降香 1~3g,葛根 9~15g。

(刘珺)

四五、降香配沉香功擅通降气血

降香性味辛、温,入肝、脾、肺、心经,功能活血散瘀,止血定痛,降气辟秽。《本草纲目·木部》第三十四卷云:"疗折伤金疮,止血定痛,消肿生肌。"沉香性味辛、苦、温,入脾、胃、肾经,功能降气温中,暖胃纳气。《本草纲目·木部》第三十四卷谓"治上热下寒,气逆喘急,大肠虚闭,小便气淋,男子精冷",盖气之逆上作乱,心有所扰,肾必有所亏,沉香能纳气归源。两者均性善降善通,降香降血,沉香降气,颜老取二香相配,功能通降气血,临床治疗咳喘、腹胀腹痛等病证有效。

1. **咳喘** 喘家日久,痰饮内伏,邪满于中,郁久化热,痰热上逆迫肺,症见喘逆难平,胸闷,咳吐黄黏痰,下肢浮肿,不能平卧,苔白腻者,可在泻肺化痰、止咳定喘基础上,加入等量降香末、沉香粉和匀吞服,能清肃肺气,使肺气壅塞可解,咳喘可平。

2. **腹胀腹痛** 腹部胀痛,有寒有热,有虚有实,颜老指出腹胀痛绵绵而作,为寒痛;时发时止者,属热痛;痛处不移者,属瘀血;胀痛欲便,利后见缓者,属食积。脐中胀痛属太阴,脐下胀痛属少阴,两侧小腹胀痛属厥阴。临床凡小腹胀痛,绵绵而作,喜热欲按者,当属少阴寒痛,可取降香配沉香,直达少阴,以求温肾阳、通气血之效。

[常用剂量] 研粉吞服:降香 1~3g,沉香 1~3g。

(颜乾珍)

四六、椒目配葶苈子,功擅通利水道,消饮平喘

　　椒目性寒,味苦、辛,有小毒,归脾、肺、膀胱经,具利水消肿、降逆平喘之效。《本草备要》卷之三言其"专行水道,不行谷道"。葶苈子性大寒,味苦、辛,归肺、膀胱经,有泻肺平喘、利水消肿之能。《神农本草经·下品》谓其"主癥瘕积聚结气,饮食寒热,破坚逐邪,通利水道"。颜老取两者通利水道之性,常同投于水肿、喘证、泄泻等病症。

　　1. 水肿　颜老认为宣散、肃降交替而作是肺功能活动的基本状态,肺有宣肃之功,才有主气司呼吸,通调水道,朝会百脉之功,肺气宣散,水津四布,五经并行,肺气肃降,废弃之水液下输膀胱而排出。临床习取椒目性辛以宣发肺气,葶苈子味苦以肃降肺气,辛苦并用,辛开苦降,以治疗头面浮肿为甚者,每获佳效。

　　2. 喘证　颜老认为,喘家日久,痰饮久羁,邪满于中,上逆迫肺,喘逆难平,单用温散则力有不逮,故倡用泻、逐、利等法畅利肺气。椒目与葶苈子皆有平喘之功,能泻逐痰饮从水道而出,宿邪既出,肃降之路无所阻碍,肺气自然畅利,喘即能平。

　　3. 泄泻　脾主运化,喜燥恶湿;胃主受纳,喜润恶燥。若肆意饮食,损伤脾胃,或素体脾胃虚弱,内湿久蕴,致使运化失常,留饮酿痰,而令升降失常,清浊相干,小肠受盛及大肠传导皆失常度,乃作泄泻。故《景岳全书》卷之二十四《泄泻》有"泄泻之本,无不由于脾胃"之说。颜老取椒目与葶苈子同投,乃仿《金匮要略》己椒苈黄丸之义,葶苈子泻肺下气,椒目利水逐饮。又肺与大肠相表里,肺气通利,可有助清肃肠腑停痰留饮等宿积,亦通因通用之变法。临床凡泄泻属水饮停滞,走于肠间,腹中胀满,沥沥有声可闻者,伍入方中,多有效验。

　　[**常用剂量**] 椒目 1.5~3g,葶苈子 9~15g。

(屠执中　杨扬)

四七、坎炁配紫河车填补下元镇虚喘

坎炁又名脐带、命蒂等，是指连接胎儿和胎盘的结构，状如绳索，质地坚韧，味甘、咸，性温，具益肾纳气、补养气血、敛汗之功。紫河车又名混沌衣、人胞等，为健康人的干燥胎盘，味甘、咸，性温，有大补气血、温肾益精之效。二药皆与人同源而善补先天肾气，颜老常以之相须为用而治疗肾虚喘促之证。

颜老尝谓"新喘在肺，穷必及肾"，故虚喘从肾论治，寓滋苗灌根之意，盖肾居下焦，元阳内居，功能助肺纳气，为气之根。故若久喘，逆而上奔；或阳虚寒水不化，水无所主，上凌心肺而为喘呼，动则尤甚，在老年患者或久发咳喘之人尤为常见。《素问·逆调论篇》曰："夫不得卧，卧则喘者，是水气之客也"，颜老认为，当是之时，下虚而上实，温补下元、镇纳浮阳最为关键，故常投以坎炁、紫河车二味，大补元气，以固其根。若水饮为盛者，参入真武汤、苓桂术甘汤等；阳气不足者，可取肾气丸、黑锡丹之类；脾虚失运者，则加理中汤、香砂六君子汤之类。随证施方，辨证加减，多有良效。

[**常用剂量**] 坎炁 1~2 条，紫河车 15~30g。

（吕章明　颜琼枝）

四八、露蜂房、全蝎、蜈蚣、乌梢蛇同用，
　　　功擅祛风通络止痛

露蜂房味甘，性平，有小毒，归胃、肝、肾经，功效攻毒，杀虫，祛风。主风湿痹痛，风虫牙痛，痈疽恶疮，瘰疬，喉舌肿痛，痔漏，风疹瘙痒，皮肤顽癣。全蝎味辛、性平，有毒，归肝经，功效祛风止痉，通络止痛，攻毒散结。用于急慢惊风，风湿顽痹，头痛，腹痛，疝气，痈肿疮毒，瘰疬痰核等证。蜈蚣味辛，性温，有毒，

归肝经,搜剔通络为特长,功效息风止痉,攻毒散结,通络止痛。主治风动惊厥,抽搐拘挛,风湿痹痛,痈毒肿瘤等证。乌梢蛇味甘,性平,归肝、脾经,功效祛风通络,定惊止痉。主治风湿顽痹,筋肉麻木拘急,中风口眼㖞斜,半身不遂,抽搐痉挛等症。

颜老临床喜取蜂房、全蝎、蜈蚣、乌梢蛇四药组成药对,认为四药均为虫类药物,擅长走窜,内至脏腑气血,外达经络血脉,功擅搜剔风寒湿诸邪,共奏祛风、通络、止痛的效果,凡风湿痹痛、顽固头痛等症,尤其是关节变形者,颜老常用此药对,因为病已至此,邪气壅滞而不去,深入关节筋骨,恙根深痼,难以骤拔,非迅疾飞走不能散。用虫类搜剔之品,攻毒散邪,其透骨搜风之力,能外达皮毛,内通经络,以达到止痛蠲痹的效果。

1. **顽固性头痛** 顽固性头痛指长年累月的持续性头痛,为临床上常见的症状之一,通常局限于头颅上半部,包括眉弓、耳轮上缘和枕外隆突连线以上部位的疼痛。《证治汇补》卷之四《头痛》云:"自外入者,风寒暑湿之邪,自内发者,气血痰郁之异,或蔽覆其清明,或瘀塞其经络,与气相搏,脉满而痛。"颜老多从瘀浊与风邪内潜角度考虑,用此四药组成药对配合化瘀药来治疗顽固性头痛。如治刘某,女,42岁。头痛有年,经期则作,伴有经来量少,腹痛,脉沉涩,舌紫苔薄。拟方:生地12g,赤芍9g,川芎18g,红花9g,桃仁9g,羌活12g,当归6g。5帖。药后适值经潮,量较畅,色亦较鲜,腹痛减轻,头痛小安,脉沉涩未起,舌紫苔薄。再同上方加蜂房9g,乌梢蛇9g,石楠叶9g,全蝎粉、蜈蚣粉各1.5g,和匀另吞。5帖。头痛宿疾,十剂而安,脉涩而起,舌紫亦淡,以煎化丸,希竟全功。

2. **风湿痹痛** 颜老认为痹证日久不愈,大多夹有血瘀,其病机乃气血闭阻不通,不通则痛也,可从"骨痹""顽痹""痛痹"论治。常用此四药组成的药对来达到祛风、通络、止痛的疗效。如治翁某,女,43岁。痹痛有年,两手指骨节已变形,两膝关节肿胀,时轻时重,近因气候阴雨,发作尤甚,屈伸不利,步履失健,胃纳如常,脉象沉涩,舌苔薄白。拟方:当归9g,制川草乌各5g,全蝎2.4g,炙蜈蚣5g,炙蜂房5g,乌梢蛇9g,地龙9g,麝香(吞)0.1g,红花6g,制乳香没药各3g。上方服用半月,痛势大减,手指、膝关节肿胀均退,随访良好。

[**常用剂量**] 蜈蚣3~6g,全蝎3~6g,露蜂房6~9g,乌梢蛇6~12g。

(韩鑫冰)

四九、羚羊角配钩藤治产前子痫

　　羚羊角味咸而性寒,性属直下,功擅平肝息风,清热镇惊,凡属肝热生风者,不论虚实,均可随证配伍使用。颜老认为羚羊性灵,筋骨之精在角,功能舒木、安木、散木、降木、平木,清肝及肺,故能退高热,治内闭。钩藤性味甘寒,入肝、心包二经,功能清热平肝,息风镇痉,《名医别录·下品》谓其能疗"十二惊痫"。颜老在临床习取羚羊角配钩藤治疗产前子痫,有一定疗效。

　　《女科经纶》卷四谓:"其候冒闷不识人,须臾自醒,良久复作,谓之风痉,一名子痫。"颜老认为胎元有赖气血充养,妊娠末期气血愈亏,血虚生风故抽搐,气虚生痰上蒙清窍而神昏,产前子痫当属正虚邪实之证,历代医家皆推崇羚羊角散与钩藤汤治之。颜老习取二方合而用之,临床多有验案。如治袁某,女,23岁。怀孕8月余,突然全身抽搐,神志昏迷,入院查血压:170/100mmHg,妇科会诊为产前子痫。经用中药:羚羊角粉(冲)1.2g,生石决(先煎)15g,天麻4.5g,天竺黄6g,竹沥半夏6g,橘络4.5g,煅龙齿(先煎)15g,陈胆星4.5g,钩藤(后下)12g,川贝母9g,九节菖蒲2.4g,白薇9g。日一剂,多次鼻饲,2小时后抽搐减少,4小时神清,越日产下一女,母女俱安。

　　[**常用剂量**] 羚羊角粉,冲服,0.6~1.2g;钩藤,后下,3~12g。

(张旻)

五〇、连翘心配莲子心,擅长清心泻火

　　连翘心性味苦寒,入心、肝经,功能清热泻火,疏散风热。常用于治疗热入心包引起的高热,烦躁,神昏,谵语。莲子心性味苦寒,入心经,功能清心去热,止血涩精。二药配合,则能清心泻火,透热凉血,引热下行。颜老善用此药对治疗痰热扰心、神明失养所引起的心脑血管疾病,诸如不寐、健忘、癫狂、热疮等。

1. 不寐 颜老根据临床表现将不寐分为肝郁气滞、气郁化火、气滞血瘀、气血两虚四个类型,也即四个不同的发展阶段。针对气郁化火型不寐,常以连翘配莲子心清心泻火,凉血开窍。连翘象心,咸寒甘苦,能退心热;莲子心甘苦微咸,其根倒坐,由心走肾,使心火下通于肾,又回环上升,使肾水上潮于心。二药同用,独取其心,以散心中秽浊之结气,使神清气明,而不寐得瘥。

2. 健忘 颜老认为健忘乃虚实夹杂之证。气血不足、不养心神是谓虚,痰瘀中阻、脑络失养是谓实,治疗以补养气血、调气活血为重点。只有气通血活,脉络畅利,始能使脑髓充养,髓满窍开。痰瘀内阻,郁而化火,心火炽盛,心烦不安,口苦口干,心悸健忘者,可在辨证基础上加入莲子心配连翘心,每有清心益智的功效。

3. 癫狂 颜老对癫狂多从火扰神明,心神不宁论治,即清心泻火之意。火性炎上,火扰神明,则见狂越妄动,神昏谵语。泻火即清心,清心以养神,自拟新泻心汤(黄连、丹皮、赤芍、连翘心、莲子心、竹叶、生地、大黄、甘草)治疗以清心泻火。如治颜某,男,15岁。患者有癫痫病史日久,发作频繁,因情志不调而致神志不清,甚则抽搐不止,昏不识人。舌红,苔薄腻,脉弦细。痰浊蒙蔽,心神失守,治以清心化痰治标,以调畅气血治本。处方:制南星9g,半夏9g,莲子心4.5g,连翘心9g,双钩藤9g,橘络4.5g,石菖蒲4.5g,远志9g,茯神9g,清气化痰丸(包)9g。14付。半月来未见神识不楚,转以血府逐瘀汤平衡阴阳,以求根治。经治三月,痫证未作。

[**常用剂量**] 莲子心3~4.5g,连翘心9g。

(颜乾珍)

五一、六月雪配鹿衔草治肾病

六月雪味淡苦、微辛,性凉,归肝、脾经,功能祛风利湿,清热解毒,主治小儿惊风、腹痛、目翳、齿痛、肾炎。鹿衔草甘苦而平,归肝、肾经,功能补肾强骨、祛风除湿,止咳止血。颜老谓二药相配既有补肾之功,又可清下焦湿热,有标本同治、固本清源之效,临床多用于慢性肾炎、肾衰竭属正虚邪实之证。

慢性肾衰竭可出现尿闭、呕吐并见,此乃溺毒内闭而致关格之证,《伤寒论·平脉法》云:"关则不得小便,格则吐逆。"每至于此,脾肾阳衰,阳不化湿,水湿内停,浊邪壅滞三焦,故"三焦相混,内外不通"(《伤寒论·辨脉法》)当是病之渊薮。颜老治此证,本着急则拯关格,缓则调气化的原则,临证对湿热蕴结而见呕恶臭秽、苔黄而腻者,及时清化,常在黄连温胆汤清化湿热的基础上,酌加六月雪配鹿衔草以扶正达邪,从而保肾气,除溺毒,使邪去而正安。

[**常用剂量**] 六月雪 10~30g,鹿衔草 15~30g。

(孙春霞)

五二、六月雪配紫花地丁,泄浊解毒疗肾炎

六月雪,又名白马骨,性凉,味苦、辛,归肺、胃、大肠、肝经,具疏风解表、清热利湿、祛风除湿之效。紫花地丁性寒,味苦、辛,归心、肝经,有清热解毒、凉血消肿之能。颜老常取两者为对,共奏凉血解毒、清利湿热之功,主要用于治疗慢性肾炎尿毒症、肾病综合征等肾系疾病。

颜老提出慢性肾炎尿毒症实属水浊之毒为患,治当清热解毒,佐以淡渗通利之品,临床常取紫花地丁与六月雪、土茯苓、黑大豆等相配,内服外用(灌肠)皆有效果。又由于此类病患或多或少有服用糖皮质激素,其不良反应也不容轻视。其症多伴热象表现,可酌情配以白花蛇舌草、紫花地丁、带心连翘等清热解毒之品,则效果更佳。

[**常用剂量**] 六月雪 30~60g,紫花地丁 9~15g。

(屠执中 杨扬)

五三、牡丹皮配泽泻善祛血分之湿热

　　牡丹皮性味苦、辛,微寒,归心、肝、肾经,功能清热凉血,活血化瘀,尤善治血中伏火。泽泻性味甘寒,归肾、膀胱经,功能利小便,清湿热,尤善泻肾中之水邪。颜老临床习用丹皮配泽泻清利血分之湿热,用于治疗慢性肾炎水肿,痛风急性发作之红肿作痛,以及下肢结节性红斑等,效果明显。

　　人体水液的运行,靠脾的转输,肺的通调,肾的开阖。如三脏失司,水湿内停,则发为水肿。三脏中尤以肾为主要。血水同源,血不利则为水,现代医学认为肾脏的"血瘀",不仅为导致水肿的原因之一,还可引起肾小球毛细血管阻塞,肾组织缺血、缺氧及纤维组织增生等病理改变。颜老临床治疗慢性肾炎引发的水肿,喜用活血化瘀疗法,习取丹皮配泽泻以清利血分湿热,疏通血脉,祛除瘀滞,提高肾血流量,改善肾组织的营养,软化或吸收增生性病变,从而有利于消除蛋白和水肿。另可配伍颜老经验方"龙蜂方"(龙葵、露蜂房、蛇莓、蜀羊泉)清热散瘀,利湿消肿;益母草、蒲黄行血散瘀;僵蚕粉消除蛋白;三妙丸健脾化湿等。或可参入颜老经验方"疏风汤"中,疏风宣肺化气,控制蛋白尿。辨证配伍,以取良效。

　　[**常用剂量**] 丹皮 6~9g,泽泻 9~15g。

(胡晓贞)

五四、没药配莪术,擅长理气活血

　　没药为橄榄科植物没药树或其他同属植物茎干皮部渗出的油胶树脂。味苦、辛,性平,入肝经,其气芳香,功擅活血散瘀,消肿止痛,为行气散瘀止痛之要药。莪术为姜科多年生草本植物莪术的根茎,入肝、脾经,苦辛温香,入肝、脾气分,为气中血药,善破气中之血。颜老认为莪术以行气破血为主,没药以活血散瘀为要。二药皆入肝经,气血兼顾,合用则共奏疏肝理气功效。临床习用于肝胃不和、气滞血瘀所致的脘腹疼痛,女子经行不畅,行经腹痛,产后腹痛等症。此外,对跌仆伤痛,风湿痹痛,疮疡肿痛,以及冠心病心绞痛有瘀血指征者,也可应用。唯没药为树脂入药,较难消化吸收,故胃弱者当慎用。配以莪术同用,活血行气,攻伐大于扶正,对虚而无瘀者禁用。

[常用剂量] 没药 3~6g,莪术 6~9g。

(韩天雄)

五五、礞石配大黄功擅坠痰泄热治癫狂

青礞石系绿泥石片岩,其味咸,其性平,具有坠痰、消结、下气、平肝功效,专治顽痰癖积、癫狂惊痫、痰涎上涌诸症。《本草纲目·石部》第十卷谓其"治积痰惊痫,咳嗽喘急",《本草品汇精要》卷之六谓其能"坠痰消食"。礞石配大黄,乃取滚痰丸之意,有坠痰泄热、泻下祛痰之功。

元朝王珪在《泰定养生主论》卷之十四中制滚痰丸,由青礞石、大黄、黄芩、沉香组成。主治一切久新失心丧志、或癫或狂等证,并谓"大抵服药,必须临睡就床,用热水一口许,只送过咽,即便仰卧,令药在咽膈间徐徐而下"。颜老认为癫狂一证多由痰瘀蒙蔽心脑之窍所致,而癫证多夹有气郁,狂证多兼有火邪,临床取青礞石与大黄合用治痰涎蒙蔽心窍,或痰浊蒙阻脑窍而致之癫狂证。临床根据辨证灵活配伍。若痰迷心窍而癫者,可与石菖蒲、远志、郁金、连翘心等清心开窍药配伍;若因痰瘀夹火蒙蔽脑窍而狂者,可与黄连、黄芩、黄柏、水蛭、生蒲黄、川芎等活血开窍醒脑药配伍。

[常用剂量] 青礞石,内服入丸、散,3~6g;煎汤,布包,10~15g。大黄,6~15g。

(张旻)

五六、木贼配钩藤、牡蛎清肝散结息风

木贼草性味甘苦、平,入肺、肝、胆经,功能疏风散热,善消积块。钩藤性味甘凉,入肝、心经,功效清热平肝,息风定惊。牡蛎性味咸、微寒,入肝、胆、肾经,擅长重镇安神,滋阴潜阳,软坚散结。颜老认为三者均入肝经,合而用之则有清肝、散结、息风之功,临床每取此药对治疗肝经疾病,多有效验。

1. 胁痛 颜老认为胁为肝之分野,肝主疏泄气机,藏血,肝失疏泄,气滞血凝,每致胁痛频发,如肝病胁痛,或妇人月经失调、痛经、乳胀结节等。木贼配钩藤、煅牡蛎系颜老临床治疗胁痛习用之药,清中兼泄,软坚散结,佐入逍遥散、越鞠丸中,颇有效果。

2. 头目涨晕 高血压病,症见肝阳上亢之眩晕耳鸣,头目涨痛,面红目赤,急躁易怒,腰膝酸软,苔薄黄,舌红,脉弦数,颜老每在天麻钩藤饮、半夏白术天麻汤、滋水清肝饮等主方的基础上,加入木贼草、钩藤、牡蛎,以加强清肝之力。木贼草并具清肝、通络、明目作用,可参伍应用。

[**常用剂量**] 木贼草 9~15g;钩藤 9~15g,后下;牡蛎 10~30g,宜打碎先煎,除取收敛固涩效用时煅用外,余皆多为生用。

（颜新）

五七、马鞭草配甜茶叶治疗不明原因之发热

马鞭草为全草入药,性微寒,味苦辛,归肝脾经,历代医家谓其善入血分,功能活血通经,利水消肿,清热解毒,用于妇人血府经闭,水肿臌胀,慢性疟疾等。甜茶叶性凉味甘,民间多用于疟疾、水肿等,两者均未提及其有退热功效。颜老认为发热一证,当遵循温病卫气营血传变规律而施治,若发热日久不退,

其邪势必侵入营血。甜茶叶性凉,民间多用于疟疾,表明其有一定退热之功,而马鞭草能引甜茶叶直入血分,以清营血分之邪热,从而对一些日久不愈的发热有效。临床所得,值得深入研究。

颜老曾治一久热不退之患者,汗后遍投攻腑、化浊、育阴等法均不为功,请教盛心如老,嘱以小柴胡汤加甜茶叶、马鞭草,两剂热退。后将此法用于多例不明原因之发热,皆有效验。一叶之师,终身难忘。

[**常用剂量**] 马鞭草 9~15g,甜茶叶 9~15g。

(胡晓贞)

五八、牛膝配乳香功擅排尿路结石

牛膝味苦、甘、酸,入肝、肾经,功能补肝肾,强筋骨,逐瘀通经,引血下行。常用于腰膝酸痛,筋骨无力,经闭癥瘕,肝阳眩晕之证。乳香性味辛、苦、温,功能活血行气止痛,消肿生肌。常用于治疗心腹诸痛,筋脉拘挛,跌打损伤,疮痈肿痛之证。两药合用,同气相求,具活血化瘀、利尿通淋之殊功。颜老认为石淋一证,日久不愈,久病及血,必致血行不畅,故而在治疗本病时亦常加入牛膝、乳香、香附等,活血通淋,此即《证治汇补·癃闭》之"瘀血者,疏导兼行",效果显著。本法亦见于《本草通玄》卷上《牛膝》"按五淋诸证,极难见效,唯牛膝一两,入乳香少许,煎服,连进数剂,即安。性主下行,且能滑窍"。

如治谷某,男,69 岁。患者近两周小便淋沥不尽,尿频,尿急,尿痛。刻下情绪急躁,胃纳欠佳,口干口苦,小便淋沥,阴部灼热疼痛,大便秘结。始而高血压,合并消渴,今夏中风,左侧肢体不荣,继之癃闭,善郁多愁,心烦口苦,便秘,小溲淋沥。脉弦数,舌苔黄腻满布。肝风内动,瘀湿热胶结之证。药用升麻 9g,葛根 9g,石韦 15g,怀牛膝 9g,乳香 6g,泽泻 9g,丹参 15g,黄芪 30g,生蒲黄(包)9g,赤茯苓 9g,枳壳 9g,桔梗 9g,海金沙(包)30g,路路通 9g,决明子30g,乌药 6g,益母草 30g。14 剂。

药后排出黄豆大小结石一粒,小便畅利,精神振奋。继以益气化瘀,升清降浊法善后。

[常用剂量]牛膝15g,乳香6g。

（胡晓贞）

五九、南烛子配腊梅花疗小儿百日咳

南烛子味甘性平,功能收敛肺气,止咳平喘,常用于久咳、气喘等证。腊梅花味甘,微苦,性凉,有清肺止咳、生津养胃作用。颜老在临床上习用二药配伍治疗小儿百日咳,疗效显著。

颜老青年时期求学于中国医学院,读书之余,游学海派诸家名医,学习他们的学术经验,上海名医夏应堂、夏理彬父子治小儿咳嗽,每取天竺子、天将壳、腊梅花治疗,效果明显。颜老汲取其经验,简化其方,改用南烛子、腊梅花二味治疗小儿百日咳。百日咳主要病机为邪郁肺卫,与伏痰搏结,阻遏气道,肺气上逆为患。病位在肺,常犯胃、伤肝。病情可寒可热,而以热证多见。若患儿咳嗽不止,则易出现食少、乏力等脾肺两虚症状,颜老认为小儿为稚阳稚阴之体,不宜用重剂伤其正气,故取南烛子配腊梅花,清宣肺气,养胃生津,标本兼顾,用于小儿百日咳,其效甚捷。

[常用剂量]南烛子3~9g,腊梅花3~6g。

（陈丽娟）

六〇、牛角鳃配棕榈皮善治功能性子宫出血

牛角鳃为水牛角或黄牛角中的骨质角髓,味苦性温,功擅化瘀止血,《神农本草经·中品》谓其"下闭血,瘀血疼痛,女人带下血"。棕榈皮味苦性平而涩,

善于收涩止血。二药同归下焦而入血分,一化瘀一收涩,颜老常以之相须为用而治疗功能性子宫出血。

功能性子宫出血,古称崩漏,以经血暴下谓之崩,经血淋漓谓之漏。大凡崩证多实,亦有大虚而脱者;漏证多虚,亦常夹瘀而不止。临床所见,多数患者虚实并存,治疗不宜见血止血,只顾收涩而忽视化瘀一法,否则止血而留瘀,病常迁延而难愈;亦不宜过用活血,颜老谓之"止血则有留瘀之弊,活血则有出血之嫌"。在辨证处方之时,颜老习以牛角鳃、棕榈皮二味相配,散收并取,虚实平调,对于功能性子宫出血,用之皆有良效。

[**常用剂量**] 牛角鳃 9g,棕榈皮 9g。

（吕章明）

六一、藕节配红枣治崩漏

藕节,即莲藕的根茎,味甘、涩,性平,入肝、肺、胃经,收敛止血,兼能散瘀,可用于治疗多种出血证。但药力和缓,临床治疗吐血、呕血、衄血多作辅助之用。红枣味甘性平,入脾、胃经,安中养脾,平胃气,能助十二经和百药。叶桂言其"阴阳形气不足者,宜调以甘药,大枣味甘,可以调不足"(《本草经解·附余》),故红枣能使中气足,九窍通。颜老常两药合用治疗脾气不足之崩漏。

颜老认为崩漏有虚实之辨,凡月事超前,血下为痛,经血鲜红,脉弦而有力者,当属血分实热证,宜凉血止血,方为芩连四物汤之类;而月经愆期,血下淋漓,经血淡红,脉虚而无力者,当属脾虚不能摄血,宜补气摄血,方为归脾汤之类。藕节止血又能化瘀;红枣禀土德,安中养脾,调和气血。二药相合,补中止血,加入归脾汤内,用于治疗脾气不足之崩漏,颇有卓效。

[**常用剂量**] 水煎服:藕节 10~30g,鲜用捣汁:60~90g;红枣 5~10 枚。

（陈姽姽）

六二、蒲黄配五灵脂功擅活血通络

五灵脂甘温走肝,生用则行血;蒲黄辛平入肝,气味芳香,性质平和,专入血分,生用则破血,善祛血中之瘀浊,活血而兼有止血之功,为心脑病血分要药。二者相须为用,名"失笑散",为化瘀止痛的常用组合,甘不伤脾,辛能散瘀,佐酒煎以助其力,则可直抉厥阴之滞,而有推陈致新之功。《太平惠民和剂局方》卷之九《失笑散》谓:"治产后心腹痛欲死,百药不效,服此顿愈。"颜老临床擅用此药对治疗胸痹心痛、中风、高脂血症、痛经等,效果显著。

1. **胸痹** 颜老习取蒲黄治疗冠心病心绞痛,每与五灵脂、丹参、三七、葛根、降香相配,随证参入血府逐瘀汤或麻黄附子细辛汤中,效果甚佳。

2. **中风** 中风后半身不遂,肌力下降者,当从脾论治,治宜补气为先;若肢体拘急者,应从肝论治,治当活血为主。颜老临床对中风气血痹阻经络所致的肩痛,臂痛,腰痛,腿痛,或周身疼痛而经久不愈,常取蒲黄与五灵脂为对,与川芎、当归、桃仁、红花相配伍,或加入身痛逐瘀汤内,颇多应手。

3. **高脂血症** 颜老认为高脂血症属"污秽之血",治疗当祛血中湿浊瘀血,临床取蒲黄、五灵脂加入清震汤中治之,以健脾化痰,清降血脂。

4. **痛经** 颜老认为痛经多因寒凝血瘀所致,故治宜温阳散寒,活血逐瘀,临床多取自拟方化瘀赞育汤(坤式)(小茴香 3g,延胡索 9g,官桂 4.5g,赤芍 9g,生蒲黄 12g,五灵脂 12g,干姜 2.4g,川芎 4.5g,没药 4.5g,紫石英 30g)加减治疗。方中生蒲黄、五灵脂(失笑散)甘温行血,化瘀通经止痛,配合他药共奏温经散寒、活血止痛、暖宫祛瘀之功。

[**服用方法**] 五灵脂调以米醋,或喷淋黄酒炒干,以制其气味腥臊,又可加强散瘀止痛作用。

[**常用剂量**] 蒲黄 6~18g,五灵脂 3~9g。

(费鸿翔)

六三、蒲黄配葛根功擅祛瘀通络复灵性

《本草汇言·草部》称蒲黄"血之上者可清；血之下者可利；血之滞者可行；血之行者可止。凡生用则性凉，行血而兼消"。《神农本草经·上品》谓蒲黄"消瘀血"。颜老谓生蒲黄乃为香蒲科草本植物香蒲之花粉，质轻味馨郁，主入血分，其性清扬上升；葛根性味甘凉，功能解肌退热，升津止渴，擅长升发清阳。临床取生蒲黄与葛根配伍应用，能祛瘀活血而通脑络，使络通髓满，灵性复开。

1. 健忘　健忘者，陡然忘之，尽力思索不来也，《类证治裁·健忘》谓"若血瘀于内，而喜忘如狂"，颜老习取生蒲黄合葛根治疗瘀血内阻之健忘，伴肌肤甲错，口干不欲饮，舌质黯或有瘀斑，舌紫脉弦等，颇有效验。

2. 头晕　蒲黄气味芳香，性质平和，专入血分，善祛血中瘀浊，配以葛根引药性上升，治眩晕由于清阳不升、瘀血内阻者。颜老在临床上用于脑梗死、脑震荡、颈性眩晕等，多有验案。

[**常用剂量**] 蒲黄 9~18g，布包煎；葛根 6~15g。

（张旻）

六四、人参配西洋参功能补气育阴

人参为五加科多年生草本植物，药用部位是根，味甘性平，功能补五脏，安精神，定魂魄，止惊悸，除邪气，明目开心益智，更兼调中气，止消渴，通血脉，破坚积，主治气脱危证，脉微欲绝，肺虚气喘，脾胃衰弱，怔忡出汗等。《神农本草经》把人参列为上品，有百草之王的赞誉。西洋参又名花旗参，同为五加科植物，原产于北美洲加拿大蒙特利尔和美国东部，味甘、微苦，性偏寒,功能补气养阴,清火生津,适用于阴虚火盛,有补肺阴、滋补强壮、安神益智之功。

颜老擅长应用膏方调理体质,治疗疾病,制定的冬季膏方中,人参与西洋参并出者屡见不鲜,二药同用,温补而不燥,养阴而不凉,共奏补气养阴、养心悦脾、阴阳平调之效。与他药制膏常服,用其精而舍其芜,增其不逮,可葆青春,益健康。颜老尚云:用参之道在膏方中尤多,截其长而忘其短,摘其瑕而弃其瑜,不是当用不用,而在非其宜而妄投。今之设膏方者,以蒙利坑人,为良工之所耻。但凡涉及实证,冬令进补用参尤当审慎,切勿犯实实虚虚之戒。

[**常用剂量**] 人参 6~9g,西洋参 6~9g。膏方中常用人参 60~90g,西洋参 60~90g。

(屠执中 韩天雄)

六五、人参配三七、琥珀,功擅益气活血

人参性味甘、微苦、温,入脾、肺经,功能大补元气,复脉固脱,补脾益肺,生津,安神。三七性味甘、微苦、温,入肝、胃、大肠经,功能散瘀止血,消肿定痛。琥珀性味甘、平,入心、肝、小肠经,功能安神定魄,活血利水。三药合用,共奏补气行血、安神利尿之功,颜老喜用此药对治疗胸痹、失眠、血尿等多种疾病。

1. **胸痹** 冠心病心绞痛多以"胸痹"论治,颜老通过临床实践,认为"不通则痛"是胸痹心痛基本病机,辨证有虚实之别,而虚则不荣,心失所养亦可产生心痛,即不荣则痛,在辨证中颇为多见,即所谓本虚标实之证,心气虚为本,瘀血、痰浊、气滞均为标。颜老喜用人参、琥珀、三七治疗本虚标实之胸痹,常在益心汤基础上加人参、三七、琥珀三味等量,共研细末吞服,有相得益彰之效。

2. **失眠** 失眠一证,虽涉及五脏六腑,但其病机总与营卫气血运行失常

相关。颜老认为失眠患者每以情志变化为主因,又以失眠加剧而五志逆乱,日久必致气滞血瘀,凝滞脑气,神明受扰而失眠,即使入睡,亦乱梦纷纭,临证常从气血失和论治失眠,喜用血府逐瘀汤加人参、三七、琥珀。人参补益气血,三七活血祛瘀,琥珀安神定志,配以血府逐瘀汤疏通气血,则气通血活,阴阳调和,睡眠自安。颜老应用此法治疗顽固性失眠,每多应手,若一味强调安神则有所偏颇。

3. **血尿** 论血尿之成因,多缘热蓄肾与膀胱,迫血妄行,然热有虚实之分。实热者,起病甚急,外邪入侵少阴,临床常见肉眼血尿或镜检红细胞满视野。当清热凉血,以小蓟饮子加减能建殊功;虚热者,病程较长,君相之火下移小肠,灼伤血络,颜老每从清离宫之亢阳立法,因心主血,君火一动,相火随之,损伤脉络,血遂妄行,欲止其血,必平其亢,常用琥珀散。血尿日久,瘀阻脉络者,每与三七合用止血而不留瘀;气血亏虚者,则加人参补益气血,健脾统血,能有效治疗慢性血尿。琥珀散合用三七、人参为颜老临床治疗慢性血尿之经验用药。

[**常用剂量**] 人参、三七、琥珀等量,研细末,每服3g,温开水冲服。

（张磊 胡琪祥）

六六、忍冬藤配蚕沙,功效清热化浊,通络定痛

忍冬藤性味甘、寒,入心、肺二经,功效清热解毒,宣通经络。蚕沙为蚕蛾科昆虫家蚕蛾幼虫的粪便,以晚蚕的屎入药为佳,故又名晚蚕沙,味辛、甘,性微温,入肝、脾、胃经,既能祛风除湿,舒筋定痛,又能和胃化湿、化浊。颜老认为晚蚕沙得蚕纯清之气,味辛直通上窍,具有升清化浊、除湿止痛之功;忍冬藤清热解毒,凉血通络。二药参合,清血热,祛浊气,共奏清热化浊、活血通络的良好功效,临床多用于风湿热合而为痹的疾病中,如治疗脉管炎活动期,每与四妙勇安汤合用;治疗风湿性关节炎,则与桂枝芍药知母汤同投;治疗急性痛风性关节炎,则取四妙丸并施,辨证施治。

［**常用剂量**］忍冬藤 15~30g,蚕沙 6~9g。

（韩天雄）

六七、三七配蒲黄,止血不留瘀,活血不伤正

三七功擅止血,又能化瘀生新,有止血而不留瘀、化瘀而不伤正之特点。蒲黄专入血分,善祛血中之瘀浊,活血而兼有止血之功。颜老临床常将两者合用,治疗瘀血所致的多种疾患,如中风、胸痹、血证等。

1. **血证**　颜老治血证,凡急性出血,多由火邪迫血妄行,当以清火为先;慢性出血,每以气不摄血为常见,治宜补气摄血。在整个治疗过程中,又当以去蓄利瘀为准则,使血返故道,不妄走经脉之外。在审证求因的前提下,选择三七、蒲黄为配,以化瘀止血,消除一切气血运行不畅的病理因素,使气血调和,则不止血而血自止。

2. **中风**　颜老认为脑梗死的形成多由瘀血阻于脑络所致,擅用活血化瘀法治疗脑梗死所引起的半身不遂、口舌㖞斜等症状,每取风引汤之意,用寒水石、石决明、山羊角清肝镇潜,石菖蒲开窍,三七、蒲黄活血化瘀,若大便秘结者,则加入大黄釜底抽薪,辨证投之多能化险为夷,使病情得以缓解。

3. **胸痹**　颜老认为胸痹属本虚标实者居多。本虚者,气虚阳衰较为常见;标实者,痰凝血瘀时而互结。痰凝者,多见胸闷闭塞;血瘀者,多见胸痛彻背。临床当辨证施治。颜老治胸痹证属气虚血瘀者,习取自拟方益心汤,效果显著。若胸痛剧烈者,必在益心汤内加入三七、蒲黄,以加强活血化瘀之功。

［**常用剂量**］三七,水煎服 6~9g;研末吞服 1.5~3g。蒲黄 9~18g,包煎。

（陈妤妤）

六八、升麻配虎杖活血消斑疗肌衄

升麻既走气分,亦行血分,功能凉血化瘀,为消斑治疹良药。如《本草纲目·草部》第十三卷谓升麻"消斑疹,行瘀血"。斑疹布于胸腹,或发于四肢,无高出肌肤,其表现与血液病的紫癜颇为相似,《温疫论》上卷《发斑》谓:"邪留血分,里气壅闭,则伏邪不得外透而为斑。"揭示斑的形成与血热、血瘀相关,升麻治之最为合拍,若与清热活血之虎杖相须为用,则凉血以消斑,祛瘀以生新。临床上颜老推崇"瘀血不去,新血不生"的学术观点,取升麻配虎杖治疗血小板减少性紫癜,多有效验。临床每与桃红四物汤合用,有相得益彰之功。

如赵某,男,47 岁。全身反复显现紫癜年余,以两腿内侧为重,查血小板计数 18×10^9/L,诊断为血小板减少性紫癜。经泼尼松、辅酶 A 等治疗月余,疗效不显。患者有全身散在性紫癜,下肢尤甚,伴头昏乏力,口干欲饮,脉细弦,舌紫苔黄腻。血热致瘀,治宜凉血化瘀。药用:升麻 3g,虎杖 30g,生地 12g,当归 9g,赤芍 9g,桃仁 9g,红花 9g,川芎 9g,丹参 15g,红枣 7 枚。服药 1 周,紫斑见退,原方再加龟甲胶 4.5g,鳖甲胶 4.5g,连服 1 月,全身紫斑全退,血小板上升至 60×10^9/L。随访 3 个月,病情稳定。

[**常用剂量**] 升麻 6~9g,虎杖 15~30g。

（胡晓贞）

六九、石菖蒲配郁金功擅醒脑开窍

石菖蒲辛开苦燥,温通,芳香走窜,以开心窍,醒脑神,去湿浊为其所长,系治疗痰瘀阻络所致健忘之常用要药;郁金辛散性寒,为入血分之气药,能散能行,既能活血,又能行气解郁。二药配伍可用于治疗因痰瘀交阻引起的脏躁、健忘、癫痫、多寐等。

1. **脏躁** 脏躁属本虚标实之证，脏阴不足为本，痰瘀火引起的躁热为标，病变主要在肝。颜老认为肝体阴而用阳，虽有躁热，也不宜苦降太过，总以甘润滋养法图治。郁金行气解郁，凉血散瘀，石菖蒲可除心热，祛痰浊。二药合用，可以除躁热、祛痰浊、化瘀血以治疗脏躁。

2. **健忘** 颜老对于健忘病症，无论虚实，常辨从气血。治疗以调气活血、化瘀通络为重点，佐以醒脑开窍之品。石菖蒲与郁金配伍应用既能化浊开窍醒脑，又能行气活血祛瘀，为痰瘀痹阻脑络之健忘常用。

3. **癫痫** 颜老经验方癫痫丸，药物组成：石菖蒲30g，矾水炒郁金45g，琥珀15g，远志30g，川贝母24g，胆星45g，制半夏45g，橘皮30g，炒僵蚕45g，天竺黄45g，全瓜蒌90g，明天麻45g，钩藤150g，炒竹茹90g。以上药物研末泛丸，每日服9g，分2次服，小儿减半。此方以息风化痰为主，镇静安神为助，统治癫痫，颇多治验。如治穆某，女，30岁。癫痫时发，胸胁胀满不舒，频频呕恶酸水痰涎，腰痛带多，脉细弦，苔薄腻。肝胃不和，风痰为阻。当疏肝和胃，理气化痰。处方：炒柴胡3g，法半夏9g，陈橘皮4.5g，远志4.5g，香附9g，炒枳壳6g，郁金6g，白蒺藜12g，白蔻仁（后下）2.4g，砂仁（后下）3g，苍术6g，生姜2片。另：癫痫丸，每日2次，每服6g。药后癫痫未发，嘱服癫痫丸巩固疗效。

4. **多寐** 《重庆堂随笔》卷下谓："石菖蒲舒心气，畅心神，怡心情，益心志，妙药也。清解药用之，赖以祛痰秽之浊而卫宫城；滋养药用之，借以宣心思之结而通神明。"郁金清气化痰散瘀血，其性轻扬，能散郁滞，顺逆气，上达高巅，善行下焦。多寐证属痰浊蒙蔽心窍者，颜老常于苓桂术甘汤内加入石菖蒲、郁金，涤痰开窍以醒神。

5. **冠心病** 冠心病多由胸阳不振导致气血循行不畅，瘀浊内阻，心血不能营养心肌，出现胸闷、心慌等症状。颜老临床习取石菖蒲、郁金配伍瓜蒌、薤白、桂枝、甘草等通阳宣痹之药，治疗痰浊交阻、心阳不振之冠心病，疗效颇佳。

[**常用剂量**] 石菖蒲6~9g，郁金6~12g。

（李桃桃）

七〇、石楠叶配望江南功擅祛风清脑

石楠叶性平,味辛、苦,有小毒,功效祛风补肾,可用于风湿筋骨痛,阳痿遗精。望江南性苦味寒,归肺、肝、胃经,功效肃肺,清肝,和胃,消肿解毒,主治咳嗽,哮喘,脘腹痞痛,血淋,便秘,头痛,目赤,疔疮肿毒,虫、蛇咬伤。

颜老认为石楠叶入肾经,属风药,善于宣发风气,助阳可胜湿邪,将石楠叶用于治疗中风、头痛等疾病中颇获效验;望江南味苦性寒,擅长清火。二药相使而用,一个治"风",一个治"火",治疗头部诸病乃颜老用药特色也。

1. 头痛　颜老认为治疗头痛,不可忽视"风药"的治效。外感头痛可佐用祛风药,内伤诸疾如气血虚弱、瘀血痰饮等也可适当佐用祛风药,以增强疗效;肾水不足,肝阳上亢者,则用息风之品。常选用石楠叶配伍羌活、细辛、荆芥、防风、白芷、藁本等。对风火之炽引起的头痛,则取石楠叶配望江南祛风清火,以清脑窍之风火,可速取效。望江南又有通便之功,因此若患者头痛兼有大便不通,则选用望江南更佳。如治万某,头痛甚伴头晕如蒙,健忘,经脑血流图检查,提示"脑血管紧张度增高",头颅 CT 示"脑动脉硬化,中度脑萎缩"。颜老初诊据"久病必有瘀"予以活血化瘀,软坚通络;二诊加入石楠叶 9g、望江南 9g等,祛风清脑开窍,收效甚佳。

2. 中风　颜老治疗头痛剧烈或肢体偏废、拘急、肌肤不仁等风邪入络型的脑血管疾病,常用石楠叶、望江南、羌活、僵蚕等搜风通络,配伍川芎、桃仁、红花行血中之气,祛血中之风。

3. 慢性肾炎合并高血压　颜老治疗慢性肾炎出现高血压者,强调上盛者加望江南、石楠叶各 9g,祛风清热,配合自拟加减二仙汤一清一滋,一降一潜,补中有清,补中有泄,从而滋水涵木,标本共治,常能取效。慢性肾炎病变脏腑总不离肺肾,风水外袭,内舍于肺,肺失宣降,水道不通,肺肾同病常伴有血压升高。颜老曾指出:"鉴于祛风解表药在治疗荨麻疹等过敏性皮炎中的疗效,触类旁通,以其治疗各种原因引起之蛋白尿,亦独殊效。"风为百病之长,善行而数变,风证之范围甚广,颜老临床风药新用,颇堪探讨。

[**常用剂量**] 石楠叶 9g,望江南 9g。

（刘爱华）

七一、熟地配细辛功擅补肾散寒

细辛温通辛散,发散风寒,祛风止痛,温肺化饮,为少阴经药。熟地黄甘温,补血生津,滋养肝肾。细辛、熟地皆入肾经,一补精填髓,一温肾散寒,细辛之辛散能去熟地黄之呆腻,使之补而不滞;熟地黄之滋腻可制细辛之燥散,使之散而无过。二药伍用,一走一守,燥润并用,补散兼施,刚柔并施,互制其短而展其长,具有补肾强腰、祛寒止痛之妙用。颜老临床主要用于寒性痛证及慢性肾炎水肿等。

1. **寒湿痹痛**　《素问·痹论篇》:"风寒湿三气杂至,合而为痹,其风气胜者为行痹,寒气胜者为痛痹,湿气胜者为着痹。"若寒邪入络,迁延不愈,则肝肾亏虚,寒邪凝滞,颜老习取熟地、细辛两药投之。如肝肾虚寒性头痛,症见数年不愈,头部怕冷喜暖,脉沉细等,常与当归、白芥子、胡芦巴等同用;肾亏寒湿腰痛,以腰膝疼痛、痿软,肢节屈伸不利,或麻木不仁,畏寒喜温,心悸气短,舌淡苔白,脉细弱为主症的,配伍独活、桑寄生、秦艽、杜仲等祛风湿、止痹痛、益肝肾之品;寒湿肩痛,症见久病肩痛,肩部肌肉萎缩,关节功能丧失,配伍葛根、桂枝、当归、山药、山茱萸等补肾通络之品。

2. **肾病水肿**　慢性肾病的主要表现是水肿、大量蛋白尿。《素问·六节藏象论篇》云:"肾者主蛰,封藏之本,精之处也。"慢性肾炎患者病本在肾,肾失封藏使尿蛋白长期流失,必然导致肾精不足,但病程日久,阴阳俱虚,故临床常见到水肿、面白、怯冷等阳虚之证。颜老治疗此类疾病,常取熟地配细辛以温补肾精,并佐以黄精、杜仲、补骨脂、覆盆子、核桃肉等补肾之品,阴阳互济。

[**常用剂量**] 熟地 9~30g,细辛 3g。

（刘珺）

七二、熟地配砂仁滋而不腻补真阴

　　熟地色黑入肾,甘而微温,功效补精血,滋肾阴,填精益髓,壮水之主,能复坎中之真气真阴,大有益于生命之根。《本草纲目·草部》第十六卷谓其"填骨髓,长肌肉,生精血,补五脏内伤不足,通血脉,利耳目"。砂仁辛温,入脾、胃经,功能行气调中,醒脾和胃。颜老临床应用熟地,每佐以砂仁,或同煎,或拌炒,既可引药入肾,又可以减轻熟地滋腻碍脾之弊。正如《本草新编》卷之三所云:"补药味重,非佐之消食之药,未免过于滋益,反恐难于开胃,入之砂仁,以苏其脾胃之气,则补药尤能消化,而生精生气,更易之也。"

　　1. **眩晕**　肾水不足,水不涵木,木火升腾可致头晕作胀,此时平肝降火乃治其标,填补肾水为固本。颜老治此每取熟地为君,用砂仁拌炒,则填补真阴而无滋腻碍脾之虞,配伍女贞子、枸杞子、菊花、白蒺藜等滋阴,平肝潜阳,则眩晕可止。若患者脾胃素有不足,或痰湿中阻,更须加砂仁以理气和中。

　　2. **贫血**　阴阳气血互根互生,补血之法,首当补气。颜老治再生障碍性贫血,主用熟地至静、至甘、至厚之味,益肾填补精血。必当加砂仁之辛香以调畅气机,助运化。并辅以补气运脾之品,使阴阳相济,动静相宜,先后天同调,则气血有生化之源且有流动之生机。如治张某,男,38岁。再生障碍性贫血,神疲乏力,多寐便糊,面色萎黄不华,舌淡苔薄,唇白,脉沉细而芤。脾肾两亏,气血两虚所致。处方:熟地30g,砂仁4.5g,苍白术各9g,升麻9g,巴戟天9g,补骨脂9g,黄芪30g,当归9g,鹿角胶9g,鸡血藤30g,茯苓15g,泽泻9g,党参15g,驴皮胶(另烊冲)9g,山药30g。上药出入月余,神疲好转,多寐消失,血象也见改善。

　　[**常用剂量**]熟地9~30g,砂仁2~6g。

(苏子镇　颜琼枝)

七三、熟地配磁石功擅滋阴潜阳

　　熟地色黑入肾,甘而微温,功效补精血,滋肾阴。磁石味咸性偏寒,质重色黑,入肝肾两经,既能养肾脏,强骨气,又可平肝阳,潜浮阳。二药相配,功能滋阴潜阳,效专力宏,相得益彰。

　　1. **耳鸣耳聋**　《灵枢·决气》谓"精脱者,耳聋",《灵枢·海论》又谓"髓海不足,则脑转耳鸣",颜老认为肾气通于耳,肾精充足,则耳闻能聪;若劳伤气血,风邪袭虚,使精脱肾惫,则生耳鸣耳聋。熟地填骨髓,利耳目;磁石质重性沉,有聪耳明目之效。二药相配,补精血而能滋耳窍,可治肾水不足之耳鸣耳聋。

　　2. **高血压**　颜老取熟地与磁石同用治疗高血压属肾阴虚于下、虚阳越于外而症见头晕目眩、面部烘热者,临床或配以山茱萸、五味子等药增补阴之力,或伍以生石决明、煅牡蛎以添潜阳之功;对虚阳上浮甚者,则加入少量肉桂与怀牛膝同用,即所谓温潜法,收效亦佳。

　　3. **眼目昏花**　磁石平肝潜阳,熟地填骨髓,生精血,利耳目,二药合用,能使精血调和,肾气充足,平肝阳,潜内风,治肝阳上逆之眼目昏花,亦有效果。

　　[**常用剂量**] 熟地 9~15g;磁石 15~30g,打碎先煎。

（张旻）

七四、水蛭配通天草善治脑血管阻塞诸病

　　水蛭味苦咸而腥,性微寒,功能破血瘀,散积聚,通经脉,利水道,而其散瘀活血之力尤强,近贤张锡纯《医学衷中参西录·药物·水蛭解》谓:"凡破血之药,多伤气分,惟水蛭味咸专入血分,于气分丝毫无损。"颜老认为水蛭破瘀血而不

伤新血,专入血分而不伤气分。通天草为荸荠的地上部分,味苦性凉,功能清热解毒,利尿降逆,其梗中通,不仅下通水道,更可上通天道,故颜老常以之配伍水蛭,引药上行至巅,剔除脑络新久瘀血,使瘀化络通,脑窍复开,从而改善血管阻塞所致之脑血管诸病。

1. **阿尔茨海默病**　阿尔茨海默病,属于中医"痴呆"范畴。其病变在脑,一般多因年迈体衰,内伤久病而致气、血、痰、火等病邪积聚为患,痰瘀互阻,上扰清空,清窍受蒙,渐致脑髓失养,神机失用,痴呆遂生。其病情虚实夹杂,多属因实致虚,治疗或宜疏肝息风,或宜清心化痰,或宜化痰开窍,随证而治,但无论何证,瘀阻脑络始终贯穿其中而为基本病机,故而颜老喜用水蛭破血通络,通天草携之上达巅顶,以逐脑络之瘀,而复神明之清。

2. **脑梗死**　颜老认为脑梗死的病因虽颇为复杂,但辨证不外本虚标实,上盛下虚,而尤以瘀血为常见病理因素,乃因瘀血内阻,气血无法上注于头,脑失所养,清窍被蒙,而致病发,临床习用水蛭配伍通天草,并自制脑梗灵合血府逐瘀汤、补阳还五汤等以治之。

3. **血管神经性头痛**　血管神经性头痛,虽其病因有外感内伤之别,病性有寒热虚实之辨,病位有六经五脏之分,然其久病者,颜老谓之"久病必有瘀",常责之瘀阻脑络以致头痛久久不愈,症见头痛如刺,固定不移,或头部有外伤史者,舌紫或有瘀斑瘀点,苔薄白,脉涩,对于此类病证,颜老亦常以水蛭、通天草相须为用而治之。

[**使用注意**]　水蛭宜生用,研末或装入胶囊吞服;若加热炮制,则药效大减。

[**常用剂量**]　水蛭3g,通天草9g。

（吕章明）

七五、山楂配泽泻活血利水降血脂

泽泻酸甘咸寒,利小便,清湿热。《侣山堂类辩》卷下《泽泻》载:"能行在下之水,随泽气而上升,复使在上之水,随气通调而下泻,故名曰泽泻。"不但能将支饮消除,还能防止支饮的再度产生。山楂一味,酸甘微温,药食两用,能消积食而化瘀滞,亦有降脂之效。颜老在临床上善以二者同用,活血利水,治疗代谢综合征尤其是高脂血症,确有效验。

1. **前列腺炎**　前列腺炎属中医"癃闭"范畴,病变虽在膀胱,实与全身气化功能失调密切相关。颜老曾谓,此病多见于年老之人,由于高年气虚,气机不畅,瘀血内阻而导致气化不及州都,故治疗本病应抓住调节气化与活血化瘀两大关键。若脾胃受伤以致湿热结于下焦,气化受阻,尿道不利,如经术后则瘀阻络脉,可用活血利水之法。如治罗某,男,60岁。有前列腺增生、前列腺炎病史5年,夙有胃疾行胃大部切除术史。刻下小溲点滴或失禁,口干口黏,胃呆,便溏,日行一二次,少腹隐痛,脉细弦,舌苔厚腻。湿热夹瘀,清不升而浊不降使然也。处方:炒升麻9g,炒苍术9g,蒲公英10g,川牛膝9g,天台乌药4.5g,茯苓9g,盐水炒知母9g,盐水炒黄柏9g,焦山楂9g,益母草30g,泽泻9g,石韦9g。7帖。二诊小溲点滴失禁大减,但痛未已,脉细弦,舌苔见化,当重以化瘀。于前方加生蒲黄(包)9g、泽兰9g。7帖。药后病即缓解。

2. **肥胖症**　肥胖症有属本虚标实者。本虚乃脾失健运,标实为痰湿内生,颜老认为治此不宜选用攻下之法,复伤脾气,而宜健脾助运,化浊除痰。山楂、泽泻乃化浊祛痰之良药,山楂尚能行血消食,肥胖症兼有高脂血症者尤为适宜。如治陈某,女,53岁,肥胖症二十余年,始于二胎妊娠之时,血压偏高,体重日增,已达80kg,头晕头痛,全身关节疼痛,动则胸闷气短,嗜睡多眠,口干喜饮,形体丰满,腹部膨隆,舌质紫黯,苔薄白腻,脉沉细。脾虚运迟,饮食入胃,不能化精而为痰湿,留滞肌腠而致肥胖。脾虚则肝失潜藏,横逆上扰而头痛;湿困则嗜卧而神倦。治以健脾燥湿,化痰祛浊。投以半夏15g,苍术12g,白术12g,莱菔子30g,白芥子10g,生山楂15g,川芎15g,茯苓30g,泽泻15g,钩藤(后入)15g。9帖。药后体重减轻3kg,血压稳定,精神渐振,嗜睡减轻,头晕头涨好转,口干喜饮,湿浊渐化,脾运稍复。再以上方加减,服药22帖,体重减轻8kg,无明显不适。

[**常用剂量**]山楂9~15g,泽泻9~15g。

(苏子镇)

七六、山楂配决明子,功擅活血化浊

山楂性微温,味酸甘,入脾、胃、肝经,功能消食积,散瘀血,驱绦虫。《本草纲目·果部》第三十卷云:"化食积,消内积癥瘕,痰饮痞满吞酸,滞血痛胀。"决明子性甘凉,味苦,入肝、肾经,功能清肝明目,利水通便。《神农本草经·上品·草》云:"主青盲,目涩,肤赤,白膜,眼赤痛,泪出。"二者配伍,则有活血降脂、平肝降压之功。颜老习用山楂配决明子治疗高血压、高脂血症、冠心病、心绞痛等病,屡用屡验。

1. **冠心病、心绞痛** 冠心病、心绞痛,颜老自拟经验方"益心汤"治之,习用党参、黄芪养心为君,辅以葛根、川芎、丹参、赤芍、降香、山楂活血化瘀,少佐微寒之决明子疏通上下气机,佐以石菖蒲引诸药入心,开窍通络,诸药相配,共奏益气养心、行气活血之功。

2. **颈性眩晕** 眩晕有虚有实,颜老认为清浊混乱,清窍蒙蔽,气虚清阳不展,不能上达清窍,头失所养,则发为眩晕。临床每取补中益气汤加决明子、山楂、葛根以升清降浊,治疗多例颈性眩晕,效果明显。

3. **高脂血症** 素体禀赋不足,后天烦忧多劳,耗气伤神,气虚血瘀痰阻形成高脂血症。颜老认为高脂血症属"污秽之血",血中污秽必有瘀血与痰湿之邪,故治疗既须活血,又须祛痰化湿。临床运用山楂、决明子配伍丹参、蒲黄、苍白术、石菖蒲等治高脂血症,效果显著。

[**常用剂量**] 生山楂 9~15g,决明子 15~30g。

(颜乾珍)

七七、水红花子配泽兰功能利水行血

泽兰气清味香,芳香悦脾可以快气,疏利悦肝可以行血,兼能利水消肿,可除身面四肢水肿，《本草求真》卷五《血剂》盛赞其通利之功，谓泽兰"九窍能通，关节能利，宿食能破，月经能调，癥瘕能消，水肿能散"。水红花子性味咸寒，功能活血消癥，清热利湿。二药相须为用，活血通脉，血水同治。颜老认为血水同源，相互影响，一荣俱荣，一损俱损。气、血、津液三者之间相互影响，若其一失于调畅而郁滞，则其他二者必定受累。水湿蕴于体内，日久不退，水病及血，致使血流不畅而成瘀。故无论是由瘀血致水肿，还是由水肿致血瘀，水肿久治不效，必从血分求之，水红花子、泽兰为常用药对。

支气管扩张　支气管扩张属于中医学"咯血"范畴，痰瘀互结乃本病病机，颜老认为血家不能见血止血，瘀血不去则血络不安，故当剿抚兼施，血家投化瘀药，亦必须选化瘀宁络而不动血者，泽兰、水红花子宜用之。如治季某，女，35岁。支气管扩张病史4年，每年反复咯血，日前突然胸闷咯鲜血数口，经西医用止血剂后，胸闷心悸，咳嗽，痰血绵绵，而来求诊。初诊见咳嗽痰血，面色萎黄，纳差，舌紫苔剥，脉沉细。瘀热交阻，肺阴亏损，治拟育阴化瘀。处方：龟甲12g，鳖甲12g，丹皮9g，赤芍12g，生蒲黄（包煎）12g，泽兰9g，水红花子9g，茯苓10g，黛蛤散（包煎）9g，水蛭粉（吞）1.5g，花蕊石30g。6帖。二诊咳嗽胸闷减轻，痰黄稠，微夹血丝，舌红少苔，脉细，肺阴已伤，痰瘀未清。于上方加海浮石9g，天竺黄4.5g。10帖。血止咳减，转入善后调治。

[常用剂量] 水红花子6~9g，泽兰9~15g。

（苏子镇）

七八、苏木配降香，降气化瘀畅胸中积滞

苏木性平，味甘、咸、辛，归心、肝经，煎汤呈浓红色，功效活血疗伤，祛瘀通经，常用于跌打损伤，骨折筋伤，以及妇科瘀滞经产诸证。降香辛温，归肝、脾经，有祛瘀止血、降气定痛之效，《本草纲目·木部》第三十四卷谓其能"疗折伤金疮，止血定痛，消肿生肌"。

颜老每取苏木配降香为对，祛胸中积滞之瘀，治瘀血阻肺之证，如肺源

性心脏病、肺性脑病等,多有效验。慢性肺源性心脏病除具有咳嗽、咳痰等痰浊蕴肺症状外,往往伴有不同程度的面色晦滞,甚至黧黑,唇甲紫绀,颈静脉怒张,肝大压痛,舌质淡紫或黯红,或瘀斑,舌下静脉青紫、粗大屈曲,脉象迟、涩、促、数等瘀血指征。肺性脑病乃肺源性心脏病之危象,病及肺、心、脑等重要脏器。颜老认为肺为华盖,主一身之气,以降为顺。而瘀血痰浊阻滞肺络,使肺气有升无降,是慢性肺源性心脏病、肺性脑病的主要病机。苏木与降香,功擅活血化瘀,其性善降,可使肺络瘀血化解,恢复肺之肃降功能。临床每取苏木配降香加入抵当汤合葶苈大枣泻肺汤中治之,增效显著。

[**常用剂量**] 苏木 3~9g,降香 3~6g。

(杨扬)

七九、三棱配阿魏,治癥好搭档

三棱性平,味辛、苦,归肝、脾经,具破血行气、消积止痛之效。《神农本草经疏》卷九言其:"从血药则治血,从气药则治气,老癖癥瘕积聚结块,未有不由血瘀、气结、食停所致,苦能泄而辛能散,甘能和而入脾,血属阴而有形,此所以能治一切凝结停滞有形之坚积也。"阿魏性温,味苦、辛,归肝、脾、胃经,有化癥散痞、消积、杀虫之能。《新修本草》卷第九谓其:"破癥积,下恶气。"癥者征也,腹中坚硬,按之应手,多因饮食失节,胃衰脾弱,邪正相搏而成。颜老治癥,习将三棱与阿魏为对,相须协同,内外同修,破血化癥,散痞消积,多有效验。

[**常用剂量**] 三棱 6~9g;阿魏,入丸剂,1~1.5g,外用适量。

(杨扬)

八〇、紫河车配连翘心效能虚实共济

　　紫河车性味甘、咸、温，入肺、心、肾经，有补肾益精、益气养血之功。《本草纲目·人部》第五十二卷《人胞》载："儿孕胎中，脐系于胞，胞系母脊，受母之荫，父精母血，相合生成。真元所钟，故曰河车。虽禀后天之形，实得先天之气，超然非他金石草木之类可比。"连翘心性苦，微寒，长于清心泻火，可入营血分而清热凉血，常用治邪入心包的高热斑疹、神昏谵语等症。二药配伍，虚实兼顾，补泻并进，颜老常用于治疗再生障碍性贫血，疗效显著。

　　再生障碍性贫血是一种骨髓造血功能衰竭症，主要表现为骨髓造血功能低下、全血细胞减少和贫血、出血、感染症候群。中医认为病位在骨髓，发病在心、肝、脾、肾，以肾为本。颜老认为其多因先天肾精亏虚，禀赋不足，外感温热邪毒，内陷营血，直伤骨髓精气所致。"夫血之妄行也，未有不因热之所发"（《济生方·吐血》）。本病以热毒之邪为标，故发热、出血明显，多以肾虚为本，故多见神疲乏力，面色苍白，腰膝酸软。紫河车补肾益精，益气养血以治本，连翘心清热凉血以治其标，标本同治。常配合加入《世医得效方》卷八安肾丸（补骨脂、巴戟天、杜仲、肉苁蓉、菟丝子、熟地、苍白术、当归、茯苓、陈皮、茴香），效果尚佳。

　　[常用剂量]紫河车 9~30g，连翘心 3~9g。

（刘珺）

八一、桃仁配红花，活血而不伤阴血

　　桃仁味苦、甘，性平，入心、肝、大肠经，能入血分而化瘀生新。红花气温味辛，入心、肝经，能活血通经、祛瘀止痛。颜老在临床上习用血府逐瘀汤治疗各种疑难杂症，常取桃仁、红花伍用，认为桃仁取果仁入药，其性滑润；红花取花朵入药,其性温燥,二者相配,相须为用,活血而不伤阴血,功擅祛瘀生新,消肿止痛,治疗各类血瘀证,能改善微循环,降低血黏度。颜老提出气血乃构成人体的基本物质,气血流通无所不至,故"血脉流通,病不得生",特别是"脉者,血之府",血管病表现为血瘀最为常见,虽然其临床表现不一,但其瘀阻血脉、隧道不通之机制则一,用活血化瘀,异病同治,殊能奏绩。

[常用剂量] 桃仁 6~9g,红花 6~9g。

（韩天雄）

八二、檀香拌炒生麦芽,芳香运脾、和胃消食

生麦芽味甘性平,功能消食健胃,疏肝理气,《本草纲目·谷部》第二十五卷谓麦芽"消化一切米、面、诸果食积"。檀香味辛性温,功擅行气止痛,散寒温中,《本经逢原·香木部》谓其"善调膈上诸气,散冷气,引胃气上升,进饮食兼通阳明之经"。二药相配,芳香行气,醒脾开胃,消食助运。

颜老临证多用檀香拌炒生麦芽,谓檀香清香调气,善疏肝和胃,芳香运脾,与生麦芽拌炒同用,则可健运脾胃,疏理肝气,从而达到消食除满之效果,应用于肝胃不和、湿浊内阻引起的脘腹胀满,放射于两胁,泛恶嗳气,胃纳不馨,舌苔白腻者,颇有效,每与四君子汤、四逆散等方同投。

[常用剂量] 檀香 1.5~3g,生麦芽 15~30g。

（孙春霞）

八三、土茯苓配徐长卿、白蒺藜、拉拉藤可治银屑病

土茯苓甘淡,性凉,功能解毒除湿,泄浊解毒,《景岳全书·蔓草部》谓其能

"除周身寒湿恶疮";徐长卿为辛温之品,功效散风胜湿,行气活血,止痛止痒;白蒺藜味苦、辛,性平,善能祛风止痒;拉拉藤一名葎草,性寒,味甘苦,功擅清热解毒,《名医别录·中品》谓其"主治瘀血"。四味协同,则可使风湿热瘀之邪由肌腠而外达。颜老取此四药配伍,治疗银屑病效果显著。

银屑病是一种慢性具有复发倾向的红斑鳞屑性皮肤病,症见皮肤红疹频发,覆盖鳞屑,瘙痒明显,多伴有口干舌燥,大便秘结,小溲黄赤,舌红苔黄,脉弦滑而数等。颜老认为此病病机与血分湿热关系密切,内因多由七情内伤,气机壅滞,郁而化热,心肝火旺,或过食膏粱厚味,以致脾胃失运,湿热内生,外因主要为风邪或燥热之邪客于皮肤,内外合邪发病。早期当以清热凉血燥湿为主,方宜犀角地黄汤合四妙丸。后期则邪热有伤阴之趋向,可佐以四物汤、知柏地黄丸之类。在辨证施治基础上加入土茯苓、徐长卿、白蒺藜、拉拉藤以清热解毒,祛风胜湿,活血化瘀,则效果更佳。

[**常用剂量**] 土茯苓 30g,徐长卿 15g,白蒺藜 9g,拉拉藤 15g。

（吕章明）

八四、蜈蚣配全蝎功擅搜风通络

蜈蚣味微辛,性微温,有毒,入肝经,功能祛风定惊,攻毒散结。《医学衷中参西录·药物·蜈蚣解》谓之"走窜之力最速,内而脏腑,外而经络,凡气血凝聚之处皆能开之"。全蝎色青味咸,性微温,有毒,色青则属木,入肝经而搜风,功能祛风止痉,通络解毒。二药合用名"止痉散",善搜剔经络血瘀,使血不凝滞,气可宣通,颜老取之治疗久病、怪病及血瘀兼有风证者,多有效果。

1. **痹证** 痹证以疼痛为主要表现,其病机为气血闭阻,不通则痛。若日久不愈,疼痛剧烈者,可从"顽痹"论治。颜老认为顽痹之证多由邪气壅滞而不去,深入关节筋骨,恙根深痼,难以骤拔,非迅疾飞走不能散。临证常以全蝎、蜈蚣煎剂内服,或研粉摊入膏药中外敷,取其搜剔经络血瘀之功。颜老自拟方

"虎没丸"（酒炙虎胫骨①120g，没药210g，蜈蚣、全蝎各45g），主治久病气血凝滞不通之顽痹。如治朱某，男，45岁。风寒湿久羁经络，四肢酸痛，下肢尤甚，步履艰难，遍用中西药物，效果不显，舌淡苔薄白，脉沉迟。久病气血凝滞不通，冰冻三尺，非一日之寒，以虎没丸缓图。连续服药一个月，临床症状消失，随访多年，未见复发。

2. **头痛** 头痛经久不愈，久病入络者，颜老习用全蝎、蜈蚣、露蜂房等虫蚁搜剔之品。全蝎配蜈蚣研粉吞服，是颜老治疗顽固性头痛之常用对药。如治宋某，女，32岁。头痛反复发作7年，多方治疗无效，拟诊为偏头痛，头颅摄片阴性。患者自觉头痛彻巅，日轻暮甚，痛甚则彻夜难寐，每于劳累或气候变化时加剧，经事前后易诱发，脉细缓，舌苔薄腻。久痛入络为瘀，治以活血通络。药用：川芎15g，羌活9g，当归9g，生地12g，赤芍12g，桃仁12g，红花9g。服药1周，头痛见减，但夜间仍有小发，原方加全蝎粉、蜈蚣粉各1.5g另吞。1周后头痛痊愈，随访经年未发。

3. **中风** 中风后遗症期，多见手足不仁，半身不遂及刺痛瘫痪，此乃气血上菀，心脑被其扰乱而失其功用，经络隧道为痰瘀阻塞。气机已滞，血脉不灵，疼痛较剧者，可予搜风通络法，颜老常于小续命汤中加入全蝎、蜈蚣之属以搜剔经络瘀血。

［常用剂量］蜈蚣1~3g，全蝎1~3g。

（李桃桃）

八五、五灵脂配香附，化瘀止痛疗
非特异性溃疡性结肠炎

五灵脂性温，味苦、咸、甘，专入肝经血分，善于活血止痛，化瘀止血，乃疗瘀滞疼痛之要药。香附性平，味辛、微苦、微甘，主入肝经气分，善散肝气之郁

---

① 临床须用代用品。后同。

结,兼入脾、三焦经,具宽中、消食下气之能。二药相配,可调气活血,化瘀止痛,王清任膈下逐瘀汤中即寓此药对。颜老临床常取此药对治疗溃疡性结肠炎。

溃疡性结肠炎是一种慢性非特异性结肠炎症,没有相对应的中医病名,但是病症描述和痢疾、滞下、泄泻、肠澼、肠风的特点具有相似性。颜老谓此病病机为"肠角瘀阻",多由气滞食积,日久入络为瘀,气滞血瘀,瘀阻肠角而致,症见腹痛即泄,痛有定处而拒按,便夹脓血或黏液等。治疗常取五灵脂与香附为对,五灵脂入血分,香附入气分,二药相合,可清廓肠角之瘀积,推陈致新,疏通肠腑血气,以令条达。如治斯某,男,56岁。泄泻三年,消瘦乏力一月。经钡餐、钡灌及乙状结肠镜检查确诊为胃窦炎、慢性非特异性溃疡性结肠炎。迭经西医治疗,症状无改善。腹泻日行数次,便中夹有黏液,腹痛拒按,胃纳不馨,舌淡苔薄白,脉细弦。肝郁脾弱乃其本,瘀滞交搏乃其标,治以膈下逐瘀汤。药用:当归9g,川芎9g,桃仁9g,五灵脂9g,丹皮9g,乌药4.5g,香附9g,红花6g,延胡索4.5g,枳壳4.5g。4剂后大便已无黏冻,腹痛亦瘥,再服4剂,腹泻即止,诸症悉除,唯大便不实,遂转以参苓白术散健脾助运,以预其后。

[**常用剂量**] 五灵脂6~9g,香附9g。

（杨扬）

八六、威灵仙配白茄根治跟骨刺

威灵仙辛温,味咸,归膀胱经,功能祛风除湿,通络止痛。《本草纲目·草部》第十八卷曰"威,言其性猛也。灵仙,言其功神也",常用于风湿痹痛、肢体麻木、筋脉拘挛、屈伸不利、骨鲠咽喉等病。白茄根甘寒,归胃、大肠经,功能活血散血,消肿祛湿,用于风湿痹痛等。颜老常用此二药配伍,相辅治疗跟骨刺,效果明显。

跟骨刺,足跟骨刺即足跟骨质增生,其症状是足根受压疼痛,走路时脚跟不敢用力,有石硌、针刺的感觉,活动开后,症状减轻。跟骨部位长骨刺,多见于中老年人,局部红或肿,且脚跟、脚板会有疼痛感或是麻痹感,甚至会产生无法踏地行走的情况,早晨起床第一步痛不可当,行走一段时间症状减轻。一般是早晨重,下午轻。颜老认为足骨刺以疼痛为主要表现,可从痹证论治,病初多与风寒湿相关,久则郁而化热,取威灵仙辛温祛风散寒,配以白茄根甘寒,可兼逐风湿热邪,二者相配,治疗足骨刺之疼痛,颇有效验。若取其煎汤外洗,内外同修,则效果尤佳。

[**常用剂量**] 威灵仙 6~9g,白茄根 15~30g。

(陈丽娟)

八七、犀角配泽兰治乙型肝炎

犀角不仅擅于清热凉血,且解毒之力甚宏,临床对乙肝表面抗原(HBsAg)转阴及降低转氨酶有效;泽兰苦能泄热,甘能和血,酸能入肝,温通营血,功能破宿血,消癥瘕,除水肿。二药合用,共奏清热凉血、活血化瘀之功,兼有利水消肿之效,颜老临床常用于治疗乙型肝炎,疗效甚佳。

乙型肝炎是一种危害较大的传染性疾病,发病率较高,根治较难,颜老认为其病变过程与温病的传变规律相似,表现为病邪由外而入,初期多兼恶寒、发热等卫分症状,随着病情发展,相继出现气分、营分、血分等证候。因其具有一定的传染性,故可以从"温疫"论治。临床所见,乙型肝炎患者常有面色晦黄,巩膜混浊,神萎肢重,烦躁易怒,五心潮热,或低热缠绵,口苦而黏,嗳气泛恶,脘腹胀满,胁肋胀痛或刺痛,小溲黄赤,脉弦数或涩,舌红有瘀斑,苔黄白而腻等见症。其病变多为湿热毒邪浸淫营血,颜老自创犀泽汤(广犀角、泽兰、苍术、仙人对坐草、平地木、土茯苓、败酱草)清营活血,清化湿热,用治乙型肝炎有一定疗效。

如治徐某,女,26岁。患乙型肝炎多年,神疲肢重,右胁灼热疼痛,饮食不馨,脘腹胀满,心烦易怒,入夜少寐,齿衄频发,月经愆期。舌紫红,苔薄黄腻,脉弦数。查谷丙转氨酶(SGPT)200U/L,乙肝表面抗原(+)。胁痛烦热,心烦易怒,胃纳不佳,入夜难眠。脉弦数,舌紫,苔薄腻。肝家瘀热胶着不化。犀泽汤加味治之。处方：黄连 3g，金银花 9g，茵陈 30g，夏枯草 12g，泽兰 15g，平地木 30g，仙人对坐草 30g，田基黄 30g，垂盆草 30g，败酱草 15g，熟大黄 10g，犀角粉（吞服）3g。服药两月，神气转振，胁痛消失，胃纳好转，月经如期而至，复查谷丙转氨酶降至正常，乙肝表面抗原转阴，乃以原方制丸再服两月停药，随访三年，疗效巩固。

[**常用剂量**] 广犀角 3g（或用水牛角 30g 代），泽兰 6~15g。

（胡晓贞）

八八、血竭粉配三七粉祛瘀生新疗心痛

血竭味甘、咸，性平，功能散瘀止痛、敛疮生肌，《新修本草》卷第四谓之"主五脏邪气，带下，心痛，破积血，金创生肉"。三七味甘、微苦，性温，效可散瘀止血，消肿止痛，其与人参同出于五加科，《本草纲目拾遗》卷三《昭参》尝论"人参补气第一，三七补血第一，味同而功亦等"，故兼有生血之能。二药合用，可祛瘀生新疗心痛。

颜老认为冠心病心绞痛多有瘀血为患，心主血脉，是血液运行的主导，凡情志所伤、气滞日久、血流不畅则脉络瘀滞，或久病入络，气滞血瘀，心脉瘀阻均可发为瘀阻心痛之证。症见胸痛阵阵，或刺痛不休，或疼痛如绞，痛处固定不移，舌质紫黯、有瘀点或瘀斑，脉沉弦或沉涩。三七气温味甘微苦，乃阳明、厥阴血分之药，善化瘀血，不伤新血，允为理血妙品；血竭为木之脂液，如人之膏血，其味甘咸走血，是散瘀血、生新血之要药。二药均具化瘀生新之长，相须同用，其功倍增，临证每取之研粉吞服，治疗心痛之属瘀阻血脉者，取效甚捷而无伐正之虞。

[**常用剂量**] 血竭粉 1.5g，三七粉 1.5g。

（吕章明　颜琼枝）

八九、仙人对坐草配平地木治黄疸

　　仙人对坐草即大金钱草,性平味苦,功能清利湿热。平地木又名老勿大、矮地茶,味辛苦而性平。民间取其化痰利湿、活血通络功效,广泛用于新久咳嗽,风湿痹痛,跌打损伤等。颜老认为仙人对坐草可用于治疗肝肾结石,归于肝肾经;平地木味辛苦,可辛开苦降,清利湿热,其药性能入血分。两者相配,善祛肝经血分湿热,临床用于急慢性肝炎黄疸,效果明显。

　　颜老认为湿热为患,五脏皆有,入肺则喘嗽,乘脾则肿胀,犯心则心悸,侵肾则水肿,扰肝则黄疸。肝病黄疸日久,邪入血分,表现为病程缠绵难愈者,取一般清利湿热之药物难奏效,当从血分湿热立法,取广犀角、泽兰、赤芍、丹皮等清血分之邪热,佐入仙人对坐草、平地木化血分湿邪,方可收功。

　　[**常用剂量**]仙人对坐草15g,平地木15g。

(胡晓贞)

九〇、薏苡根配乌蔹莓治蛋白尿

　　薏苡根甘苦微寒,归脾、膀胱经,功能清热通淋,健脾利湿,民间多用于治疗肾炎腰痛、小便涩痛等。乌蔹莓别名五爪龙、五叶藤、乌蔹草等,苦酸微寒,归心肝胃经,功能清热利湿,解毒消肿。颜老常用薏苡根配乌蔹莓这一药对,使其清热解毒利湿之功加强,可提高消减蛋白尿的效果。

　　颜老认为蛋白尿一症有虚实之辨,虚者多由肾病日久,脾肾不足,气不摄精所致,实者则由肾病初发,风热夹湿之邪入侵肺肾,金水失交,湿热内蕴,清浊不分,治此不宜过早固涩,固涩反使沉瘀胶结,浊气不能外泄,精气进而渗漏,越涩越漏,故治疗蛋白尿重在气化,尝言"气化而愈者,愈出自然;固涩亦偶然有得,愈出勉强。多用固涩出现反复,根源即本于此"。自拟疏风汤加薏苡根、乌蔹莓药对以降蛋白尿,疗效显著。疏风汤由生紫菀 9g,浮萍 9g,蝉衣 6g,荆芥 9g,防风 9g,芫荽子 9g,西河柳 9g,薄荷 4.5g 等组成,用于顽固性蛋白尿、胆固醇增高常伴有呼吸道及皮肤感染者,凡备尝中西药物,效果不明显者,改用此方疗效殊佳。

[常用剂量] 薏苡根 30g,乌蔹莓 15~30g。

(孙春霞)

九一、栀子配薄荷、丹皮善治肝郁化火

栀子味苦性寒,归三焦经,功擅清肝火,除心烦。丹皮苦寒,色赤入血,可凉血而不留瘀,活血而不妄行。薄荷辛凉,入肺、肝经,疏肝清郁热之效极佳。颜老治疗肝郁化火之证取"木郁达之,火郁发之"之旨,喜用栀子、薄荷、丹皮三者为伍,其效尤佳。

1. **脏躁** 脏躁若烦躁不安,气郁化火者,颜老常以丹栀逍遥散出入,疏肝解郁,清热凉血。若胸胁胀痛甚者,多佐以血府逐瘀汤。入夜少寐者,则佐以甘麦大枣汤,辨证论治,其病自除。

2. **带状疱疹** 带状疱疹往往后遗神经疼痛,治疗颇为棘手,火热大势已退,久痛络道瘀阻,营气亏虚,余邪难得骤解者,还当凉血活血,取血府逐瘀汤加栀子、薄荷、丹皮,以疏肝清热,活血凉血,可极大缓解患者神经疼痛。

3. **倒经** 倒经多因肝郁化火犯肺,或阴虚肺热,经脉损伤,血随火升上逆所致,症见情绪急躁,心烦易怒,头疼胁痛,口苦咽干等。颜老喜用丹栀逍遥散加怀牛膝投之,使肝气得疏,郁热得清,瘀血得除,血热得降,倒经得愈。

[常用剂量] 薄荷 3~6g,疏肝同煎,不必后下;丹皮 6~9g;栀子 6~9g。

(张磊 胡琪祥)

九二、泽兰配益母草,化血为水治水肿

泽兰气温而香,味苦、辛,归肝、脾经,有活血调经、利水消肿之能。益母草性微寒,味辛、苦,归心、肝、膀胱经,具活血调经、利水消肿、清热解毒之效。颜老认为津血同源,水能病血,血能病水,气滞则血瘀,血涩不通,三焦气化通路受阻,亦必然加重水肿。殆缘湿浊与瘀血阻滞,气化不及州都,肾之封蛰失职,相互为因。《血证论》卷六《肿胀》云:"瘀血流注,亦发肿胀者,乃血变成水之证。"瘀血阻滞,血化为水,四肢水肿。故颜老主张治水肿,勿忘从血分求之,习从水必夹瘀例入手,常以泽兰配益母草为对,化血为水。颜老谓:"泽兰性温,益母草性寒,二者相配,药性中和,既可祛瘀,又能利水,有相得益彰之妙。"

如治瞿某,男,58岁。高血压病史20年,眩晕时作,曾有轻度中风偏瘫史,经治恢复。近2年来时感心悸、气短,稍劳则肢体水肿。近1个月来症情加剧,肢体水肿,神疲畏寒,胸闷气短,纳呆便溏,腰酸膝软,夜尿增多,面色苍黑,巩膜瘀斑,唇紫,舌黯苔白,脉沉细乏力。此乃脾肾阳虚,水瘀交阻。治拟温补脾肾,化瘀利水。处方:附子(先煎)9g,桂枝9g,苍术9g,白术9g,山萸肉9g,猪苓15g,生地15g,带皮苓15g,泽泻15g,益母草15g,泽兰叶15g,小茴香4.5g,水蛭3g。服药10剂,水肿大减,畏寒、腰酸、胸闷、气短均亦减轻。原方去水蛭、小茴香,加怀山药15g,党参12g,焦六曲9g。再进14剂,水肿全消,亦无胸闷气短,纳谷略香,便软成形,余症亦各有好转,面黑、唇紫也有改善。

[**常用剂量**]泽兰6~9g,益母草15~30g。

(杨扬)

九三、紫石英配韭菜子、蛇床子温肾助阳

紫石英性味甘、温,归心、肺、肾经,功能镇心、温肺、暖宫。蛇床子性味辛、

苦、温,有小毒,归肾经,功能温肾燥湿,祛风杀虫。韭菜子性温,味辛、甘,归肝、肾经,功能补肾暖腰,助阳固精。三药合用则有温肾助阳之功,善治下元亏损。颜老治男科、妇科疾病,如阳痿、早泄、不射精、睾丸炎、遗尿、不孕、月经病等,喜从气血辨证施治,并认为此类疾病病位均在下焦肾,每呈阳气亏损之证,常用紫石英、韭菜子、蛇床子配血府逐瘀汤治之。

1. **男科**　肾备阴阳二气,原夫人之生,本水火相守之局,具动静开合之机,阴阳互根,彼此递化。精气尤为男子之至宝,而足厥阴肝经环阴器,肝者筋之合,筋聚于阴器之缘,且肝主情志,以肝为中心的情志活动与男科疾病紧密相关。治男科病颜老每以肝肾为辨证要点,强调肾阳须充足,肝气须通达,以《素问·上古天真论篇》"气脉常通,而肾气有余也"为旨,喜用紫石英、韭菜子、蛇床子配血府逐瘀汤。治湿热阳痿者,多佐以黄柏、苍术;治肾亏早衰者,辅以水陆二仙丹;治肝郁不射精者,佐以王不留行,其效甚佳。

2. **妇科杂病**　女子临经之际涉雨受凉,或贪饮凉物,最易导致寒浊侵入胞宫,经水之道随之闭塞不通,可致月经先后不定期、不孕等妇科疾病,症见经前或经行时小腹拧痛抽痛,喜暖恶凉,按之痛甚,经量少,色黯红,或色紫有块,四肢不温,胁肋掣痛,舌质紫,苔白润或腻,脉沉紧。颜老遵循"女子以肝为先天"(《临证指南医案》)、"血气者喜温而恶寒"(《素问·调经论篇》)之说,认为治此当须疏通肝气,宜选辛温之品,常用紫石英、蛇床子、韭菜子配少腹逐瘀汤加减,以调经活血,温暖胞宫,使胞宫寒浊得以温化,经水得以通畅。

[**常用剂量**] 紫石英 15~30g,韭菜子 3~9g,蛇床子 3~9g。

（张磊　胡琪祥）

九四、紫石英配鹅管石,肺肾同治疗哮喘

紫石英为矿石类药物,又名为萤石、氟石,其性味甘温无毒,主入肝、肾二经,具调气温肾、宁心安神之功。历代医家沿用此品以暖妇人子宫虚寒,专治宫寒不孕之证。颜老用此品,取其调气温肾之功,以通厥阴之气结,温少阴之

阳痿,并自拟化瘀赞育汤以治泌尿生殖系统疑难病证,如阳痿、早泄、不射精、睾丸炎、遗尿等。鹅管石性味甘咸温,入肺、肾、胃经,功效温肺,壮阳,通乳。颜老临床善用紫石英配鹅管石,肺肾同治,温肺化痰,治疗哮喘颇有验案。

颜老认为支气管哮喘急性发作多缘寒痰胶滞,气失升降。血气者,喜温而恶寒,得温则流,得寒则凝,寒凝血瘀所致的顽固性哮喘,通补阳气最为必要,常用附子配苓桂术甘汤防治支气管哮喘,阳和汤治疗寒性哮喘,小青龙汤合麻黄附子细辛汤治疗哮喘急性发作,在辨证施治基础上加入紫石英温补肾阳,其治在肾;鹅管石甘温化痰,其治在肺。肺肾兼顾,温补兼施,使肾阳得充而水气得化,肺中痰饮亦得以温化,而喘咳自平。

[**常用剂量**] 紫石英 15~30g,鹅管石 15~30g。

（刘爱华）

第三篇　方剂篇

〇一、补中益气汤

1. **组成** 黄芪 9g,党参 6g,白术 9g,升麻 3g,柴胡 3g,当归 9g,陈皮 3g,炙甘草 3g。

2. **功效** 补中益气,升阳举陷。

3. **主治** 脾虚气陷,症见饮食减少,体倦肢软,少气懒言,面色萎黄,大便稀溏,舌淡,脉虚;以及脱肛,子宫脱垂,久泻久痢,崩漏等。

4. **用法** 水煎服,一日二次。

5. **方解** 方中黄芪味甘微温,入脾肺经,补中益气,升阳固表,故为君药;党参、白术补气健脾为臣药;当归养血和营,协党参、黄芪补气养血,陈皮理气和胃,使诸药补而不滞,共为佐药;少量升麻、柴胡升阳举陷,协助君药以升提下陷之中气,共为佐使;炙甘草调和诸药为使药。全方共奏补中益气、升阳举陷之功。

[评述] 补中益气汤出自李杲所著的《内外伤辨惑论》一书,为后世医家所推崇。补中益气汤的适应病证非常广泛,既可治内伤病,也可治外感病。颜老认为补中益气汤能升清阳,补脾胃,具有固本清源的作用,随证加减,可治疗多种疾病,如治头痛清阳不升,症见头昏,休息时轻、活动后加重,倦怠乏力,舌质淡,舌体胖大、边有齿印,脉弱,则取补中益气汤加蔓荆子、望江南治之;治虚人感冒,持续不愈,或易于感冒,时作时辍,头痛鼻塞,畏寒困倦,午后低热,咳嗽胸满,或动则气促,纳少懒言,脉浮无力,则取补中益气汤合桂枝汤以调和营卫;又如见妊娠两足水肿,渐至遍身头面俱肿,肢倦体乏,饮食无味,用补中益气汤合五苓散,旨在增强利湿退肿之功;治肢体麻木,用陈士铎《辨证奇闻》卷二《中风》释麻汤,方以"补中益气汤"补其气之不足,合"二陈汤"化其痰之壅塞,使土强可以胜湿,而绝其生痰之源,湿去脾运自健,而气足则除顽麻。

(韩天雄)

○二、百合地黄汤

1. **组成**　百合 15g,生地 15g。
2. **功效**　润肺养心,清热宁神。
3. **主治**　心肺阴虚、虚火内扰所致的郁证、不寐、脏躁、心悸怔忡等。症见口苦,失眠,烦躁,忧郁,小便赤,脉微数。
4. **用法**　水煎服,一日二次。
5. **方解**　百合甘而寒,生津滋阴,可润肺养心,安神定魄,有安心、定胆、益志、养五脏的功效,可治神思恍惚,悲伤失眠之证;地黄清营血之热并益心肺之阴。两药合用,可复心肺之阴,以安心神,定肺魄而调百脉。

[评述] 本方为治疗百合病之主方。伤寒之后,余热未除,或多思不断,情志不遂,或遇触惊疑,卒临景遇,情志已伤,加之热邪未清,心肺之阴愈虚,则心神失养,肺魄不宁而病作。颜老临床用以治疗忧郁为主的郁证,确有疗效。颜老习用本方治疗阴虚火旺之心悸怔忡,也有效果,临床根据不同情况予以加减,如见肝郁气滞,加柴胡、香附;如见气血郁滞,加当归、郁金;如见心血不足,失眠健忘,加远志、酸枣仁,治疗多种心律失常,多有验案。

（胡晓贞）

○三、补阳还五汤

1. **组成**　生黄芪 120g,当归尾 3g,赤芍 5g,地龙 3g,川芎 3g,红花 3g,桃仁 3g。
2. **功效**　补气活血,化瘀通络。
3. **主治**　气虚血瘀,脉络瘀阻引起的中风。症见半身不遂,口眼㖞斜,语言謇涩,口角流涎,小便频数或遗尿不禁,舌胖而黯淡,苔白,脉弦。

4. 用法　水煎服,一日二次。

5. 方解　方中重用黄芪为君,以补气升阳,气旺则能行血,是治本之药;臣以当归尾,长于活血,兼能养血,因而有化瘀而不伤血之妙;佐以川芎、红花以治血,赤芍、桃仁以化瘀,从而使瘀血消散则经络通畅。方中黄芪与当归配伍,为"当归补血汤"之义,具有补气生血之效,可弥补因经脉血瘀而引起的血虚不足,则祛瘀而不伤正,补正而不碍邪;地龙咸寒降泄,善于阴湿之地匍匐而行,能使阴积之壤质地松软,得黄芪之助则走窜之性加强,能周行全身以通经活络。诸药配合,使气旺血行,瘀消则脉通,经脉通畅,肢体得以濡养,而半身不遂得以恢复,诸症渐愈。

[评述]王清任《医林改错·论抽风不是风》云"元气既虚,必不能达于血管,血管无气,必停留而瘀",认为半身不遂病机属气虚血瘀,并创制了补阳还五汤。颜老认为这是中医论治中风的一大突破,且在临床实践中发现"痰"也是中风的一个重要病因。故颜老仿王氏补阳还五汤之意,研制了"中风预防干膏粉"。该方以黄芪、川芎、蒲黄益气活血为主,辅以苍术运脾胃逐痰湿,对中风易患人群进行药物干预,以冀通过防止脑动脉粥样硬化,促使脑血管侧支循环的建立,增加脑血流量等途径达到预防中风的目的。并进一步扩大补阳还五汤的应用范围,对于脑血管病后遗症、血管性痴呆,若表情痴呆,加黄精、杞子填精益髓;喃喃自语,加石膏、知母除烦;烦躁难眠,加黄连、肉桂交通心肾;上肢偏废者,加桂枝、桑枝、鸡血藤以活血通络;下肢瘫软无力者,加川断、怀牛膝、杜仲以强壮筋骨;若半身不遂日久不愈者,可加水蛭、土鳖虫活血搜剔;语言謇涩者,加石菖蒲、郁金、僵蚕以祛痰利窍;口角流涎者,加益智仁、党参、白术以益气健脾;小便频数者,加乌药、益智仁补肾固涩;脾虚不运者,可加苍术、白术以健运脾胃;痰多者,加制半夏、天竺黄、胆南星清热化痰;若偏寒者,加附子、桂枝以温阳散寒;偏于血虚燥热者,可加知母、玉竹、百合以清热润燥,并酌减黄芪用量;气虚明显者,可加党参、太子参以加强益气;血瘀重者,可加莪术、鸡血藤、鬼箭羽等破血之品。

（陈丽娟）

〇四、半夏白术天麻汤

1. **组成**　半夏 9g，天麻 6g，茯苓 9g，橘红 6g，白术 15g，甘草 3g。
2. **功效**　燥湿化痰，平肝息风。
3. **主治**　风痰上扰所致的头痛、眩晕、中风、多寐、不寐等心脑病症。
4. **用法**　水煎服，一日二次。
5. **方解**　本方是二陈汤加白术、天麻而成。方中半夏燥湿化痰，降逆止呕；天麻化痰息风而止头眩，二者合用，为治风痰眩晕头痛之要药。李杲《脾胃论》卷下"足太阴痰厥头痛，非半夏不能疗，眼黑头旋，风虚内作，非天麻不能除"，故本方以此二味为君药；以白术为臣，健脾燥湿，与半夏、天麻配伍，祛湿化痰，止眩之功益佳；佐以茯苓健脾渗湿，与白术相合，尤能治痰之本；橘红理气化痰；姜枣调和脾胃；使以甘草和中而调药性。诸药相伍，使风息痰消，眩晕自愈。

[**评述**] 肝为风木之脏，相火内寄，肝体不足，肝用有余，阳亢无制，化风上冒，头目昏眩，即《素问·至真要大论篇》所谓"诸风掉眩，皆属于肝"是矣。颜老指出，肝属木，一旦失和，势必克脾，以致脾虚生痰生湿。头为六阳之首，耳目口鼻皆系清空之窍，肝胆之风夹痰湿上冒，蒙蔽清窍，则痛眩交作。即所谓"无痰不作眩"也。此方以二陈燥湿化痰，加白术健脾化湿，以杜生痰之源，天麻平息肝风，于风痰上扰之眩晕，最为合辙。就临证所验，眩晕而外，必有胸闷泛恶，口多清涎，舌苔白腻等象。辨证用治梅尼埃病、高血压等属于风痰上扰者，若能认证无差，不难取效焉。

（刘珺）

〇五、川芎茶调散

1. **组成** 川芎 9g,荆芥 9g,白芷 6g,羌活 6g,甘草 6g,细辛 3g,防风 4.5g,薄荷 9g。

2. **功效** 疏散风邪,活血止痛。

3. **主治** 风邪或瘀阻头痛,对于偏头痛、血管神经性头痛,属风邪或瘀血为患者,均可应用。

4. **用法** 水煎服,一日二次。

5. **方解** 本方所治者乃风邪侵袭,上犯头目,阻遏清阳所致之头痛。方中川芎辛散风邪,行气活血,善止头痛为君药;薄荷辛香,轻而上行,能清利头目,搜风散热,荆芥善能上行祛风,共为臣药;羌活长于治太阳经头痛,白芷长于治阳明经头痛,细辛长于治少阴经头痛,防风辛散上部风邪,协助君、臣药以增强疏风止痛之效,均为佐药;炙甘草甘缓和中,调和诸药,并使药性留恋于上,故为使药。原方服时又以清茶调下,取其苦凉之性,既可上清头目,又能制约风药温燥与升散之性。诸药合用,共奏疏风止痛之效。

[评述] 汪昂《医方集解》二卷《川芎茶调散》云"头痛必用风药者,以巅顶之上,惟风可到也",颜老治疗头痛提倡用风药。川芎茶调散诸药均善上行头目,故临证多用本方化裁统治多种头痛。如风寒头痛,可重用川芎,薄荷减量,并酌加苏叶、生姜等以加强祛风散寒之功。风热者,去羌活、细辛,加蔓荆子、菊花以散风热,生石膏以清内热。风痰上扰者,可合半夏白术天麻汤加减,并酌加白附子、制南星搜风豁痰止痛。若头痛久而不愈,瘀血阻络者,可配合桃红四物汤加减,并酌加全蝎、僵蚕、蜈蚣等以搜风剔络止痛。虚证头痛者,须配伍相应扶正药,协同使用。

（胡晓贞）

○六、柴胡加龙骨牡蛎汤

1. **组成**　柴胡 9g,黄芩 9g,半夏 9g,人参 6g,大枣 6 枚,生姜 3 片,龙骨 30g,牡蛎 30g,铅丹(包煎)3g,桂枝 6g,茯苓 15g,大黄(后下)6g。

2. **功效**　清热平肝,化痰镇惊。

3. **主治**　伤寒往来寒热,胸胁苦满,烦躁惊狂不安,时有谵语,身重难以转侧,现用于癫痫,神经官能症,梅尼埃病以及高血压病等见有胸满烦惊为主证者。

4. **用法**　水煎服,一日二次。

5. **方解**　本方系小柴胡汤加减变化而来,原用于外感热病,后世用于肝郁化热、夹痰动风诸证。由于方证病机复杂,故用药亦错杂不一。方取柴胡、黄芩、大黄疏肝清热;龙骨、牡蛎、铅丹平肝镇惊;半夏、茯苓、生姜化痰祛湿;人参、桂枝、大枣健脾益气,既防肝木之克土,又解痰湿之困脾。综观全方熔疏肝、清肝、平肝、通腑、化痰、健脾于一炉,是补泻兼施的一张良方。

［评述］本方源出《伤寒论·辨太阳病脉证并治》,主治"伤寒八九日,下之,胸满烦惊,小便不利,谵语,一身尽重,不可转侧",病缘伤寒误下,使邪气内犯少阳,而正气损伤,枢机不利,表里三焦之气不和。故本方取小柴胡汤去甘草以和解少阳,祛除半表半里之邪;佐以龙骨、牡蛎、铅丹以镇胆气之怯而止烦惊;加桂枝、茯苓助太阳气化而行津液;加大黄泻阳明之热以除谵语。于是三阳之气和畅,内外之邪尽解。颜老应用本方已超越外感热病的范畴,广泛应用于内科杂病中,如脑外伤引起的剧痛、忧郁症引起的顽固性失眠等,认为本方证的病机为肝郁痰热,或肝风湿热,凡具有心烦易怒、失眠多梦、脉弦、舌苔黄腻者,即可取本方出入治疗,疗效显著。

(苏子镇)

○七、创胚散

1. 组成 紫草 9g, 黄药子 15g, 桃仁 9g, 川芎 9g, 莪术 9g, 生山楂 10g。

2. 功效 破血积, 抗早孕。

3. 主治 早孕, 妊娠试验阳性, 子宫增大符停经月份, 对人工流产有顾虑者。

4. 用法 水煎服, 每日一剂, 连服四天, 隔一天后给阴道填塞前列腺素薄膜 2mg, 每 2 个半小时一张, 共用四张, 随薄膜使用之后再肌注前列腺素 2mg。

5. 方解 "创胚散"主药紫草,《中药辞海》第三卷记载其药理具有抗早孕、抗生育的作用; 配以黄药子破血去积, 川芎、桃仁、莪术行血化瘀, 生山楂破积利气畅中, 减轻胃的不适反应。

[评述] 创胚散是颜老在长期实践中自创的经验方。颜老曾与医院产科合作, 将"创胚散"与前列腺素联合使用于早妊流产, 临床观察 20 例, 成功率达 80%, 一般于 12 小时内发生流产。对照组单用前列腺素薄膜及针剂者 12 例, 成功率仅 20%, 显见"创胚散"能提高早期妊娠人工流产率。若连服"创胚散"四帖后, 加服桃核承气汤一帖, 不加用前列腺素, 其有效率相仿。过去游医妄投青娘虫、红娘虫或外贴麝香膏药, 或从阴道塞药, 偶有中者, 因毒物作用每有毙命之险。本方药用较安全, 无明显副作用。

（杨扬）

○八、大黄䗪虫丸

1. 组成 熟大黄 300g, 土鳖虫（炒）30g, 水蛭（制）60g, 虻虫（去翅足、炒）45g, 蛴螬（炒）45g, 干漆（煅）30g, 桃仁 120g, 苦杏仁（炒）120g, 黄芩 60g, 地黄

300g,白芍 120g,甘草 90g。

2. 功效 活血破瘀,通经消癥。

3. 主治 瘀血内停所致的癥瘕、闭经,症见腹部肿块,肌肤甲错,面色黯黑,潮热羸瘦,经闭不行;五劳虚极,羸瘦腹满,不能饮食;食伤、忧伤、饮伤、房室伤、饥伤、劳伤、经络营卫气伤,内有干血,肌肤甲错,两目黯黑;妇人经水不利,心腹胀满,烦热咳嗽,面色萎黄,肌肤干皮细起,状如麸片,目中昏暗,或赤涩羞明怕日者;小儿疳眼,生云翳,睑烂羞明,不能视物,并治雀目。

4. 用法 以上十二味,粉碎成细粉,过筛,混匀。每 100g 粉末用炼蜜 15~30g 加适量的水泛丸,干燥,制成水蜜丸;或加炼蜜 80~100g 制成小蜜丸或大蜜丸。

5. 方解 五劳者,血、气、肉、骨、筋各有虚劳病也,然必至脾胃受伤而虚乃难复。故虚极则羸瘦,大肉欲脱也;腹满,脾气不行也;不能饮食,胃不运化也。其受病之源,则因食、因忧、因饮、因房室、因饥、因劳、因经络荣卫气伤不同,皆可以渐而至极。若其人体内有血溢出于回薄之间,干而不去,故使病流连,其外证必肌肤甲错。甲错者,如鳞也。肝主血主目,干血之气内乘于肝,则上熏于目而黯黑。是必拔其病根,而外证乃退。故以干漆、桃仁、四虫破其血;然瘀久必生热,气滞乃不行,故以黄芩清热,杏仁利气,大黄以行之,而以甘、芍、地黄救其元阴,则中之因此而里急者,可以渐缓,虚之因此而劳极者,可以渐补,方曰缓中补虚。

[评述] 颜老在长期临床实践中观察到,人体病机千变万化,但都离不开气血的功能紊乱,而应用调理气血的方法,已不仅仅限于活血化瘀,更能通过不同的配伍方法,使其具有畅通气血、调整阴阳、和解表里、扶正祛邪等作用。其综合作用的结果,能使不平衡的机体达到新的平衡。由于它具有调和、和谐、协调、稳定、有序等特征,已突破了传统"八法"的范畴,故称其为"衡法"。大黄䗪虫丸以软坚散结与活血药同用,颜老"衡法"思想与其相合,常用于癥瘕积聚、瘿瘤瘰疬,如肝脾肿大血管瘤、子宫肌瘤、卵巢囊肿、前列腺肥大、慢性盆腔炎等病的治疗,均有一定效果。

（韩鑫冰）

〇九、当归芍药散

1. **组成**　当归9g,白芍9g,川芎9g,白术9g,茯苓9g,泽泻9g。

2. **功效**　调肝养血,健脾利湿。

3. **主治**　肝郁脾虚、血亏水停引起的头痛、眩晕、心悸、腹痛、浮肿、痴呆、郁证等。症见头痛而晕,有沉重感,郁郁寡欢,纳呆食少;或面色不华,心悸气短,下肢或全身水肿,神疲乏力,失眠健忘,自汗乏力,舌淡或胖大有齿痕,苔薄白腻,脉沉细或沉滑。

4. **用法**　散剂(装入胶囊),每次3~6g,一日二至三次;汤剂,水煎服,一日二次。

5. **方解**　当归补血兼能行血,白芍补血并柔肝止痛,川芎活血而顺气,此三药皆入肝经血分,川芎兼走肝经气分;白术与茯苓、泽泻健脾利水,诸药协力,发挥调血利水功能,为气血同治、肝脾并调之剂。

[**评述**] 当归芍药散始载于《金匮要略·妇人妊娠病脉证并治》,依其条文系用于妊娠中之腹痛及妇人之各种腹痛。妇人正气不足,使阴得乘阳,而水气胜土,土气不调,脾郁不伸,故以归、芍养血,苓、术扶脾,泽泻泄有余之水,川芎畅欲遂之气。脾运湿去,气旺血活,则痛止。本方为肝脾气血不和证的祖方,后人逍遥散即从此方化出。颜老应用此方并不局限于妇人痛症,凡头痛、眩晕、耳鸣、腰痛、足冷、心悸、心水、痴呆、中风后遗症等证属肝脾不和者亦常使用。如治心水证,认为其病机即为阳气虚弱不能化水,血不利则为水所致。故治当温阳利水,活血化瘀。临床常用当归芍药散合参附汤、苓桂术甘汤同投,并加入琥珀、泽兰、益母草、苏木等活血利水之品,可收相得益彰之功。

（胡晓贞）

一〇、癫狂梦醒汤

1. **组成**　桃仁 24g,柴胡 9g,香附 6g,木通 9g,赤芍 9g,半夏 6g,陈皮 9g,大腹皮 9g,青皮 6g,桑白皮 9g,苏子 12g,甘草 6g。

2. **功效**　活血理气,解郁化痰。

3. **主治**　痰气郁结、气血凝滞引起的癫证、狂证、痴呆、健忘等心脑病症。症见躁扰不安,多言多语,恼怒不休,妄见妄闻或表情迟钝,言语不利,善忘,易惊恐,或思维异常,行为古怪,伴见气血凝滞,痰湿困阻征象,如头痛头晕,面色晦滞,肌肤甲错,口干不欲饮等,舌质黯红或有瘀点瘀斑,苔薄白腻或厚腻,脉弦涩或弦滑。

4. **用法**　水煎服,一日二次。

5. **方解**　本方以大剂桃仁为君药,取其逐瘀通腑之效,寓上病下取之义;赤芍活血化瘀,清热凉血;柴胡疏肝理气,发散行郁;香附、青陈皮、半夏、苏子、大腹皮疏通气机,除痰散结;木通上能清降心火,下能利水泄热,但因其有毒,颜老每取黄连代之;桑白皮清肺泄热而降气;甘草清热祛痰,调和诸药。综合全方,具有活血化瘀、理气祛痰、解郁清心作用。

［评述］清代医家王清任提出瘀血可致癫狂,其病与脑有关的观点,《医林改错·癫狂梦醒汤》谓癫狂"乃气血凝滞脑气,与脏腑气不接,如同作梦一样",创制"癫狂梦醒汤",活血化瘀,疏通气机。王氏这一学术论点,对后世颇具影响。颜老认为脑为元神之府,髓之海,六腑清阳之气,五脏精华之血,皆聚会于头。若清灵之府因瘀而不能与脏气相接,脑失其养,遂致"杂者钝"。此病忌补,应疏通脉道,推陈致新,常用癫狂梦醒汤,并辅以川芎、通天草轻清上逸,善行气血,引药入脑则疗效更佳。无论癫证、狂证,凡见表情呆滞、沉默少语者,加用石菖蒲、郁金、远志以清心开窍;凡胸胁胀满,气机郁滞者,加娑罗子、八月札、佛手片以理气开郁;凡幻听幻觉,行为怪异者,加降香、苏木以助活血化瘀,亦可加用大黄䗪虫丸(土鳖虫、干漆、生地黄、水蛭、虻虫、蛴螬、白芍、杏仁、桃仁、黄芩、大黄、甘草)攻逐瘀结;凡肾水亏乏,阴虚火旺者,可加二阴煎(生地、

麦冬、枣仁、甘草、玄参、茯苓、黄连、木通、竹叶、灯心草)以滋阴降火,安神定志;若妇女经闭者,加入路路通、泽兰叶、益母草、玫瑰花以活血调经;若症显寒象者,加乌药、木香以温运。随证加减化裁,用之多效。

（陈丽娟）

一一、抵当汤

1. **组成** 水蛭 3g,虻虫 3g,桃仁 9g,大黄 6g。

2. **功效** 攻逐蓄血。

3. **主治** 太阳蓄血证。症见蓄血发狂,少腹硬满,小便自利,喜忘,大便易而色黑,脉沉结者。及妇人经水不利,少腹硬满拒按者。

4. **用法** 水煎服,一日二次。

5. **方解** 本方中水蛭咸苦平,有强烈破血之功;虻虫苦寒,峻猛破血,并兼泻下;两药相配,善于走窜,力能逐瘀,破恶血,消坚积。桃仁,苦甘平,化瘀而润肠;大黄苦寒,为斩关夺门之药,峻下泻热,活血化瘀,使瘀血从下而走。四味同用,共奏下瘀泄热、破血逐瘀之功。

[评述] 抵当汤在《伤寒论》中用于太阳病蓄血证与阳明病蓄血证,是外感病中出现的血热互结重症,《金匮要略·妇人杂病脉证并治》中用于妇人杂病经水不利,是内伤病中之血结重症。颜老临证对于有严重瘀血的病症常取本方治之。如临床用于肺性脑病多例,每取本方与葶苈大枣泻肺汤同投,若神志恍惚,烦躁撮空,嗜睡昏迷者,可加石菖蒲、远志、麝香开窍醒神;狂病躁扰不安,恼怒不休者,可加黄连、黄芩、连翘以清心火;面色晦暗,唇紫者,可加重桃仁用量,佐以红花,以加强活血之功,随证加减,均获满意疗效。

（陈丽娟）

一二、大定风珠

1. 组成 阿胶(烊化)9g,生白芍 18g,干地黄 18g,麦冬 18g,生牡蛎 12g,生龟甲 12g,鳖甲 12g,火麻仁 6g,五味子 6g,炙甘草 12g,鸡子黄 2 个。

2. 功效 滋阴潜阳,平肝息风。

3. 主治 真阴大亏,虚风内动之眩晕,震颤,中风等。症见神倦瘛疭,时时欲脱,或头晕目眩,或半身不遂,或言语不利,舌绛苔少,脉虚弱。

4. 用法 上述诸药去阿胶、鸡子黄,用水八杯煎煮取三杯,去滓,入阿胶烊化,再入鸡子黄,搅令相得,分三次服。

5. 方解 本方用甘味和酸味滋补收敛以救欲绝之真阴,又用咸味沉降镇定以潜未尽之浮阳,使阴复阳潜,虚风自息。方中以鸡子黄、阿胶血肉有情之品,滋阴养血以息内风,为君药;重用白芍、地黄、麦冬以滋阴柔肝,壮水涵木,龟甲、鳖甲咸中带甘,潜阳兼能滋阴,牡蛎性凉而涩,功擅潜阳敛阴,六药相辅,共奏滋阴潜阳之功,同为臣药;麻仁质润多脂,养阴润燥,五味子味酸善收,与诸滋阴药相伍,而收敛真阴,与炙甘草相配,又具酸甘化阴之功,以加强滋阴息风之效,共为佐药;甘草调和诸药为使药。诸药合用,共奏滋阴增液、柔肝息风之效。

[评述] 本方原主治温热之邪消烁真阴,神倦瘛疭,脉弱舌绛,时有虚脱之证候,颜老临证遇心脑病证属肝肾阴血亏虚,内风煽动不息,如眩晕,耳鸣,震颤,心慌泛漾,亦常用此方加减。遇喘则加人参益气平喘;自汗者加龙骨、人参、小麦益气敛汗;心悸者加茯神、人参益气养心;遇有低热者,加地骨皮、知母、丹皮以退虚热;有痰者,酌加天竺黄、贝母、半夏以清热化痰。本方与羚羊钩藤汤有虚实之分,证属真阴内竭,阴亏生风,病情为虚者,当用本方滋阴息风;证系风火相煽,热极生风,病情属实者,宜取羚羊钩藤汤凉肝息风。

(孙春霞)

一三、附子汤

1. **组成**　附子 9g，茯苓 9g，人参 9g，白术 9g，芍药 9g。

2. **功效**　温经散寒，益气助阳。

3. **主治**　阳虚寒湿所致的心水、胸痹、真心痛、心悸怔忡等心脑病症。

4. **用法**　水煎服，一日二次。

5. **方解**　附子汤主治气阳不足、火不生土诸证。方中重用附子辛热之品为君，以通三焦散阴霾，补命门真火，启下焦气化，温经助阳，散寒镇痛；臣以人参、白术、茯苓健脾益气，鼓动阳气生长；白芍宣通血痹以止痛为佐使。诸药合用，共奏温经散寒、益气助阳、化水镇痛之功。

［评述］附子汤为治疗少阴寒化之剂。《伤寒论·辨少阴病脉证并治》谓："少阴病，身体痛，手足寒，骨节痛，脉沉者，附子汤主之。"提示此方适宜于各种虚寒性疼痛。颜老喜用附子汤治疗冠心病心绞痛及心肌梗死等引起的疼痛，临床所见冠心病心绞痛多伴有痛势彻背，神萎乏力，汗时自出，舌淡，脉沉弱等，其实质多属阳虚阴凝。立法用药当以温阳为主，解凝为辅。若胸闷心悸者，加丹参、葛根活血宽胸；胸痛剧烈者，加参三七、血竭化瘀止痛；唇青舌紫者，加土鳖虫、水蛭活血通络。本方与真武汤似同实异，真武汤用生姜，不用人参，旨在温散以祛水气，适用于阳虚水气内停之证；本方不用生姜，倍术、附，加人参，旨在温阳以祛寒湿，适用于阳虚寒湿内盛之候。

（刘珺）

一四、风引汤

1. **组成**　生石膏 30g，寒水石 30g，滑石 30g，赤石脂 30g，紫石英 30g，生牡蛎 30g,生龙骨 30g,白石脂 30g,桂枝 6g,干姜 3g,大黄 6g,炙甘草 6g。

2. **功效** 镇惊息风,清热安神。

3. **主治** 风火内生,痰热亢盛,阻塞灵窍之癫痫、眩晕、中风瘫痪、惊厥、癫狂等。症见头晕目眩,心烦易怒,甚或突然仆卧倒地,四肢抽搐或偏瘫偏枯,两目上视或口眼㖞斜,喉中痰鸣,神志烦躁或不清,大便秘结,舌红苔黄,脉弦有力或兼数。

4. **用法** 水煎服,一日二次。

5. **方解** 方中重用石膏、寒水石与滑石,性皆寒凉,以清热泻火,共为君药;内风发动必夹肝木之势侮其脾土,脾气不行,则湿停液聚,又受风火相煽而湿热生痰,可致风痰上犯,故又以大黄荡涤湿热风火之邪,泻火通便,活血祛瘀,釜底抽薪,推陈致新,以杜痰火之源,为辅药;龙骨、牡蛎、赤石脂、白石脂与紫石英,均质重沉降,与三石合用,共奏重镇息风之功;其中龙骨、牡蛎和紫石英能镇心安神;赤、白石脂兼可固涩,以防石药重镇和大黄走泄过甚之弊;桂枝平冲降逆,且辛甘而温,能通阳气,与干姜温脾燥湿配伍,可防三石、大黄等药寒凝伤中;甘草和胃气而调诸药。合而成方,共奏重镇息风、清热安神之效。

[评述] 风引汤出自《金匮要略·中风历节病脉证并治》,主“除热瘫痫”,亦即《备急千金要方》卷十四《风癫门》、《外台秘要》卷第十五所载之“紫石煮散”“紫石汤”。《备急千金要方》卷十四《风癫门》云:“紫石煮散,治大人风引,少小惊痫瘛疭,日数十发,医所不药者方。”瘫既以热名,则明其病因热而得,颜老临床习用此方治疗火亢血逆之脑出血,颇有效验。急性脑出血初期以闭证多见,常出现大便不通,本方用生大黄泄热通腑,可起到釜底抽薪,清脑开窍,降低颅内压的作用。若病初内风动跃,气血逆乱,当避桂枝、干姜、赤石脂之辛温固涩,病情渐趋平稳,则可投桂枝疏通经隧,助肢体活动恢复。若肝风内动甚者,可去桂枝,加石决明、灵磁石、地龙、钩藤之类,以加强潜阳息风作用;若经络不通,肢体活动受限,言语不利,可加当归、赤芍、川芎、鸡血藤之类,以活血通络。若癫痫频发,可加胆南星、僵蚕、全蝎、羚羊角、白芍之类,化痰息风止痉,随症加减,皆能获效。

（孙春霞）

一五、肺炎方

1. **组成** 半枝莲 15g,鸭跖草 15g,开金锁 15g,鱼腥草 15g,虎杖 15g,百部 15g。

2. **功效** 清肺解毒,活血化痰。

3. **主治** 急性肺炎,症见发热、恶风寒、咳嗽、咳痰、咳喘、胸痛、口渴等。

4. **用法** 水煎服,一日二次。

5. **方解** 肺炎方取半枝莲、鸭跖草为君,其性味苦寒,功效清热解毒,善退热毒之邪;开金锁即金荞麦,与鱼腥草均为治疗肺痈良药,既能清热解毒,又可活血化痰,辅助君药增强清肺解毒之力;肺与大肠相表里,故佐以虎杖泻腑通便,使邪有出路;使以百部,润而不燥,开泄降气,化痰止咳。诸药合用,共奏清肺解毒、活血化痰之功效。若恶寒无汗者,加羌活发汗退热;高热便秘者,加生大黄通便泄热;咳喘甚者,加葶苈子直泻肺势。

[**评述**] 肺炎涉及中医学"风温""咳喘""厥脱"等范畴,病初多见发热、恶风寒,咳喘,胸痛,口渴;倘若失治误治,病邪入里,则见高热呓语,神昏肢厥等变证。辨证虽有卫气营血之分,但其病机总由温邪直袭肺卫,热毒与气血相搏而为病,其主症高热、咳喘、脓痰均与热毒有关。热毒搏结营卫,卫强营闭而高热;热毒壅遏肺道,气失肃降而咳喘;热毒灼伤津液,炼津煎液而为脓痰。故治疗急性肺炎,当从热毒袭卫、痰瘀壅肺立法。颜老拟肺炎方,疗效显著。

（张旻）

一六、归脾汤

1. **组成** 黄芪 15g,白术 9g,茯神 9g,龙眼肉 12g,酸枣仁 12g,人参 6g,当

归 9g,远志 6g,木香 6g,炙甘草 3g。

2. 功效 益气补血,健脾养心。

3. 主治 心脾两虚,心血不足所致的心悸怔忡,健忘失眠,眩晕,痴呆,月经不调,不孕等病症。

4. 用法 水煎服,一日二次。

5. 方解 方中黄芪甘微温,补脾益气,龙眼肉甘温,既能补脾气,又能养心血,共为君药;人参、白术甘温补气,与黄芪相配,加强补脾益气之功;当归甘辛微温,滋养营血,与龙眼肉配伍,增加补心养血之效,均为臣药;茯神、酸枣仁、远志宁心安神;木香理气醒脾,与补气养血药配伍,使之补不碍胃,补而不滞,俱为佐药;炙甘草补气健脾,调和诸药,为使药;姜枣调和脾胃,以资生化。本方的配伍特点一是心脾同治,重点在脾,使脾旺则气血生化有源,方名归脾,意即在此;二是气血并补,但重用补气,意在生血,方中黄芪配当归,寓当归补血汤之意,使气旺则血自生,血足则心有所养。

[评述] 本方为心脾两虚、气血不足之证所设。心藏神而主血,脾主思而统血,思虑劳倦过度,损伤脾胃,而脾胃为气血生化之源,脾虚则气衰血少,心无所养,不能藏神,故见心悸怔忡、健忘失眠诸症。据此,颜老据《素问·阴阳别论篇》"二阳之病发心脾,有不得隐曲,女子不月"之论,临床常用归脾汤化裁治疗月经不调、冠心病心律失常、失眠多梦,颇有效果。心悸甚者,加琥珀粉、珍珠粉吞服,以宁心定悸;失眠多梦者,加黄连、肉桂以交通心肾。应用本方需与补中益气汤鉴别。两方均用参、芪、术、草以益气健脾,其不同处在于:本方是补气药配伍养心安神药,意在恢复生血统血之职;补中益气汤是补气药配伍升阳举陷药,意在补气升提,复其升清降浊之能。处方的用意与构思均不同,因此主治证候也不同。

（费鸿翔）

一七、甘麦大枣汤

1. 组成 甘草 9g,淮小麦 30g,大枣 6 枚。

2. **功效** 养心安神,和中缓急。

3. **主治** 失眠,心悸怔忡,头晕,脏躁,郁证,癫狂等病症。症见精神恍惚,喜悲伤欲哭,不能自主,心中烦乱,哈欠频作,睡眠不安,多汗,甚则言行失常,舌红少苔,脉细数或弦数。

4. **用法** 水煎服,一日二次。

5. **方解** 《素问·脏气法时论篇》谓"肝苦急,急食甘以缓之",《灵枢·五味》又有"心病者,宜食麦"之说,故甘麦大枣汤重用小麦,取其味甘性凉,归心肝经,养心补肝,安神除烦为君;甘草甘平性缓,补养心气,柔肝缓急,大枣甘平质润而性缓,补血调营,养心安神,补中益气,二者共为臣药,调和阴阳,并裕生化之源。全方药仅三味,共奏甘润平补、养心缓肝、和中安神之功。心主血,肝藏血,脾生血,心肝脾三脏之血充,五脏之阴旺,则脏躁可愈。

[**评述**] 医圣张仲景《金匮要略·妇人杂病脉证并治》创甘麦大枣汤,用治妇人脏躁,临床沿用至今而经久不衰。颜老认为本方应用不必拘于妇人,对于更年期综合征、紧张性头痛、神经官能症、中风后精神抑郁、老年期痴呆、癔病、神经衰弱等证属心肝之阴不足者,皆可运用甘麦大枣汤加减,颇有效验。肝体阴而用阳,气有余便是火,心肝阴亏多缘肝郁化火衍化而成,故对胸闷心悸、头晕头痛、失眠少寐等肝郁有余之证,则取本方合逍遥散同用;血瘀明显者,加丹参、葛根、川芎、生蒲黄等以活血祛瘀;心火旺盛者,加黄连、山栀、生大黄等以清心泻火;痰浊壅盛者,加法半夏、制南星、石菖蒲等以祛痰开窍;心脾气虚者,加黄芪、党参、茯苓等以补益心脾;对于紧张性头痛,可在本方基础上加用川芎茶调散、血府逐瘀汤等。

(刘爱华)

一八、瓜蒌薤白白酒汤

1. **组成** 全瓜蒌15g,薤白9g,白酒适量。

2. **功效** 通阳散结,豁痰宽胸。

3. **主治** 阳气不振、痰阻气机所致的胸痹证。症见胸部疼痛,甚则胸痛彻背,喘息咳唾,短气不能平卧,舌苔白腻,脉沉弦或紧。

4. **用法** 水煎服,一日二次。

5. **方解** 方中瓜蒌化痰通痹,理气宽胸为君;薤白温通胸阳,散结下气为臣;更以白酒辛散上行,既可温煦胸中之阳,且能疏通胸膈之气为佐使。三药相合,使痰浊得化,胸阳得振,气机通畅,则胸痹自除。

[**评述**] 张仲景《金匮要略·胸痹心痛短气病脉证治》出瓜蒌薤白剂三首,即瓜蒌薤白白酒汤、瓜蒌薤白半夏汤、枳实薤白桂枝汤,后世沿用至今而不衰。瓜蒌薤白半夏汤即瓜蒌薤白白酒汤添一味半夏而成,主治胸痹不得卧。枳实薤白桂枝汤即瓜蒌薤白白酒汤去白酒,加枳实、厚朴、桂枝,主治胸痹心中痞、胸满、胁下逆抢心。后世治胸痹,多宗仲景瓜蒌薤白三剂。颜老临床治疗冠心病证属痰湿内阻者,常用瓜蒌薤白白酒汤为基础方剂,夹寒痰者合二陈汤;夹痰热合黄连温胆汤;心阳不振加桂枝通阳;心阳虚弱加附子温阳;气机不畅加枳实、桂枝,夹血瘀合桃红四物汤;虚中夹实,气虚夹痰湿者,则合用保元汤治之,亦效。

(苏子镇)

一九、膈下逐瘀汤

1. **组成** 当归9g,赤芍6g,川芎9g,丹皮6g,五灵脂6g,桃仁9g,香附4.5g,乌药6g,延胡索3g,枳壳4.5g,红花9g,甘草9g。

2. **功效** 活血化瘀,调气止痛。

3. **主治** 瘀血在膈下,形成积块,或肚腹疼痛,痛不移处,或泄泻日久,缠绵不愈等症。

4. **用法** 水煎服,一日二次。

5. **方解** 方取桃红四物汤加丹皮、五灵脂以活血化瘀为君,其中当归活血养血能益久泻之阴伤,桃仁味苦下泄,逐瘀而不伤新血,二者配伍,有通因通用之效;臣以乌药、枳壳、香附、延胡索调气止痛,以助血行;佐以甘草缓和药性。此方逐瘀力强,且药性趋下,功能清廓肠角之瘀积,活血利湿,推陈致新,主治瘀在膈下,形成积块,或肚腹疼痛,痛不移处,或泄泻日久,缠绵不愈等症。

[评述]《医林改错》上卷《膈下逐瘀汤所治症目》云:"泻肚日久,百方不效,是总提瘀血过多。"颜老秉承王清任之经验,擅长对慢性结肠炎从气血论治。他认为肝属木,司疏泄气机,初病在气,久病入络,泄泻日久,势必导致瘀浊阻滞肠角,取膈下逐瘀汤清廓肠角之瘀积,推陈致新,使肠腑之气血得以条达,不止泻而泻自止。

（颜乾珍）

二〇、黄连解毒汤

1. **组成** 黄连 3g,黄芩 9g,黄柏 9g,栀子 9g。
2. **功效** 清热泻火,清心除烦。
3. **主治** 失眠、癫狂、痴呆、心悸、怔忡、头痛等一切湿热火毒之证。症见烦躁,错语,不寐,甚则打人毁物,舌红苔黄,脉数有力。
4. **用法** 水煎服,一日二次。
5. **方解** 本方为大刀阔斧、苦寒直折之剂。方取黄连为君,直泻心经之火,黄芩泻肺肝之火为臣,黄柏泻肾经之火为佐,栀子通泻三焦之火为使。诸药合用,则导热下行,使火毒从膀胱而去,诸症可愈。

[评述] 黄连解毒汤乃为热毒壅盛三焦而设,是清热泻火、清心除烦之要剂。凡热盛充斥三焦,波及上下内外,内扰心神,大热烦躁,错语不眠,口燥咽干,舌红苔黄,脉数有力,皆可用之。颜老临床用于心火炽盛引起的不寐,其效立显;对老年痴呆精神行为障碍,屡用屡验。由于心主神明,人之精神情志,皆由心神所主。热扰神明,则心主失其清灵之常,夜寐不宁者,可加苦参、连翘清心火;胡言乱语者,加水牛角、羚羊角解热毒;大便秘结者,加大黄、芒硝通腑泄

热。随证加减,颇有疗效。

（胡晓贞）

二一、黄连阿胶汤

1. **组成**　黄连 3g,阿胶 9g,黄芩 6g,白芍 15g,鸡子黄 2 枚。

2. **功效**　泄热敛阴,养血安神。

3. **主治**　失眠,心悸怔忡,眩晕,头痛,健忘,郁证等病症。症见心中烦热,失眠健忘,心悸怔忡,头晕头痛,躁扰不宁,口干咽燥,大便秘结,舌红少苔、甚或无苔,脉微细或细数,属水亏火旺,心神不宁者。

4. **用法**　水煎服,一日二次。

5. **方解**　本方主治少阴病阴虚火旺证。少阴属心肾,心属火居于上焦,肾属水居于下焦,心火亢于上,不能下交于肾,肾水亏于下,不能上济于心,阴亏火旺,水火失济,而致心神受扰,失眠诸症丛起。黄连阿胶汤取黄连苦寒入心,清热泻火,阿胶甘平,滋阴补血,共用为君,有交融水火、安神除烦之妙;臣以黄芩清热,白芍敛阴,共助君药滋阴降火;鸡子黄甘平,入心、肾二经,既泻心火之有余,又补肾水之不足,与阿胶、白芍相配,滋补阴血,以复耗伤之阴津,且防连、芩苦寒伤津之弊,且能引药下达于肾,为佐药。诸药合用,上泻手少阴之心火,下滋足少阴之肾水,共奏滋阴降火、交通心肾、除烦安神之功。

[评述] 颜老在临床上应用黄连阿胶汤抓住"心中烦""不得卧"两个要点,随证加减,应用广泛。如郁证患者以心烦为主诉,可用本方合栀子豉汤,心肝之火同治,《伤寒保命集》之黄连阿胶汤(黄连、黄柏、阿胶、栀子)即蕴含此意;心悸患者若因烦躁而心慌加重,可用本方合甘麦大枣汤以养心缓肝;头晕伴心烦、不得寐者,以本方为主,加石决明、生牡蛎等。本方的煎服法不宜忽视,《伤寒论·辨少阴病脉证并治》谓:"先煮三物,取二升,去滓,内胶烊尽,小冷,内鸡子黄,搅令相得,温服七合,日三服。"徐灵胎《伤寒论类方·杂法方类

十二·黄连阿胶汤》曰:"小冷而纳鸡子黄,则不至凝结而相和。"

(刘爱华)

二二、黄连温胆汤

1. 组成 黄连 3g,半夏 9g,白茯苓 15g,竹茹 6g,枳实 6g,橘皮 6g,炙甘草 3g,生姜 1 片,大枣 6 枚。

2. 功效 清热安神,理气化痰。

3. 主治 痰热为患的心悸怔忡,狂证,郁证,眩晕,胸痹,失眠多梦,中风,厥证,胆怯易惊,虚烦不宁,呕吐呃逆,癫痫等。

4. 用法 水煎服,一日二次。

5. 方解 本方从《备急千金要方》卷十二温胆汤衍化而来,方名温胆,实为凉胆,如罗东逸《古今名医方论》卷二谓:"和即温也,温之者,实凉之也。"全方以二陈汤加黄连、竹茹、枳实而成。方中以半夏为君,降逆和胃,燥湿化痰;以黄连、竹茹为臣,清热安神,止呕除烦,三者配伍,清胆和胃化痰之功备;胆郁则气滞,气滞则痰结,故加入枳实、陈皮之理气,枳实行气消痰,使痰随气下,陈皮理气燥湿,气行则木达,气顺则痰消;茯苓化痰安神,与竹茹同用,则有清热安神之功;使以姜、枣、甘草益脾和胃而协调诸药。诸药同用,共奏理气化痰、清热安神之效。

[**评述**]"百病多由痰作祟""痰生百病",痰之为患,随气上下,无处不到,或蕴阻于中焦肝胆脾胃,或蒙蔽心窍,扰动心神,或弥漫于三焦。颜老认为温胆汤之所以能治疗各种痰证,就是因为其具有疏泄肝胆、调畅气机之功效,即所谓治痰先理气,气畅则痰化。温胆汤治痰,此乃湿痰也,加入黄连则可清热化痰,凡见抑郁伤脾,忧思伤脾,或外邪入侵影响肝脾,使肝胆疏泄条达失职,脾胃运化升降失司,致津液停滞,水湿聚而生痰者,无论是痰浊蒙蔽清窍,还是痰郁化热化火,或内扰心神,或上扰清阳所致的心脑病诸证,皆可用黄连温胆汤治疗。临床根据不同表现辨证加减,若胸闷烦热者,加黄芩、连翘以清热除烦;口燥舌干者,去半夏,加麦冬、天花粉以润燥生津;癫痫抽搐,可加胆南星、

钩藤、全蝎以息风止痉;心虚不得眠,加党参、熟枣仁以益气安神;心烦不眠,可加山栀、豆豉以清心除烦。

（孙春霞）

二三、化瘀赞育汤

1. **组成** 化瘀赞育汤（乾式）:柴胡、红花、桃仁、赤芍、川芎、当归各9g,熟地30g,紫石英20g,枳壳、桔梗、牛膝各5g。

化瘀赞育汤（坤式）:小茴香3g,延胡索9g,官桂4.5g,赤芍9g,生蒲黄12g,五灵脂12g,干姜2.4g,川芎4.5g,没药4.5g,紫石英30g。

2. **功效** 补肾化瘀。

3. **主治** 化瘀赞育汤（乾式）:阳痿、早泄,不射精,睾丸肿痛,阴囊萎缩等男科疾病。化瘀赞育汤（坤式）:婚后不孕,痛经等妇科疾病。

4. **用法** 水煎服,一日二次。坤式服法为每次月经前服5~7帖,3个月为1疗程,停药后可望怀孕。如不效可连服1个疗程。

5. **方解** 化瘀赞育汤（乾式）:方中柴胡、枳壳疏理气机,桃红四物汤活血化瘀,气血双调,其论在肝;改生地为熟地以滋养肾精,紫石英温补肾阳,阴阳并补,其治在肾;加入桔梗、牛膝提上利下,贯通血脉,疏肝气之有余,化血脉之瘀结,使肾气得以振奋。诸药合用,共奏疏肝益肾、活血化瘀之功。

化瘀赞育汤（坤式）:颜老用少腹逐瘀汤温寒化瘀,调和冲任。王清任称其"令人有子",紫石英能暖子宫,促进排卵,加入此味可相得益彰,疗效更著。

[评述] 化瘀赞育汤有两个版本,一为男科所设（乾式）,另为女科所立（坤式）。赞育者,赞化孕育之谓也,事关夫妻双方,当视男女各自情况,用法自然有别。前人论求嗣之法,女子重在调经,男子重在养精,都侧重补肾。今取名化瘀赞育汤,知颜老为孕育另立法门,重在化瘀,是其多年临床心得,此法一经推出,颇受医界称道。临床用治阳痿,早泄,不射精,睾丸肿痛,阴囊萎缩等男科疾病多验,对久服补肾药,实其所实者尤宜。加减法:阳痿加蛇床子、韭菜子各

9g;早泄梦遗去紫石英、牛膝,加黄柏、知母各 9g;不射精加王不留行 9g;睾丸肿痛加橘核、小茴香各 6g,川楝子 9g;睾丸肿块加三棱、莪术、海藻、昆布各 9g。

（屠执中）

二四、虎没丸

1. **组成** 酒炙虎胫骨 120g,没药 210g,蜈蚣 45g,全蝎 45g。

2. **功效** 壮筋补骨,活血通络。

3. **主治** 类风湿关节炎,症见关节疼痛、肿胀及功能障碍为主要表现,病势缠绵顽固。

4. **用法** 每服 5g,日二次,开水送下。

5. **方解** 虎没丸是由颜老在《圣济总录》卷第十《历节风》没药散原方基础上加入全蝎、蜈蚣而成。原方为酒炙虎胫骨 120g,没药 210g,共研细末制丸,主治历节风百骨节疼痛,昼夜不可忍,其效如神。虎骨已禁用,颜老常以植物药狗脊代之,益骨,舒筋,利血脉,益肝肾;没药通滞血,血滞则气壅滞,气壅滞则经络满急,经络满急则痛且肿,通则不痛,为没药药性所长;全蝎、蜈蚣以搜剔经络之风,疏通筋节之邪。全方共奏壮筋补骨、活血通络之功。综合功能不在虎骨一味,故虽易虎胫为狗脊,亦多效验。

[评述] 类风湿关节炎属中医"顽痹"范畴,晚近医家又称之为"尪痹"。临证见气之壅滞则调其卫,见血之泣涩则通其营,见痰之闭痹则利其痰,见湿之阻碍则逐其湿,风之由外入者鼓舞正气以驱散之,风由内而生者调其血脉以濡养之。纵是随机而发,只是苦于周旋。颜老认为本病盖由腠理不密、贼风邪气破屏蔽而入,聚结营卫而成恶血,留着关节不去而成。虽不离痹证范围,但因病情缠绵顽固,单从风寒湿三气杂至着手,非唯不能确切解释病机,套用治痹之方更不能解其病痛,故根据多年临床经验自制虎没丸以壮筋骨,通经活血,取效甚佳。

（王昀）

二五、交泰丸

1. **组成**　黄连 3g,肉桂 1.5g。

2. **功效**　交通心肾,相济阴阳。

3. **主治**　心火偏亢,心肾不交证。症见心烦失眠,心悸怔忡,腰膝酸软,下肢不温,或见男子梦遗,女子梦交,舌质红苔薄,脉细数。

4. **用法**　水煎服,一日二次。

5. **方解**　交泰丸主治心火上亢,心肾不交,心神失养之证,用苦寒之黄连清心泻火,启肾水上承以益心阴;肉桂辛热,引火归源于肾。二药相配,寒热并用,心火得降,水火既济,心肾相交。药味虽少而精,诚如李时珍《本草纲目·草部》第十三卷《黄连》所言:"一冷一热,一阴一阳,寒因热用,热因寒用,君臣相佐,阴阳相济,最得制方之妙,所以有成功而无偏胜之害也。"

[评述]　颜老临床运用交泰丸治疗顽固性失眠,乱梦纷纭,多种心律失常等证属心肾不交者,颇有效验。用于心血管疾病时,多用桂枝代替肉桂,取桂枝兼有温通心阳之功。心肾不交有阴阳之辨,或为肾水亏耗,阴虚火旺,心火上亢,以致心肾不交;或为肾阳虚衰,火不归源,心火上炎,而致心肾不交。前者为黄连阿胶汤证,后者为交泰丸证。颜老认为通过黄连、肉桂的剂量调整可通治心肾不交之证。肉桂可补下焦之真火,引浮越之虚火潜藏于肾,故能治命门火衰,阳气无根,虚火上浮之戴阳、格阳、上热下寒证及心肾不交;黄连入心与胞络,最能泻心火,入心为其专任也。二者同用,阴阳相济,最得制方之妙,治疗心肾不交之失眠症尤佳。正如《本草新编》卷之二《黄连》所云:"以黄连泻火者,正治也。以肉桂治火者,从治也。故黄连、肉桂,寒热实相反,似乎不可并用,而实有并用而成功者。盖黄连入心,肉桂入肾也。凡人日夜之间,必心肾两交,而后水火始得既济,火水两分,而心肾不交矣。心不交于肾,则日不能寐;肾不交于心,则夜不能寐矣。黄连与肉桂同用,则心肾交于顷刻,又何梦之不安乎。"

（刘爱华）

二六、急救回阳汤

1. **组成**　党参 24g,附子 24g,干姜 9g,白术 12g,甘草 9g,桃仁 6g,红花 6g。

2. **功效**　回阳救逆,活血化瘀。

3. **主治**　胸痹,真心痛,心悸怔忡,心水,中风,心力衰竭,肾衰竭,呼吸衰竭等属阳气虚弱,阴寒内盛所致的病症。症见畏寒肢厥,精神萎靡,胸闷胸痛,心悸怔忡,甚至冷汗淋漓,脉微弱、细软,或脉突然浮大而中空软无力,舌质淡,舌体多胖嫩。

4. **用法**　水煎服,一日两次。

5. **方解**　急救回阳汤源自清代王清任《医林改错》下卷《瘟毒吐泻转筋说》。本方是在四逆汤基础上加党参、白术益气,桃仁、红花化瘀而成,是回阳救逆类方剂的发展。以辛热之附子、干姜为主药,温中焦脾胃而祛里寒,回助阳气而救厥;党参或人参补益正气,大补元气,扶助运化而正升降;白术健脾燥湿;炙甘草益气和中,以助回阳之力。诸药配合,可使中焦之寒得辛热而去,中焦之虚得甘温而复,清阳升而浊阴降,运化健而中焦治。因阳气虚,血运不利,必致血瘀,故方中加桃仁、红花,并为佐使之用,活血祛瘀,以通气血之路,阳气更易恢复。

[评述] 心力衰竭、肾衰竭、呼吸衰竭等均属于中医学"厥证"范畴。厥证,手足厥冷之谓,历代虽有薄厥、煎厥、尸厥、痰厥、蛔厥、气厥、血厥、食厥等名称,但总不越《素问·厥论篇》所云"阳气衰于下,则为寒厥,阴气衰于下,则为热厥"之述。厥证病理变化多呈阳虚血瘀之象。阳气虚衰,血行失畅,血瘀气闭,以致气血难以温煦四肢,阴阳离绝。故治厥证,颜老认为不仅需峻补阳气,当须活血以通脉,促使气通血活为先务。急救回阳汤取四逆汤加党参、白术温阳补气,佐桃仁、红花活血,可谓王清任治疗厥证的一大法则,临床用治心力衰竭、肾衰竭、呼吸衰竭多例,屡见奇功。此外,本方对胸痹、真心痛、无脉证、迟脉证属阳虚阴凝者,也有良好的治疗效果。

（杨扬）

二七、净胰汤

1. **组成** 柴胡 9g,黄芩 9g,姜半夏 9g,白芍 15g,生大黄 9g,地丁草 30g,芒硝(冲入)9g,川朴 9g,黄连 3g,木香 9g,延胡索 9g。

2. **功效** 疏肝理气,清热燥湿,攻下逐腑。

3. **主治** 急性胰腺炎,症见腹痛如绞,恶心呕吐,发热畏寒,舌红苔黄腻,脉数等。

4. **用法** 每日一剂,一日二次,水煎服。症情危急者,可一日三剂,6 小时服一次。

5. **方解** 急性胰腺炎多由暴饮暴食而致,其病机始终与"积""热""瘀"相关,与腑气不通相连。治疗时按急症急攻为原则,当立足于疏、清、攻三字诀。所谓疏,即疏泄肝胆以畅气机;所谓清,即清肝胆实火,三焦湿热;所谓攻,即荡涤肠腑,洁净积垢。大黄以过关斩将见称,故以之为君;臣以芒硝、川朴取大承气汤之意,加强其逐腑之力;取小柴胡汤之义以疏肝胆之气;地丁草、黄连以清热燥湿;白芍、木香、延胡索以理气活血,均为佐使药。诸药同用,共奏疏肝理气、清热燥湿、攻下通腑之功。

[评述] 颜老认为急性胰腺炎发病多与胆囊疾病有关,临床强调"六腑以通为用",创造净胰汤,治疗急性胰腺炎。颜老曾用净胰汤治疗急性胰腺炎 150 例,与西药治疗 150 例作随机对照观察,结果证明有效率相似,但净胰汤组胃肠减压、症状、体征消失明显优于对照组,退热最快 1 天,平均 3.6 天;血象白细胞恢复正常最快 2 天,平均 5.3 天;血、尿淀粉酶测定,平均恢复正常为 12.8 天,平均住院 15.4 天,住院费用比较低廉,与对照组相比,具有一定优势。

(张旻)

二八、孔圣枕中丹

1. **组成**　龟甲 30g，龙骨 30g，远志 30g，石菖蒲 30g。

2. **功效**　宁心安神。

3. **主治**　心肾不足，心悸健忘，神志不宁，夜卧失眠或乱梦纷扰。

4. **用法**　共研细末，每服 9g，淡盐汤送下，一日二次。

5. **方解**　本方以龟甲滋阴益肾，龙骨平肝镇惊，肾藏志，肝藏魂，龟甲配龙骨，宁志而安魂；远志能通肾气上达于心，安神益智，石菖蒲能开心孔而利九窍，祛湿除痰，远志伍石菖蒲，辟浊以安神。诸药合用，共奏宁心安神之功。

[评述]《素问·举痛论篇》谓"惊则心无所倚，神无所归，虑无所定，故气乱矣""恐则气下""恐则精却"。大抵受惊则伤心，心伤则神摇，以致神志不宁，心悸不安；受恐则伤肾，肾伤则精却，不能上奉心神，健忘不寐。本方益肾宁心，正为合拍。清·汪昂《医方集解·补养之剂·孔圣枕中丹》认为"此手足少阴药也。龟者介虫之长，阴物之至灵者也；龙者鳞虫之长，阳物之至灵者也""菖蒲为水草之精英，神仙之灵药"，清·杨时泰《本草述钩元》卷七谓"远志独以益志见长"，取诸灵异之品以治神志之疾患，乃"医者，意也"。其论虽玄，证诸实践，确有临床疗效，不能等闲视之。颜老在临床上习用此方治疗老年痴呆认知功能下降者，每每加入活血、祛痰、开窍等药，则效果更佳。

（韩天雄）

二九、六味地黄丸

1. **组成**　熟地黄 24g，山药 12g，山萸肉 12g，泽泻 9g，牡丹皮 9g，茯苓

9g。

2. 功效　滋补肝肾,养阴降浊。

3. 主治　肾阴虚弱、阴虚火旺所致的眩晕、心悸、高血压等症。以头晕目眩,耳鸣耳聋,心悸怔忡,心烦少寐,手足心热,舌红少苔,脉沉细数为辨证要点。

4. 用法　水煎服,一日二次。

5. 方解　方中重用熟地黄滋阴补肾,填精益髓,为君药;山萸肉补养肝阴,并能涩精,山药补益脾阴,亦能固精,共为臣药。三药相配,滋养肝脾肾,称为"三补"。其中熟地黄的用量是山萸肉与山药两味之和,故全方以补肾阴为主,补其不足以治本。配伍泽泻入肾泻浊,并防熟地黄之滋腻恋邪;牡丹皮清肝泻火,并制山萸肉之温涩;茯苓健脾渗湿,并助山药之健运,此三药为"三泻",渗湿浊,清虚热,平其偏盛以治标。全方三补三泻,以补阴为主,补泻兼施,颇得配伍之妙。清·费伯雄《医方论·补养之剂》曰:"此方非但治肝肾不足,实三阴并治之剂。有熟地之腻补肾水,即有泽泻之宣泄肾浊以济之;有萸肉之温涩肝经,即有丹皮之清泻肝火以佐之;有山药收摄脾经,即有茯苓之淡渗脾湿以和之。药止六味,而大开大阖,三阴并治也。"

[评述] 本方是钱乙由《金匮要略·消渴小便不利淋病脉证并治》肾气丸减去桂枝、附子而成,用治肾怯诸症。脑为髓海,肾阴亏损,不能生髓充脑,则头晕目眩;肾开窍于耳,肾阴不足,精不上承,则耳鸣耳聋;心肾不交,肾水不养心神,则心悸怔忡,入夜少寐。临床如遇这些症状,均可辨证加减使用本方,每获效验。颜老临床擅用此方治疗脑血管疾病证属肾阴不足而见头晕目眩者,每与生脉散、清燥救肺汤合用,以求金水同补之效。治疗高血压、脑梗死证属阴虚火旺者,习取六味地黄丸治之,并改丸为汤,加入丹参、赤白芍、水蛭等活血通脉之品,以求"气通血活,何患疾病不除"(《医林改错》下卷《痹症有瘀血说》)之效。如相火偏旺则加知母、黄柏以清热降火;兼有脾虚气滞者,则将熟地用砂仁拌炒,或加苍术、陈皮运脾。

(胡琪祥　张磊)

三〇、苓桂术甘汤

1. **组成** 茯苓 12g，桂枝 9g，白术 6g，甘草 6g。
2. **功效** 健脾化饮，温阳利水。
3. **主治** 痰饮内阻或水湿内停所致的心水、眩晕、心悸怔忡等病症。
4. **用法** 水煎服，一日二次。
5. **方解** 《金匮要略·痰饮咳嗽病脉证并治》云："病痰饮者，当以温药和之。"中阳不足之痰饮病，治宜温化痰饮，健脾化湿。方以茯苓为君，健脾渗湿，祛痰化饮；以桂枝为臣，温阳化气，以助化饮祛湿；二药相伍，一利一温，通阳利水，以布气化；佐以白术健脾燥湿，助君药以杜生痰生湿之源；使以甘草补脾和中。苓桂术甘四药合用，共收温化痰饮、健脾渗湿之功。

［评述］颜老诊治心脑血管病强调从气血论治，认为气弱易生痰饮，血滞易生瘀血，临床擅用苓桂术甘汤加减治疗痰饮内阻所致心水、眩晕、心悸怔忡等病症。如心力衰竭、直立性眩晕、植物神经紊乱、冠心病、肺源性心脏病、风湿性心脏瓣膜病及心律失常等，其病机多缘中阳亏虚、脾运失调、饮停湿滞所致者，皆可用本方加味治疗。本方内寓桂枝甘草汤，乃仲景用以温心阳者，柯琴《伤寒附翼》卷上视为"补心阳之峻剂"，桂苓相辅，则温化阳气，消霾宁心，术苓相配，培土制水，诸药配伍精当，辨证而用，疗效确实。

（费鸿翔）

三一、龙蜂方

1. **组成** 龙葵、蜀羊泉、蛇莓各 30g，露蜂房 9g。
2. **功效** 清热解毒，祛风利水。

3. **主治** 肾病蛋白尿反复不愈,伴有肢体水肿,口苦口黏,胃纳不振,舌红苔黄腻,脉濡滑。

4. **用法** 水煎服,一日二次。

5. **方解** 本方以龙葵利尿消肿,蜀羊泉清热解毒,蛇莓祛风活血,露蜂房攻毒消肿,共奏清热解毒、祛风利水之效。

[评述] 消除蛋白尿乃治疗慢性肾病中之一大难题,诸贤多责肾封藏失职,精气外泄,从固肾涩精论治,虽有效者,然不效者亦多。颜老认为蛋白尿关键是清浊不分,固涩反使沉瘀胶结,浊气不能外泄。临床观察发现病程较长且容易反复者,除水肿症状外,多有口苦、苔黄腻等水浊湿热停留症状,可能与激素、抗生素经常使用有关。龙蜂方集清热解毒、解表化湿为一方,可提高免疫功能,经治颇有效验。颜老治疗蛋白尿强调辨证而施,凡蛋白尿患者兼有呼吸道感染或兼有皮肤湿疹者,每取自拟方疏风汤(苏叶、荆芥、防风、芫荽、西河柳、浮萍各 9g,蝉蜕 6g,薄荷 4.5g,薏苡仁根 30g)出入;若小便浑浊、舌苔厚腻等,则辨为湿热内蕴,清浊不分,方用龙蜂方加减;对于神疲乏力、腰酸绵绵者,则诊为中气不足,摄精无力,则取补中益气汤化裁,审因用药,方可奏效。

（韩天雄）

三二、利胆丸

1. **组成** 制半夏 9g,陈皮 6g,神曲 9g,生山楂 9g,谷麦芽各 9g,莱菔子 9g,莪术 9g,生大黄 4.5g,茵陈 15g,皂角刺 9g。

2. **功效** 运脾和胃,疏肝利胆,软坚消石。

3. **主治** 胆结石。症见右胁肋阵痛,纳食腹胀,口苦,便秘不畅,舌红苔黄腻,脉弦滑。

4. **用法** 取制半夏、陈皮、神曲、生山楂、谷麦芽、莱菔子、莪术、生大黄共研细末,以茵陈、皂角刺煎汤泛丸,如绿豆大。每服 5g,1 日 2 次,开水送下。

5. **方解** 胆石症病位在胆,发作时当属中医"胁痛""腹痛""结胸""黄疸"等范畴。利胆丸以半夏、陈皮、莱菔子运脾气,消痰积;神曲、山楂、谷麦芽助胃运,消食积;莪术、大黄疏肝气,消瘀积;辅以茵陈、皂角刺利胆气,消胆石。诸药配伍,共奏运脾和胃、疏肝利胆、软坚消石之功。制以丸剂,取丸者缓也之意,使有形之胆石得以渐消缓散,而不伐正气。

[评述]颜老从脾、胃、肝、胆论治创立本方,治以消痰、化食、祛瘀为主;兼以疏泄肝胆,运化脾胃,调和土木为辅。选药配伍切合升肝气,降胆火,上行脾气以疏肝气,下行胃气而降胆火的思想。利胆丸能除痰、食、瘀之邪浊,同时使肝气升,胆火降,脾气行,胃气和。本方可谓曲尽治法,诸药备矣,临床颇多效验。

（陈妤妤）

三三、利尿散

1. **组成** 甘遂 6g,芫花 6g,小茴香 15g,枳壳 6g,白术 9g,麝香 0.9g,蝼蛄7 只,蟋蟀 7 只。

2. **功效** 利气通阳。

3. **主治** 腹水。症见腹大如鼓,胃脘胀满,小便不利,神疲乏力,舌紫苔薄白,脉弦等,证属气滞瘀结水停者。

4. **用法** 共研细末,每服 0.9g,日服三次,开水或药汁送下。

5. **方解** 枳壳合白术取枳术汤之义,《金匮要略·水气病脉证并治》曰:"心下坚,大如盘,边如旋杯,水饮所作,枳术汤主之。"枳术汤升降脾胃气机,行气消痞;甘遂、芫花俱为峻下逐水药,药力强劲;蝼蛄、蟋蟀利尿消肿,效专力宏;麝香辛香走窜,行气开窍通络;小茴香温肾散寒,助气化。诸药合用,共奏气瘀分消、泻水逐饮之功。

[评述]腹水属于"癥积""臌胀"范畴,先贤虽有气臌、血臌、食臌、虫臌之分,但总论病机,大抵属于肝克脾土,脾失转输,清浊相混,气血凝滞,隧道壅塞

而成。臌胀之起,多系湿热互结脾胃,阻塞气机,津液不能运化而停聚成水,发为胀满,或肝失疏泄,气机郁滞,气滞血瘀,木邪侮土,水湿潴留而成。其病变在肝脾、气血。常法治水,非利即攻,虽取效于一时,然总属权宜之计。颜老认为臌胀逐水当气血同求,气瘀分消,故在临床中常遵循"治水者,当兼理气"之旨,以散剂治标、汤剂治本,吞服利尿散,一般三日即见小便增多,利气通阳而不伤正,内服方以济生肾气汤化裁,构成固本清源之治疗大法,每有效者。正如张景岳《景岳全书》卷之二十二《肿胀》所云:"凡治肿者必先治水,治水者必先治气,若气不能化,则水必不利。"

(张旻　颜琼枝)

三四、龙马定痛丹

1. **组成**　马钱子 30g,土鳖虫 3g,地龙 3g,全蝎 3g,朱砂 0.3g。

2. **功效**　活血脉,化瘀血,祛风湿,止痹痛。

3. **主治**　各种痹证,包括类风湿关节炎,风湿性关节炎,痛风性关节炎,肩关节周围炎,椎间盘突出症,颈椎病,雷诺综合征,腰肌劳损,退行性关节炎等。

4. **用法**

（1）**炮制方法:**颜老对于龙马定痛丹的制作十分严谨,制丸时先将马钱子用土炒至膨胀,再加入香油炸之,待其有响爆之声,外呈棕黄色,切开呈紫红色时取出,与地龙、土鳖虫、全蝎共研细末,和入适量蜂蜜,泛丸 40 粒,朱砂为衣,制约马钱子的毒性。

（2）**常规服法:**每晚睡前 1 粒,糖水送服,服用一周后不见效,每晨加服半粒或一粒,连服 1 月为宜。

（3）**注重毒性反应:**使用龙马定痛丹时,应十分注意马钱子的毒性反应,严格控制剂量,密切观察病人病情,若过量则会出现肌肉强直,口唇、两颊及周身麻木,甚至抽搐、震颤等中毒现象,此时可用浓糖水口服,或甘草、绿豆各 30g,煎汤频饮。

5. 方解 方中马钱子又名番木鳖,性味苦寒,有大毒,入肝经、脾经,具活血通络、消肿止痛之功,《外科全生集》卷二《诸药法制及药性》称其"能搜筋骨入骱之风湿,祛皮里膜外凝结之痰毒",张锡纯《医学衷中参西录·医方(十三)·治肢体痿废方·振颓丸》谓"其开通经络,透达关节之力,实远胜于他药也",配以咸寒走窜之地龙,破血通瘀之土鳖虫,祛风止痛之全蝎,蜂蜜泛丸,朱砂为衣,共奏活血脉、化瘀血、祛风湿、止痹痛之功效,临床用于治疗各种痹痛,多能奏效。

[评述] 类风湿关节炎、风湿性关节炎、痛风性关节炎、肩关节周围炎、椎间盘突出症、颈椎病、雷诺综合征等均属于中医学"痹证"范畴。颜老自拟方龙马定痛丹源自王清任《医林改错》下卷《痹症有瘀血说》龙马自来丹,原方为马钱子、地龙、朱砂三药合成,主治痫证、瘫腿。颜老取叶桂虫蚁搜剔之意,在原方基础上加入土鳖虫、全蝎各3g,取名龙马定痛丹。

颜老曾临床系统观察龙马定痛丹治疗60例痹证患者的疗效,其中病种包括风湿性关节炎26例、类风湿关节炎24例、痛风性关节炎3例、肩关节周围炎1例、椎间盘突出症1例、颈椎病2例、雷诺综合征1例、腰肌劳损1例、退行性关节炎1例等。治疗结果:显效16例,有效38例,无效6例,总有效率90%。其中类风湿关节炎有效21例,有效率87%;风湿性关节炎有效24例,有效率92%;其他病痛有效9例,有效率90%。并对龙马定痛丹进行了药理研究,结果表明:龙马定痛丹低剂量时镇痛作用较弱,中剂量、大剂量时镇痛作用较强,药物发生作用较安乃近快,用药后30分钟内即可显效,镇痛作用虽低于哌替啶,但维持时间较长,约3小时。龙马定痛丹有较好的缓解躯体性疼痛之疗效,而对于缓解内脏化学性刺激引起的疼痛作用不及哌替啶,但比安乃近强。

（王昀）

三五、礞石滚痰丸

1. 组成 大黄6g,黄芩9g,礞石30g,沉香1g。

2. **功效** 泻火通腑,逐痰开窍。

3. **主治** 痰火扰心所致的癫狂惊悸,或喘咳痰稠、大便秘结。

4. **用法** 水煎服,一日二次。

5. **方解** 专治实热老痰为病。方以硝煅礞石为君,取其燥悍重坠之性,攻逐陈积伏匿之老痰,与焰硝同煅,其攻逐下行之性尤强。《本草纲目·石部》第十卷《礞石》曰:"此药重坠,制以硝石,其性疏快,使木平气下,而痰积通利,诸证自除。"以大黄之苦寒,荡涤实热,开痰火下行之路为臣;佐以黄芩苦寒泻火,清上焦气分之热;复以沉香速降下气,亦为治痰必先顺气之理。四药相合,下行攻逐之力猛烈,为攻坠实热之峻剂。

[评述] 本方载自《泰定养生主论》卷之十四,为王珪所创制,书中谓:"大抵服药必须临睡就床,用热水一口许,只送过咽,即便仰卧,令药在咽膈间徐徐而下。"颜老喜用于实热老痰所致的郁证、痫证、癫狂、胸痹、眩晕、不寐、中风等心脑病症。本方应用要点在于痰热瘀结,轻者症见烦躁、眩晕、入夜少寐,重者症见躁狂、中风、彻夜不寐,必伴见大便秘结、舌苔黄厚腻、脉滑数有力。痰之为物,无处不到,老痰久羁,变幻多端,上蒙清窍,则发为癫狂昏迷;若扰动心神,则为惊悸怔忡、梦寐奇怪之状;内蕴于肺,则咳嗽痰稠,胸脘痞闷,甚则喘息烦闷;留于经络、关节,则口眼㖞斜,或肢体不遂等。凡此种种,见有舌苔黄厚,脉滑数有力者,均可使用本方泻火逐痰,俾痰积恶物,自肠道而下。但本方药力较猛,为攻逐之剂,虚人、孕妇等,皆应慎用,以免损伤正气。故《医学正传》卷二:"滚痰丸止可投之于形气壮实,痰积胶固为病者,若气体虚弱之人,决不可轻用也"。

(刘珺)

三六、麻黄附子细辛汤

1. **组成** 麻黄 6g,附子 9g,细辛 3g。

2. **功效** 助阳解表。

3. **主治**　素体阳虚,外感风寒,无汗恶寒,发热蜷卧,苔白,脉反沉者,以及内伤疾病中阳气不振、营卫之行涩的病证。

4. **用法**　水煎服,一日二次。

5. **方解**　本方为主治素体阳虚、外感风寒的方剂,方中麻黄发汗解表,附子温经助阳,以鼓邪外出,两药相合,温散寒邪而恢复阳气,共为主药;佐以细辛外解太阳之表,内散少阴之寒,既能助麻黄发汗解表,又助附子温经散寒。三药合用,补散兼施,可使外感寒邪从表散,又可固护其阳,使里寒为之散逐,共奏助阳解表之功。

[评述]　麻黄附子细辛汤出自《伤寒论·辨少阴病脉证并治》:"少阴病,始得之,反发热,脉沉者,麻黄附子细辛汤主之。"该方具有温经解表的作用,是一首经典的温经散寒通络方剂,也是治疗阳虚夹有外感的代表方。颜老指出麻黄附子细辛汤组方严谨,临床辨证要点为:患者可以有发热、恶寒、无汗等太阳表证;或者仅有阳虚而无外感之证,凡见四肢不温,欲寐,面色黄,舌淡苔白,脉沉细或结代者,即为应用指征。本方补散兼施,可上可下,可表可里,临证运用关键在于抓住"少阴本病,外感寒邪"这一基本病因病机,可用于治疗阳虚型慢性支气管炎、强直性脊柱炎、风湿性关节炎、腰椎间盘突出症、坐骨神经痛,以及慢性窦房结综合征属于"脉微细,但欲寐"的病患,效果显著。若患者寒凝经络,疼痛较重,适当加重附子用量;慢性肺源性心脏病,则常与小青龙汤、三子养亲汤、苓桂术甘汤同用。

（刘珺）

三七、麻黄连翘赤小豆汤

1. **组成**　麻黄 5g,连翘 9g,赤小豆 15g,桑白皮 15g,杏仁 9g,甘草 3g,生姜 2 片,大枣 5 枚。

2. **功效**　解表散邪,清热除湿。

3. **主治**　伤寒失治于表,邪方入里,化热与湿相伍,湿热蕴遏,或蒸熏肌肤而作黄,或颜面浮肿,小便不利,舌红苔黄,脉濡数。

4. 用法 水煎服,一日二次。

5. 方解 麻黄、杏仁开其表,连翘、桑白皮泻其热,赤小豆逐其湿,甘草、姜枣和营卫。此乃表里双解之法,共奏辛温解表散邪、解热祛湿之效。

[**评述**] 麻黄连翘赤小豆汤始见于《伤寒论·辨阳明病脉证并治》:"伤寒瘀热在里,身必发黄,麻黄连翘赤小豆汤主之。"原方主治伤寒失治于表,邪方入里,化热与湿相伍,湿热蕴遏,熏蒸肌肤而作黄,意在疏外邪以透热,泻内邪以逐湿,令湿热分离,病势必孤。本方用作治水肿是颜老先父亦鲁公的经验,颜老更有发挥,认为水肿之初目窠浮肿,继之足胫浮肿,与今之急性肾炎、肾病综合征颇类似,且"开鬼门,洁净府"之水肿治则与麻黄连翘赤小豆汤之病机相通,因此常用来治疗肾病水肿,疗效颇佳。

(屠执中)

三八、麻黄蝉衣汤

1. 组成 生麻黄 5g,蝉衣 5g,西河柳 9g,赤芍 9g,丹皮 9g,槐花 6g,苍术 9g,生薏苡仁 15g,黄连 3g,生甘草 3g。

2. 功效 祛风止痒,凉血利湿。

3. 主治 急性荨麻疹或慢性荨麻疹反复发作。症见躯干及四肢散发风团样皮疹,周围红晕,此起彼落,瘙痒难忍,搔痕血痂,舌红苔薄黄腻,脉弦数。

4. 用法 水煎服,一日二次。

5. 方解 荨麻疹属于中医学"风疹""瘾疹"范畴,顾名思义,其发病多由风邪入侵所致。风为百病之长,每每合并他邪犯人,或夹热,或夹湿,风胜则痒,热盛则红,湿盛则肿。故麻黄蝉衣汤取生麻黄、蝉衣祛风止痒为君;臣以西河柳,性平味甘,功能疏风解表,《本经逢原》卷三《乔木部·柽柳》谓其"独入阳明,故其功专发麻疹兼解酒毒去风。煎汤浴风疹身痒效",协助君药以奏祛风止痒之力;赤芍、丹皮、槐花、黄连清热凉血,以逐热邪,苍术、生薏苡仁运脾利湿,以化湿邪,共为佐药;甘草为使,调和诸药。全方共奏祛风止痒、凉血利湿之功。

[评述] 麻黄蝉衣汤是颜老在长期实践中自创的经验方。颜老认为肺主皮毛,皮肤瘙痒多与风、湿、热诸邪侵袭肺经相关,推崇《诸病源候论》卷三十五所言:"夫内热外虚,为风湿所乘,则生疮。所以然者,肺主气,候于皮毛;脾主肌肉。气虚则肤腠开,为风湿所乘;内热则脾气温,脾气温则肌肉生热也。湿热相搏,故头面身体皆生疮。其疮初如疱,须臾生汁。热盛者,则变为脓。随瘥随发。"临床习用生麻黄为主药,治疗顽固性湿疹、银屑病、慢性荨麻疹等皮肤瘙痒难忍者,并自拟麻黄蝉衣汤治疗急慢性荨麻疹,每有立竿见影之效。麻黄辛温,擅长发汗,历代本草言其治伤寒、咳喘者多,而论其透邪止痒者少。颜老从"风胜则痒"理论中得到启发,在临床上选用生麻黄治疗皮肤瘙痒者,效果明显。

(颜新)

三九、脑梗灵

1. **组成**　水蛭粉(吞服)1.5g,通天草 9g,石菖蒲 9g,生蒲黄(包)9g,葛根9g,海藻 9g。

2. **功效**　祛痰化瘀,疏通脑络。

3. **主治**　痰瘀互结,阻滞脑窍证。症见头晕,头痛,失眠,偏瘫,肢体麻木,言语謇涩,记忆力减退,思维障碍,反应迟钝,舌质黯,苔厚腻,脉涩。

4. **用法**　水煎服,一日二次。

5. **方解**　水蛭味咸性寒,入血分而长于逐瘀,性迟缓不伤正,可借其破瘀而不伤气血之力,以祛沉痼瘀积,现代药理研究证实其有抗凝作用。颜老认为水蛭宜生用,每取 1.5~3g,研末吞服,若加热炮制,则药效大减;石菖蒲禀天地清气而生,气味芳香,功能怡心情,疏肝气,化脾浊,醒脑神,为治邪蒙清窍所致的神昏、健忘等症要药;蒲黄其气馨香,主入血分,生用善于活血化瘀,与石菖蒲合用,则能祛瘀浊而通脑络,醒心脑以复神明,而奏开窍安神、醒脑复智之功;葛根与通天草均为轻清上逸之品,能引药入脑,为佐使药。通天草乃荸荠之苗,与水蛭相佐,能剔除脑络新久瘀血,则瘀化络通,脑窍复开;海藻味咸性寒,气味俱厚,纯阴性沉,化痰软坚,因痰瘀同源,故海藻能助君药化痰之效。六药合用,痰瘀同治,共奏祛痰化瘀、疏通脑络之效,以达到恢复肢体及忆记功能的作用。

[评述]脑为元神之府,髓之海,六腑清阳之气,五脏精华之血,皆汇聚于头,纯则灵,杂则钝。若肝郁、痰瘀、心火等邪气长期发展则因实致虚,清灵之府不能与脏气相接,脑失其养,遂致"杂者钝"。脑梗灵是颜老临床经验方,常用来治疗痰瘀交阻引起的急性脑中风,并预防血管性痴呆。临床观察表明,脑梗灵对患者头晕、头痛、肢体麻木有缓解作用,对提高语言、思维、记忆、反应能力等有效,对血压、血脂也有一定的影响,并能使脑血管流量增加,脑血液流速增快,很大程度上缓解血液的高凝状态,改善局部或全身的血液循环,有利于病变部位的功能恢复。动物实验显示,脑梗灵有改善中老年小鼠的学习记忆能力和部分对抗由酒精及东莨菪碱所致遗忘的作用。且对脑梗死后由于脑组织缺血、缺氧而并发血管性痴呆也有预防作用。

（李桃桃）

四〇、平胃散

1. **组成** 苍术(去黑皮,捣为粗末,炒黄色)120g,厚朴(去粗皮,涂生姜汁,炙令香熟)90g,陈橘皮(洗令净,焙干)60g,甘草(炙黄)30g。

2. **功效** 燥湿运脾,行气和胃。

3. **主治** 湿滞脾胃证。症见脘腹胀满,不思饮食,口淡无味,恶心呕吐,嗳气吞酸,肢体沉重,怠惰嗜卧,常多自利,舌苔白腻而厚,脉缓。临床常用于治疗慢性胃炎、胃肠功能紊乱、胃及十二指肠溃疡等属湿滞脾胃者。

4. **用法** 共为细末,每服 4~6g,姜枣煎汤送下;或作汤剂,水煎服,用量按原方比例酌减。

5. **方解** 脾为太阴湿土,居中州而主运化,其性喜燥恶湿,湿邪滞于中焦,则脾运不健,且气机受阻,故见脘腹胀满,食少无味;胃失和降,上逆而为呕吐恶心,嗳气吞酸;湿为阴邪,其性重着黏腻,故为肢体沉重,怠惰嗜卧;湿邪中阻,下注肠道,则为泄泻。治当燥湿运脾为主,兼以行气和胃,使气行则湿化。方中以苍术为君药,以其辛香苦温,入中焦能燥湿健脾,使湿去则脾运有权,脾健则湿邪得化。湿邪阻碍气机,气行则湿化,故方中臣以厚朴,本品芳化苦燥,长于行气除满,且可化湿,与苍术相伍,行气以除湿,燥湿以运脾,使滞气得行,湿浊得去。陈皮为佐,理气和胃,燥湿醒脾,以助苍术、厚朴之力。使以甘草,调和诸药,且能益气健脾和中。煎加姜、枣,以生姜温散水湿且能和胃降逆,大枣补脾益气以襄助甘草培土制水之功,姜、枣相合尚能调和脾胃。综合全方,燥湿与行气并用,而以燥湿为主。燥湿以健脾,行气以祛湿,使湿去脾健,气机调畅,脾胃自和。

[**评述**] 平胃散,平其胃中太过也,可广泛地应用于脾胃内湿证,也可治疗外感热病夹湿者。颜老治疗疰夏,认为当先明其邪气所伤。若暴热之后连日淫雨,霉湿浊气往往直趋中州。而脾胃为人体受盛之器,脾为湿土之脏,胃为水谷之海,湿土之气同类相召,湿热氤氲,留恋不解,阻滞气机,而使清阳不升,浊阴不降,水谷不化精微,饮食不为肌肤。不能正常饮食,缠绵可达数周。肌体日渐消瘦,缺少营养补给,加之湿热交攻,全身不适,精神委顿。颜老常用平胃散去甘草,加石菖蒲、郁金、佛手柑、松萝茶治疗疰夏,效果很好。

(韩鑫冰)

四一、清暑益气汤

1. **组成** 生黄芪 15g,党参 9g,苍白术各 9g,升麻 6g,葛根 9g,当归 9g,泽泻 9g,神曲 6g,青陈皮各 6g,麦冬 9g,五味子 3g,黄柏 6g,知母 6g。

2. **功效** 益气润肺,清化湿热。

3. **主治** 疰夏、暑温等温病,以及脑动脉硬化、低钾血症、糖尿病等内伤杂病,证属气虚湿热者。症见四肢困倦,神疲身重,食欲不振,或胸闷气短,或口渴心烦,或头晕目眩,或自汗便溏,舌胖苔腻,脉虚。

4. **用法** 水煎服,一日二次。

5. **方解** 清暑益气汤出自李杲《内外伤辨惑论》卷中《暑伤胃气论》,原书主治"天暑湿令""以黄芪、人参、甘草补中益气为君;甘草、橘皮、当归身甘辛微温养胃气、和血脉为臣;苍术、白术、泽泻渗利除湿;升麻、葛根苦甘平善解肌热,又以风胜湿也;湿胜则食不消而作痞满,故炒曲甘辛,青皮辛温,消食快气;肾恶燥,急食辛以润之,故以黄柏苦辛寒,借甘味泄热补水;虚者滋其化源,以五味子、麦冬酸甘微寒,救天暑之伤庚金为佐也",全方攻补兼施,标本并治,表里同调,共奏益气和血、清化湿热之功。

[评述] 李杲《内外伤辨惑论》卷中《暑伤胃气论》谓"此病皆因饮食失节,劳倦所伤,日渐因循,损其脾胃,乘暑天而作病也",颜老常以之治疗"疰夏""暑温"等时令温病,同时并不拘泥于外感,亦常用于内伤杂病之属气虚湿热者。例如颜老认为,脑动脉硬化缘因偏嗜甘甜厚味,痰脂内蒙,阻滞血道,渐积成瘀,瘀阻脑络,以致清空蒙遏,脑失所养,治当益气活血,固本清源,习用清暑益气汤加川芎、丹参、赤芍、红花等活血化瘀之品,以标本同治;糖尿病患者多饮多食,受纳、运化功能亢进日久,脾胃易趋衰退,气虚运津血无力,导致血脉失和,湿浊内生,颜老喜用清暑益气汤加地锦草以治之;低钾血症亦常从脾胃湿困立法,因湿性重浊黏滞,最易困阻脾胃,致令运化无权,治当益气化湿,升清降浊,故颜老多取清暑益气汤主治,疗效满意。

(吕章明)

四二、牵正散

1. **组成** 白附子6g,白僵蚕9g,全蝎3g。

2. **功效** 祛风止痉,化痰通络。

3. **主治** 风邪中络之猝然口眼㖞斜,面部筋肉抽动,舌淡苔白,脉弦。

4. **用法** 以上三药共为细末,每服3g,热酒调下,不拘时候。

5. **方解** 方中白附子辛而能散,祛风化痰,尤善治头面之风,为君药;白僵蚕轻清上走头面,咸能软化痰浊,辛能驱散风邪;全蝎为治风要药,长于通络,可破风痰结滞,共为臣佐药;使之热酒调服,可以辛温疏散,宣通血脉,并能引药入络,直达病所。诸药合用,力专效著,使风散痰消,经络通畅,则病证可愈。

[**评述**]《诸病源候论》卷之三十七云:"偏风口㖞,是体虚受风,风入于夹口之筋也。足阳明之筋,上夹于口,其筋偏虚,而风因乘之,使其经筋偏急不调,故令口㖞僻也。"可见古人认为口眼㖞斜是由于正气亏虚,卫表不固,风邪乘虚入侵,与痰浊阻于头面经络致经隧不利所致。颜老主张治风先治血,血行风自灭,故临床应用本方多与活血化瘀法相配,常辅以桃红四物汤加减,对脑梗死口眼㖞斜、颜面神经麻痹、三叉神经痛以及偏头痛等属风痰阻络者,均可加减应用。发病初起若伴有外感风热之表象,可加用羌活、防风以祛风解表,忍冬藤、丝瓜络以清热通络。若病证日久,痰瘀阻络,而气血亏虚,久治难愈时,除加强祛风化痰活血外,尚需益气养血,调和营卫,可配伍桂枝汤、黄芪、当归之品,此所谓正气内存,邪不可干也。

（孙春霞）

四三、逐湿运脾饮

1. **组成** 苍术9g,白术9g,猪苓9g,茯苓9g,泽泻9g,桂枝6g。

2. **功效** 燥湿利水,温阳化气。

3. **主治** 脂肪肝,黄疸型肝炎。症见身面浮肿,胁痛绵绵,痰多白沫,食少纳差,精神委顿,舌淡,苔白,脉沉。

4. **用法** 水煎服,一日二次。

5. **方解** 脂肪肝属于中医学"胁痛"范畴,颜老认为脂肪肝多为肝病所致,当以保肝护肝治之,若治肝无功,症情有增无减,则遵《难经》七十七难"见肝之病,则知肝当传之于脾,故先实其脾气"之法,转以治脾,方选颜老自拟方"逐湿运脾饮"。此方以五苓散加苍术组成,《伤寒论》中五苓散原治蓄水证,乃由太阳表邪不解,循经传腑,导致膀胱气化不利,而成太阳经腑同病。五苓散主治病症虽多,但其病机均为水湿内盛,膀胱气化不利。颜老将此方用于治疗脂肪肝,取其利水渗湿为主,兼以温阳化气。方中苍术为君,取其运脾化湿,辛香解郁,以行醒脾实脾之功;臣以茯苓、猪苓、泽泻之淡渗,增强其利水渗湿之力;白术健脾以运化水湿;《素问·灵兰秘典论篇》谓"膀胱者,州都之官,津液藏焉,气化则能出矣",膀胱的气化有赖于阳气的蒸腾,故佐以桂枝温阳化气以助利水,解表散邪以祛表邪。全方共奏燥湿利水、温阳化气之功。

[**评述**] 逐湿运脾饮是颜老自创的经验方,仿许叔微《普济本事方》卷第三《风痰停饮痰癖咳嗽》而制,许氏述其少年时曾患悬饮,备尝温补、逐水之剂不效,自揣脾土恶湿,水留则湿着,用苍术燥脾胜湿,连服三月而愈。颜老从中获得启发,认为脂肪肝的根源在于土(脾)壅木(肝)萎,而脾土恶湿,水留则湿着,用苍术可燥脾胜湿,土疏则木茂矣。

1962 年,颜老曾患急性黄疸型肝炎,自忖"见肝之病,知肝传脾,当先实脾",治肝无功,转以治脾,自拟逐湿运脾饮,凡一月,浮肿先退,痰沫既消,胃纳大增,脸色红润,复查肝功能恢复正常。一月后改以苍术研末每次吞服 9g,体气健复,之后肝病从未复发。颜老认为苍术入脾胃,善解湿郁,升则健脾,降则和胃,大气一转,云翳蔽日可豁然开朗。

颜老后用逐湿运脾饮治疗脂肪肝多例,亦验。并将单味苍术制成"健脾丸",施于临床,功胜单用保肝护肝之法。实践证明,古人所谓"健脾不如运脾,运脾莫过苍术"洵不诬也。颜老认为,来自众多的报道证实,脂肪肝与长期食用高糖、高能量饮食,体重过度增加密切相关,与中医土壅木萎的病机是相符的,逐湿运脾饮、运脾片制方之旨均立足于兹,所以是治疗脂肪肝的有效方药。

（王昀）

四四、清肝汤

1. **组成**　柴胡 3g，当归 9g，生白芍 9g，川芎 3g，焦山栀 6g，粉丹皮 6g。
2. **功效**　疏肝理气，清肝泻火。
3. **主治**　肝气郁结，久而化火，症见胁肋掣痛，心烦急躁，口干口苦，溺黄便秘，舌红苔黄，脉弦数。
4. **用法**　水煎服，一口二次。
5. **方解**　肝为将军之官，主气机疏泄，凡情志不疏，谋虑过度，皆能使气机不和，气血失调，肝气横窜上逆入络，郁久化火，而见胁痛诸症。本方为丹栀逍遥散与越鞠丸之加减方，方中柴胡疏肝解郁，清泄厥少之郁火，宣抑透郁为君药；当归、白芍养血柔肝，取少量共为臣药；佐以山栀苦寒屈曲而下行，泻三焦之火，气降则火自降，使肝火平息；丹皮为使，引诸药入肝，且能清肝活血透络，与柴胡配合则其力尤宏。

[评述]　颜老认为治肝初病在气，疏肝理气即奏绩；稍久或阳旺主体，最易化火，此时若再投辛香疏理，正如教猱升木，必致偾事。《类证治裁》卷之六《胁痛论治》谓"凡胁痛，药忌刚燥，以肝为刚脏，必以柔济之，乃安也"，正为此而发。只宜辛平之剂疏肝，而以泻火之品辅之，养血之品柔之，本方即遵旨而立。

（陈姤姤）

四五、羌英汤

1. **组成**　羌活 9g，大青叶 9g，蒲公英 15g。
2. **功效**　宣表发汗，清热解毒。
3. **主治**　风寒遏表，症见高热无汗，形寒，头痛，鼻塞流涕，苔薄白，脉浮紧等。

4. **用法** 水煎服,一日一剂。病甚者,可一日二剂。

5. **方解** 羌活味辛苦,性温,能散表寒,祛风湿,利关节,止痛,主外感风寒,头痛无汗,为治太阳表证之要药,故为君药;大青叶苦寒,功能清热解毒,凉血止血,治温病热盛烦渴,流行性感冒,陶弘景谓"疗伤寒方多用此,除时行热毒为良";蒲公英苦甘,性寒,功能清热解毒,利尿散结,为解热凉血之要药。全方配伍,寒温并用,共奏宣肺开泄腠理、发汗解表退热之功。

[**评述**] 颜老诊治四时感冒,首辨寒热虚实,总不忘乎时气疫气,认为六淫之邪及疫气,侵入肌表,最易化火化热,故而在临床上喜取辛温解表药与清热解毒药配伍而用,主张在治疗上要早用汗法、重用清法、注意保阴。

（陈丽娟）

四六、瑞金丹

1. **组成** 川大黄30g,秋石30g。

2. **功效** 止血消瘀,降火宁络。

3. **主治** 血证。用于虚劳、瘀热引起的吐、衄、溲、便血诸症。

4. **用法** 两药共研细末,酒炒至黄烟起为度,煮红枣肉为丸,如小豆大,每服6g,空腹薄荷汤送下。如瘀热在心包,不时惊悸,面赤神昏者,加郁金9g;瘀热在胃腑,吐血或溢者,犀角地黄汤送下。

5. **方解** 本方出自清代张璐所著《张氏医通》卷十三《虚损门》,方中大黄大苦大寒,气味俱厚,性沉而降,引入血分,祛瘀止血用以为君;秋石气味咸温,润肺滋肾,养阴止血为辅助。两药一清一滋,亢者得其平而亏者得其益。凡有瘀结不化,证属阴虚阳亢,血证频发,常法治疗不能愈者,投之则效。若见阳明热盛,瘀血凝滞,血络损伤所致之吐血,用之亦颇具效果。

[**评述**] 推求吐血之本,实不出阴虚阳亢四字。阳亢者火盛,盛则当泄,故取"能降胃热,并能引胃气下行"(《医学衷中参西录·药物》)之大黄,仲景

治吐血衄血之泻心汤即用此为君,《血证论·吐血》推其为吐血圣药。阴虚者水亏,亏则当培,故取"能滋阴降火而不伤胃……止虚热嗽血、骨蒸劳瘵"(《本经逢源》卷四)之秋石;南齐·褚澄谓吐血"饮溲溺则百不一死,服寒凉则百不一生"(《褚氏遗书·津润》),而秋石原由"溲溺"制炼而成,则其功更胜可知。颜老常用瑞金丹治疗阳盛阴虚之吐衄证,认为大黄味苦性寒,既行气分,奏导滞泻火之功,又走血分,行活血祛瘀之效,其性沉降下行,故仲景泻心汤取大黄折其冲逆之势,以治吐衄;秋石性味咸寒,功效滋阴降火,大黄得秋石之制,泻火而不伤阴,止血而不留瘀,一清一滋,则亢者平而虚者盈,则吐衄可止。

（陈妹妹）

四七、人参鳖甲煎丸

1. **组成** 鳖甲 90g,乌扇 22.5g,黄芩 22.5g,鼠妇虫 22.5g,干姜 22.5g,大黄 22.5g,桂枝 22.5g,石韦 22.5g,厚朴 22.5g,瞿麦 22.5g,紫葳 22.5g,阿胶 22.5g,柴胡 45g,蜣螂 45g,芍药 37g,牡丹 37g,土鳖虫 37g,露蜂房 30g,赤硝 90g,桃仁 15g,人参 7.5g,半夏 7.5g,葶苈子 7.5g。

2. **功效** 行气活血,祛湿化痰,软坚消癥。

3. **主治** 疟疾日久不愈,胁下痞硬成块,结成疟母。以及癥积结于胁下,推之不移,腹中疼痛,肌肉消瘦,饮食减少,时有寒热,女子月经闭止等。

4. **用法** 取灶下灰 1 500g,黄酒 5 000g,浸灰内滤过取汁,煎鳖甲成胶状,其余 22 味共为细末,将鳖甲胶放入炼蜜中和匀为小丸,每服 3g,每日 3 次。

5. **方解** 方中鳖甲煎(即清酒经灶下灰滤过,煮鳖甲烂如胶漆)为主药,取鳖甲入肝软坚化癥,灶下灰消癥祛积,清酒活血通经,三者混为一体,有活血化瘀、软坚消癥之功。又以赤硝、大黄、蜣螂、土鳖虫、鼠妇攻逐之品,以助破血消癥之力;厚朴、乌扇(射干)、葶苈子、半夏行郁气而消痰癖;柴胡、黄芩、白芍和少阳而调肝气;干姜、桂枝温中,与黄芩相伍,辛开苦降而调解寒热;桃仁、牡丹、紫葳、露蜂房活血化瘀而去干血;人参、阿胶补气养血而扶正气;瞿麦、石韦利水祛湿。综合诸药,乃寒温并用、攻补兼施之剂,对癥瘕积聚、疟母内结,有攻邪不伤正、气畅血行,癥积内消之效。

[评述] 本方以腹部癥积、按之坚硬或不痛为辨证要点。现代常用于治疗原发性肝癌,肝硬化,肝脾肿大,腹腔肿瘤等。体虚者慎用,孕妇禁用。颜老对于肝硬化末期的患者,正气已虚,瘀邪深积,郁火瘀热煎熬津液,气阴两耗,症见口干,漱水不欲饮,肌肤红丝赤缕,肌肤甲错,或神昏烦躁,此时以阴津亏损,瘀浊胶滞为主要病理特征,当防虚风内动,上扰神明,治宜气阴两补而化瘀利水,颜老常用人参鳖甲煎丸治之,并辅以赤白芍、当归、莪术消癥,泽泻、车前利水,小茴香、槟榔化气利水,桑皮宣肺导气,寓提壶揭盖之意。亦有治室女瘦羸,血气不利,闭经不行者。

(韩鑫冰)

四八、人参白虎汤

1. **组成** 人参 9~12g,石膏(碎)15~45g,知母 9~15g,炙甘草 3~6g,粳米 30g。

2. **功效** 清气泻热,除烦生津。

3. **主治** 伤寒,温病,暑病气分热盛,津气两伤,身热而渴,汗出恶寒,脉虚大无力;火热迫肺,上消多饮者。阳明热盛,津液灼伤,烦渴引饮,胸中烦热,面赤恶热,不恶寒,自汗出,溲短赤,脉洪大滑数,苔黄质红而干。胃热,牙龈肿痛,口干而渴,以及胃热消渴病。

4. **用法** 以水一斗,煮米熟,汤成去滓,温服一升,每日三次。

5. **方解** 本方出自张仲景的《伤寒论·辨太阳病脉证并治》。方中石膏辛寒质重,善清透气热;知母苦寒滑润,善泻火滋阴。二药合用,既清且透,滋液润燥,为治阳明无形热邪之要药;人参益气生津;甘草、粳米益气和中,泻火而不伤脾胃。

[**评述**] 血液病(包括白血病,再生障碍性贫血,血小板减少症等)急性发作,多出现高热与出血,往往可促使病情恶化,甚至导致死亡。颜老提出药不厌凉,凉不厌早的原则。能否及早控制发热,制止出血,是治疗血液病的关键。所谓早,有两种意义。一为应及早发现急性发作之先兆,二为用药宜早,并切中病机。可从脉象变化掌握疾病的演变,如脉从细缓转为洪数、弦数,并见烦躁、失眠、遗精等症,是急性发作先兆,其中以脉象洪数为关键。反之,脉象从洪数转为细缓,是病情转为稳定的佳兆。血液病若见脉细缓转为洪数,即使尚未见高热,血象尚未变化,即可及早投以甘寒重剂,以截断病势蔓延。若待高热,舌红绛,热症火症显露及血象变化之际方进凉剂,恐已鞭长莫及。用药宜早者,因血液病之高热及出血具有一定的特异性。故药物宜凉,剂量宜重。初起以银翘散、人参白虎汤合方,每日2~3剂。不效,即可加入神犀丹、紫雪散,对于血暴出者,即予紫雪散1.5g,日2次,既验且便。颜老亦常用本方治疗气虚火炎之热证者。

（韩鑫冰）

四九、少腹逐瘀汤

1. **组成**　小茴香 4g,干姜 3g,延胡索 9g,没药 6g,当归 9g,川芎 9g,官桂 3g,赤芍 9g,生蒲黄(包)9g,五灵脂 9g。

2. **功效**　活血祛瘀,散寒止痛。

3. **主治**　瘀血积于少腹之顽固性腹痛,妇人痛经,不孕症等。

4. **用法**　水煎服,一日二次。

5. **方解**　少腹逐瘀汤为清代名医王清任所创,取温经汤合失笑散化裁而成。方中当归、赤芍、川芎、蒲黄、五灵脂、没药活血祛瘀;延胡索理气行血止痛;官桂、炮姜、小茴香温经散寒,并引诸药直达少腹。主治瘀血积于少腹的妇科病证,为散寒活血的代表方,功擅活血祛瘀,散寒止痛,临床辨证而施,用于诸多疑难病证,亦能获效。

[评述]《血证论》卷二《吐血》谓:"上焦之瘀多属阳热,每以温药为忌;下焦之瘀多属阴凝,故产妇喜温而忌寒。"《医林改错》下卷《少腹逐瘀汤说》记载:"道光癸未年,直隶布政司素纳公,年六十,因无子甚忧,商之于余。余曰:此易事耳,至六月,令其如君服此方,每月五付,至九月怀孕,至次年甲申六月二十二日生少君,今七岁矣。"颜老推广其义,临床每遇寒滞血凝,积于少腹所致的腹痛、泄泻,或阻闭胞宫引起的不孕、月经不调、痛经、闭经、崩漏、癥瘕等妇科疑难病症,则果断投以少腹逐瘀汤,均是活血化瘀法的发展变化,屡起沉疴。对于胞宫虚寒夹瘀引起的不孕,颜老习在少腹逐瘀汤中加入紫石英以增强温经暖宫之力,嘱患者于经前服5~7剂,调理冲任,连服三月,则麟征可期。

（颜乾珍）

五〇、四逆汤

1. **组成** 附子6g,干姜3g,炙甘草6g。

2. **功效** 回阳救逆。

3. **主治** 阳虚阴寒内盛或阳气欲脱所致的胸痹、心悸怔忡、真心痛、心水、中风等病证。

4. **用法** 水煎服,一日二次。

5. **方解** 本方附子大辛大热之品,温经济阳,以救欲绝之阳为君药;臣以干姜辛热之品温中散寒,干姜助附子壮肾阳,附子助干姜健脾阳,姜、附同用,二者一走一守,气味雄厚,相得益彰;佐以甘温补中之甘草,鼓发胃气,补益脾肾,并能缓调姜、附之烈性。三药相合,取附子之热、干姜之辛、甘草之甘,共奏甘热回阳、辛热救逆之功。

[评述] 四逆汤是张仲景《伤寒论·辨太阳病脉证并治》中之名方,是备受历代医家推崇的温里回阳之剂,主要用于治疗阳虚内寒所致的吐泻、大汗、四肢厥冷、身体疼痛、乏力嗜卧等症,临床疗效显著。颜老取本方在临床多用于

心脑病危证,往往可收到阳气来复,大气一转,寒气乃散之效,可挽危救难于顷刻之间。如治疗急性心肌梗死并发休克、肺心病、失血性休克、肾衰竭等,只要辨证准确,随证加减,确有良效。

（费鸿翔）

五一、生脉散

1. **组成**　人参 9g,麦冬 9g,五味子 6g。

2. **功效**　益气生津,敛阴止汗。

3. **主治**　①久咳伤肺,气阴两虚证。干咳少痰,短气自汗,口干舌燥,脉虚细。②暑热耗气伤阴证。汗多神疲,体倦乏力,气短懒言,咽干口渴,舌干红少苔,脉虚数。

4. **用法**　水煎服,一日二次。

5. **方解**　本方是治疗气阴两虚证的代表方剂。主治气阴俱损,纯虚无实之证,并为治疗久咳肺虚、干咳痰少的常用方。临床以体倦,气短,咽干,舌红,脉虚为应用要点,尤以气阴两虚兼有津气耗散者为宜。《增订叶评伤暑全书》卷下《增补诸方》:"柯韵伯曰:肺为娇脏,而朝百脉,主一身元气者也……此孙真人为之急培元气,而以生脉名方也。麦冬甘寒,清权衡治节之司;人参甘温,补后天营卫之本;五味酸温,收先天天癸之源。三气通而三才立,水升火降,而合既济之理矣。"

本方补敛气阴,适宜于气阴不足且有耗散之征的各种病证,不论何种疾患,只要辨证属气阴两虚证者,均可加减用之。张秉成《成方便读》卷三曰:"方中但以人参保肺气,麦冬保肺阴,五味以敛其耗散,不治暑而单治其正,以暑为无形之邪,若暑中无湿,则不致留恋之患,毕竟又无大热,则清之亦无可清,故保肺一法,即所以却暑耳。此又治邪少虚多,热伤元气之一法也,在夏月肺虚者,可以服之。"

［**评述**］颜老认为本方虽有气阴双补之功,但实以人参补气为主,由于气

复津生,汗止阴存,脉得气充,则可复生,故以"生脉"名之。临床上广泛地应用于外感热病或内伤杂病之中。如治温病高热,而现阳气已衰之兆,症见面色苍白,汗出不止,舌红转淡者,取生脉散、桂枝加龙骨牡蛎汤扶阳护阴;治心功能不全,心悸怔忡,神疲乏力,动则气短,证属气阴不足者,则取生脉散、保元汤同投;治脑梗死,头晕目眩,健忘失寐,肢体活动不利,证属清阳不升,心神失养者,则用生脉散配补阳还五汤出入,多有效验。亦有治气阴不足之盗汗、地图舌者。

(胡琪祥　张磊)

五二、肾气丸

1. **组成**　干地黄 24g,山药 12g,山茱萸 12g,泽泻 9g,茯苓 9g,牡丹皮 9g,桂枝 3g,附子 3g。

2. **功效**　补肾助阳,利水消肿。

3. **主治**　肾阳不足,气化不利所致的眩晕,痴呆,心水等病症。以形寒肢冷,小便不利,头面及四肢水肿,心悸怔忡,气喘,头晕目眩,舌淡而胖,脉虚弱、尺部沉细为辨证要点。

4. **用法**　水煎服,一日二次。

5. **方解**　肾气丸以附子、桂枝之辛热,助命门以温阳化气为君;臣以地黄滋补肾阴,山茱萸、山药补益肝脾。君臣相伍,温肾助阳,补肾填精,乃阴中求阳之治。从用量分析,补肾药居多,温阳药较轻,其立方之旨,又在微微生火,鼓舞肾气,取"少火生气"之义,而非峻补;再配以泽泻、茯苓利水渗湿泻浊,丹皮清泻肝火,三药补中寓泻,使邪去则补乃得力,并防滋阴药之腻。诸药合用,温而不燥,滋而不腻,助阳之弱以化水,滋阴之虚以生气,使肾阳振奋,气化复常,则诸症解除。

[评述] 颜老认为本方配伍特点有二:一为阴阳并补,以补阳为主;二为滋阴中配入少量桂枝、附子温阳,目的在于阴中求阳,少火生气。临床根据"肾主

水""肾纳气"的理论,取肾气丸合保元汤治疗心功能不全,症见胸闷气促,动则尤甚者;治疗肝硬化、慢性肾炎出现肢体浮肿等症状,每与五苓散、苓桂术甘汤合用;肺气肿、慢性支气管炎出现入冬则发,咳喘频频,采取"冬病夏治"之法,于三伏天时见舌淡胖、脉沉迟者,投以肾气丸和苓桂术甘汤等,颇有验案。此外,根据"肾主二便"的理论,取本方治疗老年痴呆后期的二便失禁,每与水陆二仙丹同投,亦可收到满意效果。

（胡琪祥　张磊）

五三、酸枣仁汤

1. **组成**　酸枣仁 12g,川芎 6g,知母 6g,茯苓 15g,甘草 3g。

2. **功效**　养血安神,清心除烦。

3. **主治**　肝血不足,虚热内扰,心神失养所致的失眠,心悸怔忡,头晕,健忘,郁证,狂证等心脑病。以虚烦少寐,多梦健忘,心悸怔忡,头晕目眩,郁郁寡欢,烦躁易怒,咽干口燥,盗汗,舌红少苔,脉细弦或弦数为辨证要点。

4. **用法**　水煎服,一日二次。

5. **方解**　肝体阴而用阳,主藏魂,若肝阴不足,肝阳上亢,则魂神不宁,且肝、心为母子之脏,肝血不足,母令子虚,心失所养,故虚烦难眠。酸枣仁汤重用酸枣仁入心肝二经,养肝血,安心神为君;川芎乃血中气药,疏达肝气,调畅肝血为臣,与酸枣仁相配,酸收辛散并用,相反相成,养阴血以顾肝阴,畅血气以抑肝阳;佐以茯苓宁心安神,知母滋阴清热;甘草调和诸药为使。诸药相伍,酸敛、辛散、甘缓合用,养肝血以宁魂神,清内热而除虚烦,为临床治疗不寐、惊悸之有效方剂。

[评述] 颜老认为酸枣仁汤不仅是治疗血虚肝旺不寐之要方,且具有滋补强壮作用,正如《名医别录·上品》所云"酸枣仁能补中,益肝气,坚筋骨,助阴气,能令人肥健",辨证而用,则有养心健脑、安五脏、强精神之功。如与血府逐瘀汤同用治疗冠心病;合炙甘草汤治疗心律失常;与黄连解毒汤共投治疗脑梗

死之躁狂；配以黄连温胆汤则治疗内耳眩晕症；与逍遥散合用治疗围绝经期综合征，均有良好疗效。

（胡琪祥　张磊）

五四、神仙解语丹

1. **组方**　白附子9g，石菖蒲9g，远志9g，羌活9g，南星9g，天麻6g，广木香6g，全蝎（去尾，甘草水洗）3g。

2. **功效**　息风通络，化痰开窍。

3. **主治**　风痰阻窍之证，症见中风仆倒，言语謇涩，或舌强不语，舌淡红或红，苔腻，脉弦。

4. **用法**　诸药共研细末，面糊丸，龙眼大，每服1丸，薄荷汤送下。

5. **方解**　神仙解语丹源自宋·陈自明《妇人大全良方》卷之三，原方组成：白附子（炮）、石菖蒲、远志、天麻、全蝎（酒炒）、羌活、白僵蚕（炒）、南星（牛胆酿）、木香。清·程国彭《医学心悟》去白僵蚕。白附子、胆南星化痰开窍；天麻、全蝎息风通络；石菖蒲、远志引诸药入心；木香辛香醒神；羌活入督脉而贯通百脉，以开心音。风息痰除，络通窍宣，则声音自出。用薄荷汤送者，取其辛凉芬芳，借以开通道路，有如向导之义。

[评述]　颜老认为本方为治疗中风不语之妙品。《金匮要略·中风历节病脉证并治》云："邪在于络，肌肤不仁；邪在于经，即重不胜；邪入于腑，即不识人；邪入于脏，舌即难言，口吐涎。"颜老习取神仙解语丹治疗中风后因痰蒙心窍，或瘀阻心脉，或肝风扰心，蒙闭心神而致舌强不语，且外无六经之形状，内无便溺之阻隔者，用之多验。然本方用药较为香燥，若阴虚明显者当慎用，或以大剂养阴息风之汤剂送丸，庶免耗伤之弊。

（陈姹姹）

五五、疏风汤

1. 组成 苏叶、荆芥、防风、芫荽、西河柳、浮萍各 9g,蝉蜕 6g,薄荷 4.5g,薏苡仁根 30g。

2. 功效 疏风祛湿。

3. 主治 蛋白尿,伴见咽喉痒痛,鼻塞流涕,恶风恶寒,或头痛发热,舌红苔薄白而润,脉浮数。

4. 用法 水煎服,一日二次。

5. 方解 荆芥、防风祛风解表;苏叶可散寒气,清肺气,宽中气,下结气;芫荽发汗透疹,消食下气,醒脾和中;浮萍体轻气浮,偏走气分,善清气分邪毒,散风利尿;西河柳辛开肺郁,温散风邪,为达表最要之品;蝉蜕、薄荷亦疏散风邪,蝉蜕里主要含甲壳质,具有抗过敏以及提高人体抵抗力作用;薏苡仁根清热利湿,健脾,杀虫。全方共奏疏风祛湿之效。

[评述] 颜老尝谓:"水无风则平静而澄,遇风则波起浊泛,慢性肾炎蛋白尿缠绵不解,祸根往往为风邪作祟。"肺主一身之气而行治节,肺气通调,则气化有自,颜老运用宣肺祛浊法控制蛋白尿,自拟疏风汤。临证治疗顽固性蛋白尿,或反复伴有呼吸道及皮肤感染,凡备尝中西药物效果不明者,改用此方近期疗效殊佳。或配以僵蚕粉吞服(每次 1.5~2g,日服二至三次),本品所含蛋白质有刺激肾上腺皮质的作用,适用于大量蛋白尿或低蛋白血症。风药新用,见解独具,颇有临床价值。

（韩天雄）

五六、疏肝饮

1. 组成 全瓜蒌 12g,蒲公英 12g,金橘叶 12g,小青皮 4.5g,延胡索 6g,金银花 12g,醋炒柴胡 4.5g,当归 6g,赤芍 6g,丝瓜络 6g,白僵蚕 9g,甘草 4.5g。

2. **功效** 疏肝清胃,活血软坚。

3. **主治** 乳痈。

4. **用法** 水煎服,一日二次。

5. **方解** 本方以柴胡、金橘叶、青皮疏肝理气;蒲公英、金银花清胃泄热,以行清泄肝胃之功,《本草求真》卷五谓蒲公英"能入阳明胃、厥阴肝,凉血解热,故乳痈、乳岩为首重焉";配以当归、赤芍、延胡索活血化瘀,瓜蒌、僵蚕、丝瓜络软坚通络,以奏行血化坚之效;甘草调和诸药,以护胃气。全方标本同治,气血兼顾。对乳痈初起,热毒互结,乳房肿胀,色红作痛,舌红苔黄,脉弦数者,宜加黄连、黄芩;便秘则加生大黄、元明粉;若已有化脓之兆者,则加香白芷、皂角刺等,可促使自溃;乳房红肿疼痛者,均可加乳香、没药,或吞服犀黄醒消丸;乳房肿块迟迟不能消散,兼有面色少华,肢体乏力,舌淡苔薄,脉细弱者,证属气血虚弱,散结无力者,治当补益气血,散结消肿,可于疏肝饮中加入黄芪、党参、白术、王不留行等。

[评述] 乳房属肝,乳头属胃,故乳痈一症,每与足厥阴肝经和足阳明胃经病变相关。肝气郁结,胃热壅滞,势必导致血液凝滞,故治疗乳痈多以疏肝清胃、活血软坚为大法,颜老拟疏肝饮治之,临床甚属应手。颜老曾谓:治疗乳痈,全瓜蒌、蒲公英当为首选。全瓜蒌之根为天花粉,有托毒排脓之功;蒲公英入肝胃经,善清肝胃之火,符合乳房属肝、乳头属胃的理论。临床还常配合以民间单方内外同修,如取麝香 1g、木香 3g、陶丹 3g、朱砂 3g,共研细末,摊于棉花之上,外塞鼻孔,左乳痈塞右鼻孔,右乳痈塞左鼻孔,用治乳痈初起,消散迅速。

(张旻)

五七、桑女三甲汤

1. **组成** 桑寄生 20g,女贞子 20g,白芍 15g,天冬 15g,熟地 15g,龙骨

30g,牡蛎 30g,龟甲 30g。

2. **功效** 补肾填精,生髓益智。

3. **主治** 老年痴呆。症见精神呆滞,记忆力减退,思维迟钝,情绪不稳定,时喜时悲,舌红苔少或剥,脉沉细小数或沉弦细等。

4. **用法** 水煎服,一日两次。

5. **方解** 肾主骨,生髓,上通于脑。肾精充足,髓海得养,脑功能健全,思维敏捷,反之则为病。老年痴呆因高年肾虚,生髓乏源,髓海空虚所致,补肾填精、生髓益智乃为治本之策。该方取桑寄生配女贞子平补肝肾为君;臣以熟地色黑入肾以补水,龟甲血肉有情之品,补精,通任脉,以求精水并补;天冬上润肺阴,下滋肾阴,乃取金水相生之意;白芍入肝敛阴益血,乃宗乙癸同源之旨;老年痴呆多见情志不稳,或喜或悲,故取龙骨、牡蛎平肝潜阳,安神定魂。药取八味,藉精水复充,髓海不涸,则智明神安。

［**评述**］颜老诊治老年痴呆,颇有心得,见解独到,认为本病之病机既究于肝肾不足,精虚髓空,更责之脑络瘀阻,灵机受困。故取桑女三甲汤时,根据瘀滞程度,多参用化瘀通络醒脑之石菖蒲、郁金、川芎、菊花、赤芍、丹参、水蛭、通天草、生蒲黄、白芷等,有事半功倍之效。

（杨扬　颜琼枝）

五八、桃红四物汤

1. **组成** 桃仁 9g,红花 9g,生地 9g,川芎 9g,赤芍 9g,当归 9g。

2. **功效** 养血祛瘀。

3. **主治** 血瘀证。症见出血或贫血,全身皮肤散在紫癜,或血小板减少,或其他血象异常,舌紫,脉细涩。

4. **用法** 水煎服,一日二次。

5. **方解** 血液病,属于中医"血证"范畴,其发生均与血瘀有关。桃红四物汤寓祛瘀于养血之中,通补相兼,攻而不伐,补而不凝,有"疏其血气,令其调达,而致和平"之效。方中当归补血活血为君,桃仁、红花、赤芍祛瘀生新为臣,佐以生地养血,使以川芎通行血中之气,诸药合用,共奏养血祛瘀之功。

[评述]出血一证,先贤唐容川列止血、消瘀、宁血、补虚四法为治血大纲,推止血为第一要法。颜老倡"血无止法""止血毋忘祛瘀"之论,意在血宜调不宜涩,倘见血则止,则易致血凝气壅,伏留后患,临证习用桃红四物汤加蒲黄、三七、藕节等活血止血之品,治疗以出血为主的血液病,颇有效验。对于贫血为主的血液病,颜老亦崇"瘀血不去,新血不生"之说,认为血盛则流畅,虚则鲜有不滞者,故贫血患者每每兼夹血瘀,致使气血生化受阻,常用桃红四物汤活血祛瘀以促新血滋生,并辅以升麻举陷升清,虎杖化瘀降浊,两者升降相因,共同鼓舞气血生长。

（吕章明）

五九、通窍活血汤

1. **组成**　赤芍3g,川芎3g,桃仁6g,红花9g,老葱(切碎)6根,鲜姜(切碎)9g,红枣(去核)5个,麝香(绢包)0.15g,黄酒250g。

2. **功效**　活血化瘀,通阳开窍。

3. **主治**　血瘀阻窍所引起的头面部疾病,症见头痛昏晕,或痛或刺,固定不移,或耳聋年久,或头发脱落,酒糟鼻,白癜风等,常兼有健忘,失眠,心悸等,舌有瘀点或瘀斑,苔薄白,脉弦细或细涩。

4. **方解**　本方由桃红四物汤去生地、当归,加麝香、老葱、生姜、大枣、黄酒组成。赤芍、川芎、桃仁、红花四药合用活血化瘀;麝香辛香通窍;老葱发散通阳,上行通窍,使药力作用于上;黄酒辛温行散而引经;大枣缓中。诸药配伍,使药性上行入脑,活血开窍,可获血活窍通之效。

[评述]颜老认为本方配有通阳开窍之麝香、葱白等品,善行头面,用治瘀阻头面,久治不愈或原因不明之呃逆,耳聋,昏晕,头痛,脱发,喑痱诸症,每多

应手而效。如：①呃逆：通窍活血汤功擅活血祛瘀,兼有赤芍泄肝,生姜降胃,用治瘀血呃逆,颇合病机。麝香治呃,也颇有奇功。②耳聋：通窍活血汤与通气散(柴胡 30g,香附 30g,川芎 5g)同用,对气滞血瘀所致的脑气不接或窍路被阻之耳聋多验。③眩晕：清阳不升,瘀血阻络所引起的眩晕,治当益气活血,取通窍活血汤加黄芪、党参、苍白术等;因外伤跌仆,瘀血停留,阻滞经脉,清窍失养所致的眩晕,如脑梗死、顽固性头痛等,则投通窍活血汤加入通天草、水蛭等品,并重用川芎,以加强化血通窍之力。鉴于麝香为紧缺药品,临床可取白芷代替,亦有效果。

（颜乾珍）

六〇、天王补心丹

1. **组成** 生地 30g,党参 10g,丹参 15g,玄参 10g,茯苓 30g,五味子 6g,远志 10g,桔梗 6g,当归 10g,天冬 10g,麦冬 10g,柏子仁 15g,酸枣仁 30g。

2. **功用** 滋阴清热,养血安神。

3. **主治** 心悸,胸痹心痛,少寐,多梦,头晕,健忘,癫狂等病症,属心阴不足,虚火内扰,心神失养之证者。

4. **用法** 水煎服,一日二次。

5. **方解** 本方载于明代薛己《校注妇人良方》卷六。心者,五脏六腑之大主也,精神之所舍也,心主血脉,若阴阳失衡,阴亏阳亢,则心神不安,血脉失和,故天王补心丹重用生地,滋阴降火为君;臣以天冬、麦冬、玄参养阴清热,党参补气,当归、丹参养血活血,君臣相配,则有养阴益气、活血通脉之功;佐以茯苓、五味子、远志、柏子仁、酸枣仁等众多滋养安神之品,以补心安神;使以桔梗载诸药入心。全方共奏滋阴养血、补心安神之功,是一首治疗阴亏血少,虚热内扰,神志不安的良方。

[**评述**]天王补心丹流传甚广,《医方集解》卷一有"终南宣律师,课诵劳心,梦天王授以此方,故名"之说。颜老认为本方心肺肾同治,气血同调。以朱

砂为衣,赤者入心,心主脉,肺为心之华盖而朝百脉,以二冬滋水之上源,生地、玄参补肾制火之品,使水能上交于心,能益水之下源,取坎离既济之义;丹参、当归生心血,党参、茯苓宁心气,得气血协和之势;枣仁收耗散之气,柏子舒忧思之气,五味敛游神,远志宣郁结;使以桔梗引药上行,共奏心肾相交,气血调畅,养阴安神之功。朱砂重以镇逆。临床以心悸怔忡,胸闷胸痛,虚烦少寐,神疲乏力,胆怯易惊,梦遗健忘,手足心热,大便干结,口舌生疮,舌红少苔,脉细而数或结或代为辨证要点。古代多用于治疗失眠少寐,今凡见病毒性心肌炎,顽固性室性期前收缩,窦性心动过速,心绞痛,慢性心功能不全,心脏神经官能症,更年期综合征,焦虑症,神经衰弱等辨证属心经阴血不足,虚热内扰者,皆可用天王补心丹加减进行治疗。尤其对快速性心律失常者,疗效显著。原方以朱砂为外衣,久服有毒,去之也能维持疗效。

（杨扬）

六一、温阳逐水饮

1. **组成** 鹿角片 9g,肉桂 3g,巴戟天 9g,附子 4.5g,黄芪 24g,杜仲 9g,猪苓 9g,商陆 9g,黑白丑各 9g,泽泻 15g,椒目 2.4g,茯苓 15g。

2. **功效** 利水肿,温肾阳。

3. **主治** 水肿。症见四肢浮肿,甚则颜面亦肿,形寒肢冷,小便不利,舌淡苔薄白,脉沉细等。

4. **用法** 水煎服,一日二次。

5. **方解** 方中鹿角片、巴戟天、黄芪、肉桂、椒目、杜仲补气助阳。其中桂附同用,能守能走,其守者,下元则暖,而肾气方充;其走者,经络瘀水一并冲决;商陆、牵牛子泻水逐饮;猪苓归肾、膀胱经,专以淡渗利水;泽泻、茯苓之甘淡益猪苓利水渗湿之功,且泽泻性寒兼可泄热,茯苓尚可健脾以助运湿。

[评述] 颜老在治疗肾系水肿的临床实践中,主张温补肾阳,利水消肿,标本同治,否则难以收功。颜老认为取附片、肉桂、巴戟天、干姜、椒目、茴香

温补之品,乃"离照当空,阴霾自散"之意,不必因其大热而畏惧,但宜中病即止,水肿大势已却,即当减量。本方桂附同用,相补相助,有还复真火、启发神机之功。

（张旻　颜琼枝）

六二、小陷胸汤

1. **组成**　黄连 6g,半夏 12g,瓜蒌 20g。
2. **功效**　清热化痰,宽胸散结。
3. **主治**　痰热互结之结胸证。症见胸脘痞闷,按之则痛,或心胸闷痛,或咳痰黄稠,舌红苔黄腻,脉滑数。
4. **用法**　水煎服,一日二次。
5. **方解**　本方原治伤寒表证误下,邪热内陷,与痰浊结于心下的小结胸病。全瓜蒌甘寒,清热涤痰,宽胸散结,用时先煮,意在"以缓治上",而通胸膈之痹;臣以黄连苦寒泄热除痞;半夏辛温化痰散结。共奏清热涤痰、宽胸散结之功,治疗痰热互结心下或胸膈,气郁不通,胃脘或心胸痞闷,按之则痛。

[评述]《伤寒论·辨太阳病脉证并治》:"小结胸病,正在心下,按之则痛,脉浮滑者,小陷胸汤主之。"正在心下,按之则痛,提示病变部位局限,浮主热,滑主痰,小陷胸汤被视为治疗太阳变证之结胸证,痰热互结型。颜老根据其辛开苦降、清热化痰开结的组方特点,灵活应用于肺、心、脾、胃等脏腑疾病,例如急慢性食管炎,急慢性胃炎,胃溃疡及十二指肠炎,急慢性呼吸系统炎症,心脏病,急慢性胆囊炎,乳腺炎,肋软骨炎等,临床以胸脘痞闷,按之作痛,痰多色黄,舌红,苔黄厚腻为应用要点,随证加减,多有佳效。

（刘珺）

六三、血府逐瘀汤

1. **组成**　桃仁 9g,红花 9g,当归 9g,生地 9g,赤芍 9g,川芎 9g,牛膝 9g,柴胡 9g,枳壳 9g,桔梗 6g,甘草 3g。

2. **功效**　活血化瘀,理气止痛。

3. **主治**　瘀血内阻,血行不畅引起的头痛,胸痛,失眠,心悸怔忡,郁证等病症。

4. **用法**　水煎服,一日二次。

5. **方解**　本方出自清代王清任《医林改错》,用于治疗"胸中血府有瘀"所致诸症,为其分部论治血瘀证的代表方。《医林改错》上卷《气血合脉说》谓:"治病之要诀,在明白气血。"方以桃仁、红花、赤芍、川芎为君,活血化瘀,畅通血脉;气为血帅,故用桔梗、柴胡、枳壳、牛膝为臣,理气行滞,其中桔梗开胸膈,宣肺气,以行上焦气滞;柴胡、枳壳疏肝理气,以畅中焦气滞;牛膝导瘀下行,以通下焦气滞;生地、当归为佐,养血和血,使活血而不伤血;甘草为使,调和诸药,防止他药伤胃。综观全方,充分运用气血理论,用药丝丝入扣,诸药相配,共奏活血化瘀、理气行滞、调畅气血之功。

[评述]　颜老认为人体气血以平衡、充盈、流畅为贵,六淫七情致病,所伤者无非气血,初病在经主气,久病入络主血,故凡久病不愈的疑难杂症,总以"疏其血气,令其调达而致和平"为治疗大法。血府逐瘀汤以桃红四物汤活血化瘀,四逆散疏肝理气,加桔梗使气机上升,牛膝导血下行,升降有度,以畅通全身气血。临床随证加减治疗顽固性头痛、胸痹、失眠、情志病等诸多疑难杂病,每获良效。气虚而瘀者,加党参、黄芪;阳虚而瘀者,加肉桂、附子;阴虚而瘀者,重用生地,加龟甲、麦冬;寒凝血瘀者去生地,加桂枝、附子;热熬成瘀者去川芎,加黄连、丹皮;兼有痰浊者,加半夏、陈皮;湿阻者,去生地,加苍白术、厚朴;气滞甚者,加檀香或降香;出血者,加生蒲黄、参三七;腹泻者去生地、桃仁,加木香、焦楂曲等。颜老根据《素问·脉要精微论篇》"脉者,血之府也"的理论,指出血府逐瘀汤不仅可以治疗胸胁部血瘀证,对全身脏腑经络、四肢百

骸的气滞血瘀证,都有良好的治疗效果。

（颜乾珍）

六四、逍遥散

1. **组成**　柴胡 9g,芍药 9g,白术 9g,当归 9g,茯苓 15g,薄荷 3g,生姜 3 片,甘草 3g。

2. **功效**　疏肝解郁,养血健脾。

3. **主治**　肝郁脾虚证。素有情怀抑郁,心情不畅,或平素性格内向,或起因于情感纠葛、家庭不睦、工作不顺等,症见夜分少寐,心悸怔忡,头晕目眩,两胁作痛,女子乳房胀痛,月经不调,舌淡红、苔薄白,脉弦细。

4. **用法**　水煎服,一日二次。

5. **方解**　方中柴胡一作厥阴引经报使之用,一以升发诸阳,疏肝解郁;当归、白芍养血柔肝以养肝体;白术、甘草、茯苓健脾培土,因木能克土,先安未受邪之地也;薄荷助柴胡以散肝郁,助肝用;煨生姜温胃和中。诸药合用,可收肝脾并治、气血兼顾之效。经云"木郁达之"(《素问·六元正纪大论篇》),本方疏肝、柔肝同用,遂其曲直之性,故名曰逍遥。凡属肝郁血虚,脾胃不和者,皆可化裁应用。若内热、外热盛者,加丹皮解肌热,栀子清内热,名为加味逍遥散。

[评述] 逍遥散是疏肝解郁的著名方剂,全方疏肝柔肝同投,肝脾并治,气血兼顾,理气而不伤阴,活血而不伤血,故广泛用于肝气郁结,肝脾不和,气血失和诸证,且历代医家均有所发挥。如薛己《内科摘要》卷下《各症方药》在原方中加入丹皮、栀子,名加味逍遥散,即丹栀逍遥散,用于肝郁化热者。《医略六书·女科指要》在逍遥散中加入生地黄或熟地黄,名黑逍遥散,用治肝郁脾虚之妇女崩漏。颜老在临床应用逍遥散治疗多种病证,随证加减,多有良效。如治不寐,加酸枣仁、柏子仁养肝血以安神;治眩晕,去柴胡之升散,加桑叶、丹皮、菊花清肝凉血以止晕;治心悸,重用茯苓,加灵芝宁心以定悸;治郁证,加合欢花、郁

金、香附疏肝解郁以忘忧;治脏躁,合甘麦大枣汤养心气以缓急;治梅核气,合半夏厚朴汤理气化痰以疏郁;治痴呆早期焦虑、抑郁等症状,加白芷、通天草辛散开窍以醒神。

（苏子镇）

六五、消渴清

1. **组成**　苍术 9g,知母 9g,生蒲黄(包)18g,地锦草 30g,黄连 3g。

2. **功效**　滋阴清热,运脾活血。

3. **主治**　2 型糖尿病,症见消渴欲饮,口干口苦,胃纳不馨,舌红苔黄腻,脉弦。

4. **用法**　水煎服,一日二次。

5. **方解**　方中苍术健脾运脾,激活胰岛功能为君;知母养阴清热,生津润燥为臣,并可缓解苍术之燥性,促使药性平和,汇固本清源为一体,解决糖尿病阴虚内热常见症状;蒲黄入血分,以清香之气兼能行气,又能降脂改善血液黏稠度,有效预防糖尿病合并症,地锦草清热凉血,化瘀通络,二药合用为佐;黄连清热燥湿、泻火解毒为使。全方共奏清热燥湿,益气活血,化瘀通络之功。

[评述] 消渴清是颜老治疗 2 型糖尿病的经验方。基础处方由苍术、知母、生蒲黄、地锦草、黄连组成,充分体现了颜老对脾胰同源学术思想的再发挥。颜老认为脾为生化之源,人体所有饮食营养的吸收利用都归功于脾的传输和散精,"脾"应该包括现代医学中的"胰",脾胰同源。另外,消渴病缠绵难愈,日久势必影响气血功能,导致气血阴阳失调,血气运行不畅,瘀血内生。故在消渴病的证治中,颜老抓住健脾运脾,调畅气血来解决"胰岛素抵抗"和并发症问题,打破了中医视糖尿病为"虚证",以补肾清热为主的治疗路线。本方健中运脾,固本清源,不治渴而渴自止。

（屠执中）

六六、犀泽汤

1. **组成**　广犀角 3g（或用水牛角 30g），泽兰 15g，苍术 9g，仙人对坐草 30g，土茯苓 30g，平地木 30g，败酱草 15g。

2. **功效**　凉血泻热，祛湿解毒，疏肝祛瘀。

3. **主治**　乙型肝炎，见面色晦黯，巩膜混浊，神萎肢重，烦躁易怒，五心烦热，或低热缠绵，口苦而黏，嗳气泛恶，脘腹胀满，胁肋胀痛或刺痛，小溲黄赤，脉弦数或濡数，舌红有瘀斑，苔黄白而腻等症。

4. **用法**　水煎服，一日二次。

5. **方解**　乙型肝炎属于中医的"温病"范畴，因具有传染性，故又属"瘟疫"范畴。颜老认为乙型肝炎初病气结在经，久则血伤入络，湿热毒邪久恋不去，浸淫血分，势必煎熬血液成瘀，若从气分论治，投以疏肝理气、清气泻热之剂，往往难以奏效，故自拟犀泽汤从营血论治乙型肝炎，屡屡获得满意疗效。犀泽汤方以犀角、泽兰入血分为君，清热解毒，活血祛瘀；臣以土茯苓、仙人对坐草、平地木、苍术疏肝泻热，利湿化浊；败酱草凉营活血为佐使。诸药配伍，共奏凉血泻热、祛湿解毒、疏肝祛瘀之功。

加减法：气滞郁结，脘腹胀闷者，加沉香、川楝子、大腹皮、枳壳、广木香；血瘀显著，右胁刺痛者，加丹参、桃仁、郁金、红花、赤芍、延胡索、三棱、莪术；湿甚于热，肢重纳呆者，加猪苓、赤苓、生薏苡仁；热甚于湿，口苦心烦者，加金银花、黑山栀、夏枯草、蒲公英，甚者选加白花蛇舌草、龙葵、蛇莓、石打穿、半枝莲、七叶一枝花等。

［评述］颜老认为乙型肝炎的病变多为湿热毒邪浸淫营血，以致缠绵难去和蔓延流注的特点尤为显著。颜老在长期临床实践中自创经验方犀泽汤治疗乙型肝炎，犀角不仅清热凉血，且解毒之力甚宏，临床对乙肝表面抗原转阴，降低转氨酶有效；苍术功擅燥湿解郁，能避一切恶气，历代医家对其极为推崇。二药同用，凉血解毒而无寒凝之虑，燥湿解郁而无助火之弊，尤其搜剔血分湿热毒邪，对缠绵难愈、湿热毒交结的慢性乙型肝炎常可取

得较好之效。

（王昀）

六七、越鞠丸

1. **组成** 香附 9g，苍术 9g，川芎 9g，山栀 9g，神曲 9g。

2. **功效** 理气解郁，宽中除满。

3. **主治** 肝郁气火失司所致的不寐、郁证、癫狂、痴呆等病症，症见精神抑郁，夜寐不宁，胸膈痞闷，脘腹胀满，嗳气吞酸，舌苔白腻或黄腻，脉沉弦。

4. **用法** 水煎服，一日二次。

5. **方解** 本方以香附、苍术、川芎、山栀、神曲统治气、血、火、湿、痰、食六郁。六郁中尤以气郁为先，故香附为本方之君，行气郁之滞；苍术燥湿运脾，治痰郁、湿郁不化；川芎行气活血，治血郁停滞；山栀清热泻火，除火郁心烦；神曲消食和胃，治食郁饮食不消。此方虽无治痰郁之品，然痰郁多由脾湿引起，并与气、火、食郁有关，所以方中不另设治痰药，亦治病求本之意。

[评述] 本方为治郁大家朱丹溪所创，通治气、血、火、湿、痰、食六郁之剂。颜老认为郁证总以气郁、血郁多见，诚如朱丹溪所谓"气血冲和，万病不生，一有怫郁，诸病生焉"（《丹溪心法》卷三《六郁》），气郁日久，势必化火，方选越鞠丸最为适宜，越鞠丸以香附为君，行气解郁，配伍川芎活血化瘀，使气行血行，其他诸郁亦随之消解。方中苍术辛烈雄壮，醒胃强脾，疏泄阳明之湿，香附为快气之药，下气最速，栀子清热解郁，泻火燥湿。此三味相配，又善解气郁、湿（痰）郁、热郁。若气郁日久，势必致瘀，则宜取血府逐瘀汤投之。若气血郁结日久，肝火夹血瘀者，则可取越鞠丸合血府逐瘀汤出入，多用于治疗情志病，兼夹诸症则随证治之。

（苏子镇）

六八、益气聪明汤

1. **组成**　党参 15g，黄芪 15g，蔓荆子 9g，葛根 9g，黄柏 6g，白芍 6g，升麻 4.5g，炙甘草 3g。

2. **功效**　补脾益气，升阳举陷。

3. **主治**　脾气不足，清阳不升所致的痴呆，眩晕，耳鸣等心脑病证。本方以神疲乏力，视物不清，头晕耳鸣，记忆减退，舌黯红，苔薄腻，脉弦滑等为辨证要点。

4. **用法**　水煎服，一日二次。

5. **方解**　本方为李杲所创，方中人参、黄芪甘温大补元气为君；臣以葛根、升麻、蔓荆子鼓舞胃中清阳之气上于头目；白芍养血敛阴平肝，黄柏降火以补肾为佐；炙甘草调和诸药为使。诸药相配，使中气得到补益，清阳上升，肝肾受益，耳聋目障清除。《金寿山验方·加减益气聪明汤》曰："太子参、黄芪、甘草以益气，升麻、葛根、蔓荆子升发清阳，芍药收敛，黄柏苦降以防升发太过。认为上气不足之证益气药必须与升阳药同用，祇益气不升阳则气无从上达；祇升阳不益气则无气可升，反有造成虚阳上越之弊。"

[评述] 李杲《脾胃论》卷下谓"脾胃虚则九窍不通"，并首创益气升阳之法，主用蔓荆子、葛根、防风、升麻等祛风升阳。颜老临床善用升清降浊法治疗头项部疾病，如脑动脉硬化，颈椎病，高血压以及血管性痴呆，阿尔茨海默症等。脑动脉硬化引起的头晕目眩，则加入丹参、赤芍、通天草以活血化瘀；颈椎病引起的颈胀，肢体麻木作痛，则佐以羌活、当归、片姜黄以解肌通络；高血压病引起的头涨头痛，则辅以黄芩、川芎、车前子以清泻肝火；脑血管意外后遗症舌胖，脉涩者，常与水蛭、通天草、石菖蒲、川芎、灵芝同用；痴呆引起的健忘失智，则多与定志丸合用，有相得益彰之功。

（胡琪祥　张磊）

六九、阳和汤

1. **组成** 熟地 30g,肉桂 3g,麻黄 2g,鹿角胶 9g,白芥子 6g,姜炭 2g,生甘草 3g。

2. **功效** 温阳补血,散寒通滞。

3. **主治** 阴疽(骨痨),哮喘,顽痹属于阳虚寒凝证者。

4. **用法** 水煎服,一日二次。

5. **方解** 阳和汤载于《外科全生集》卷四,该方取鹿角胶助阳散寒,配以熟地滋阴养血,二者相配,则补阳而不伤阴,补阴而不黏腻;《本草汇言》卷之十八载:"鹿角胶,壮元阳,补血气,生精髓,暖筋骨之药也。主伤中劳绝,腰痛赢瘦,补血气精髓筋骨肠胃。虚者补之,损者培之,绝者续之,怯者强之,寒者暖之。此系血属之精,较之草木无情,更增一筹之力矣。"炮姜、肉桂温阳气,通血脉;麻黄、白芥子消痰结,通气滞;合用能使气血宣通;甘草调和诸药。全方气血双通,阴阳互补,为攻补兼施之名方。

[评述] 颜老根据阳和汤温阳散寒、化瘀祛痰之功,常灵活运用于多种疑难病证,颇有效验。

(1) **治骨痨**:颜老认为此症早期亟当宣畅气血,每以阳和汤投之。取麻黄、白芥子以宣气开其腠理,肉桂、炮姜以畅血解其寒凝。若脓疡已成而未溃破者,宜加皂角刺、生黄芪等;若脓疡破溃流脓者,则宜佐以黄芪、党参、当归、白芍等兼补气血。

(2) **治哮喘**:颜老认为小青龙汤固然为寒喘病发的良方,但嫌其未能标本同治,而阳和汤以鹿角胶、炮姜、肉桂以温肺,麻黄、白芥子以宣肺,熟地以补肺,温、宣、补三法并用,攻补兼施,用治哮喘频发,本虚标实者,最为合拍。

(3) **治顽痹**:颜老认为治疗顽痹、久痹多宜补阳逐寒、活血通络之剂。阳和汤中既有鹿角壮阳扶正,又有姜、桂以散寒祛邪,麻黄、白芥子以宣畅气血,标本同治,扶正达邪,用于顽痹疼痛剧烈者,多能奏功。

(杨扬)

七〇、禹余粮丸

1. 组成　醋煅禹余粮 9g,醋煅针砂 15g,醋煅蛇含石 9g,羌活 4.5g,煨木香 4.5g,茯苓 4.5g,川芎 4.5g,酒牛膝 4.5g,炮白豆蔻 4.5g,炒茴香 4.5g,莪术 4.5g,桂心 4.5g,炮干姜 4.5g,青皮 4.5g,三棱 4.5g,白蒺藜 4.5g,炮附子 4.5g,酒当归 4.5g。

2. 功效　温阳逐水,通调气血。

3. 主治　臌胀证。症见单腹臌胀,脚膝浮肿,上气喘满,二便不利,舌黯不荣,脉弦涩沉迟。临床多用于肝硬化腹水等病。

4. 用法　研末和匀,神曲糊丸,如梧子大,每服 20~30 丸,日二服。

5. 方解　肝硬化腹水属于中医学"臌胀"范畴,"臌"为腹皮绷急如鼓,"胀"为腹内发胀。古人辨治有气、血、寒、热、虚、实之别,颜老认为臌胀多属本虚标实之证,慎勿浪用攻伐,每以禹余粮丸化裁治之。禹余粮丸为《三因极一病证方论》卷之十四方,原书主治"十肿水气",以禹余粮、针砂、蛇含石除癥消胀、转利水气为君;臣以桂、附、姜、大茴香,离照当空,温阳逐寒;佐以羌活、木香、青皮、白蒺藜疏通气机,当归、川芎、三棱、莪术活血通脉;使以茯苓、牛膝引水下行。诸药相配,共奏温阳逐水、通调气血之功。

[评述]　颜老认为臌胀未有不归肺、脾、肾三脏者。气臌、食臌为初起征象,水臌为中期征象,血臌为后期征象,虫臌则介乎中、后期之间。臌胀日久,每多虚实相兼,病机多属阳气汩没,阴气凝聚,气滞湿郁,血瘀成癥。《丹溪心法》卷三《臌胀三十九》谓"病者苦于胀急,喜行利药,以求通快,不知觉得,一日半日,其肿愈甚,病邪甚矣,真气伤矣。古方惟禹余粮丸……制肝补脾,殊为切当",原方亦载"兼以温和调补气血药助之",颜老受此启发,临证每加黄芪、党参、苍白术、白芍等扶助正气,若属实甚于虚者又宜急则治标,如水壅气促者加葶苈子、车前子,湿阻黄疸者加山栀、茵陈,肝功能损伤者加仙人对坐草、平地木等,随证而投,疗效满意。

（吕章明）

七一、益肾汤

1. **组成** 桃仁 9g,红花 9g,川芎 9g,白芍 9g,当归 9g,丹参 15g,益母草 30g,白茅根 9g,金银花 9g,板蓝根 9g,紫花地丁 9g。

2. **功效** 利水逐瘀,清热解毒。

3. **主治** 水肿。症见全身浮肿,或下肢浮肿,小便不利,大便干结,伴有头晕头痛,胸闷纳呆,腰膝胀痛,舌红苔黄腻,脉沉弦等,属瘀血内阻,湿热壅滞者。

4. **用法** 水煎服,一日二次。

5. **方解** 益肾汤方以桃红四物汤去生地易丹参活血化瘀,辅以益母草、白茅根以活血行水,共奏利水逐瘀;再佐以金银花、板蓝根、紫花地丁清热解毒,使全方更适合瘀热夹水湿而致的水肿证。

[评述] 慢性肾炎属于祖国医学"水肿""虚损""溺血"等范畴,唐宋以前多采用发汗、利小便、攻泻逐水三法,宋元以后医家则强调健脾补肾。颜老常用益肾汤加减治疗慢性肾炎,属于热毒瘀阻者。颜老认为瘀血阻于经络可致水液停滞,留于局部为患,血不利即为水,水湿之邪蕴于体内,日久不退,亦可致血流不畅而成瘀。因此,对于慢性肾炎水肿日久不退者,常取治水化瘀法与通利小便之药合而用之,活血化气利水,或用生黄芪与益母草同用,或以滋肾通关丸阴阳并施,或以杏仁、生紫菀、枇杷叶与小茴香上下并治;并重视化血为水之环节,用泽兰、益母草活血制水。开创从气血论治肾病之法。

(刘爱华)

七二、益心汤

1. **组成** 党参 15g,黄芪 15g,葛根 9g,川芎 9g,丹参 15g,赤芍 9g,山楂

30g,决明子 30g,石菖蒲 4.5g,降香 3g。

2. 功效 益气养心,行气活血,祛瘀止痛。

3. 主治 冠心病心绞痛。症见胸闷心痛,怔忡气短,劳则易发,神疲懒言,动则汗出,形寒喜暖,舌淡而胖,有瘀斑或瘀点,苔薄白,脉细弱,或迟,或见结脉、代脉。

4. 用法 水煎服,一日二次。

5. 方解 益心汤重用党参、黄芪益气养心为君;辅以葛根、川芎、丹参、赤芍、山楂、降香活血通脉为臣,君臣相配,旨在益气活血,使气足则助血行,血行则血瘀得除;少佐微寒之决明子,既可防君臣之药辛燥太过,又取其气沉之性,疏通上下气机,以增活血之力;使以石菖蒲引诸药入心,开窍通络化湿。诸药相配,共奏益心之功。若血瘀气滞,心痛如刺痛、绞痛者,加血竭粉、麝香粉、三七粉,等量和匀,每服 1.5g,以活血止痛;气机阻滞,胸部窒闷者,加枳壳 9g、桔梗 6g,一升一降,调畅气机,开通胸阳;心神失宁,心律不齐者,加琥珀粉、沉香粉各 1.5g,以宁神养心;阳微阴凝,胸痛剧烈,肢冷脉微者,加附子 9g,以温阳通脉,多能应手。

[**评述**] 冠心病心绞痛属"胸痹""真心痛"等范畴,临床以胸部闷痛,短气,喘息不得卧,甚至胸痛彻背,背痛彻胸为主症,其主要病机仲景用"阳微阴弦"概括之。此病之本为心气不足,胸阳不振;病之标为痰瘀交阻,气血逆乱。颜老治此疾要诀有三:一为益气培本,气行血行,宗气贯于心脉而行气血,气虚则血滞,气盛则血行,习用黄芪、党参培补宗气,使心脉充实而血液畅行;二为宣畅气机,升清降浊,每用葛根、川芎升散清气,用降香、决明子降泄浊气,一升一降,使清旷之区舒展;三为温通心阳,祛寒解凝,胸痹之根本乃阳气衰微,阴邪弥漫,须用附子温通心阳,取"离照当空,阴霾自散"之意。颜老拟益心汤,取补气与活血同用,通补兼施,固本清源,用于冠心病心绞痛,活人无算。

(张旻)

七三、炙甘草汤

1. **组成** 炙甘草 12g，生姜（切）9g，桂枝（去皮）9g，人参 6g，生地黄 50g，阿胶（烊化，冲服）6g，麦门冬（去心）10g，麻仁 10g，大枣（擘）10 枚。

2. **功效** 益气滋阴，通阳复脉。

3. **主治** 气阴虚弱，心脉失养证。症见心动悸，虚羸少气，虚劳肺痿，干咳无痰，动则短气，虚烦不眠，自汗盗汗，咽干舌燥，大便干结，舌红苔少，脉结代。

4. **用法** 水煎服，一日二次。

5. **方解** 炙甘草汤是《伤寒论·辨太阳病脉证并治》治疗心动悸、脉结代的名方。其证是由伤寒汗、吐、下或失血后，或杂病阴血不足，阳气不振所致。阴血不足，血脉无以充盈，加之阳气不振，无力鼓动血脉，脉气不相接续，故出现脉结代等症。方中重用生地黄滋阴养血为君，《名医别录·上品·干地黄》谓"补五脏内伤不足，通血脉，益气力"；配伍炙甘草、人参、大枣益心气，补脾气，以资气血生化之源；阿胶、麦冬、麻仁滋心阴，养心血，充血脉，共为臣药；佐以桂枝、生姜辛行温通，温心阳，通血脉，诸厚味滋腻之品得姜、桂则滋而不腻；用法中加清酒煎服，因其辛热，可温通血脉，以行药力，是为使药。诸药合用，滋而不腻，温而不燥，使气血充足，阴阳调和，则心动悸、脉结代皆得其平。

[评述] 颜老临床取炙甘草汤加减用于治疗心律失常，特发性病态窦房结综合征，病毒性心肌炎，低血压，窦性心动过缓等出现心悸，气短，脉结代，属阴血不足，心气虚弱证，疗效显著。方中生地黄性凉且润，量多易致泄泻，故便溏者宜慎之。若患者久病损伤心气，累及心阳，血液运行不畅，瘀血阻滞于心络，而出现心悸、怔忡者，颜老则取炙甘草汤合血府逐瘀汤治疗。

（韩鑫冰）

七四、栀子豉汤

1. **组成**　栀子 9g，豆豉 9g。

2. **功效**　清热除烦，宣发郁热。

3. **主治**　胸膈郁热为患之心胸憋闷甚或疼痛，不寐，胸痹，郁证等。症见胸中痞闷而烦躁，古人称之为懊㣴，可伴见郁郁寡欢，头晕，少寐，舌质红，苔薄黄或黄腻，脉数、滑、弦、浮。

4. **用法**　先煎栀子，再加豆豉，分为二服，日二次。

5. **方解**　栀子苦寒而性宣，能泻六经之邪热，通利三焦之气郁，宣中有清，苦泄折热而又宣畅郁结，主胃中热气；豆豉辛苦微寒，具解表、宣阳、化湿之功，宣展气机而开郁，透邪外出而不伤阳，有火郁发之之能。其气上浮，有宣透之功，主烦躁满闷。二者为伍，清热而不寒滞，宣透而不燥烈，为清宣胸中郁热，治心中懊㣴之良方。

[评述] 栀子豉汤是《伤寒论》治疗"反复颠倒，心中懊㣴"的名方，为治疗阳明热证之第一法。栀子苦寒，善清心胸烦热以解火郁；豆豉味苦，能升散邪热之结。两药相须，一宣一降，泻火除烦。核之临床，无论外感内伤，凡属心肝郁热所致的心中懊㣴，投之本方，均可取得"郁者达之"的疗效。

豆豉乃取黑豆加桑叶、青黛、苏叶、麻黄等发酵而成，其性由寒转温，功能解肌发表，配以山栀清热泻火，为海派中医治疗外感时病的辛散宣表之剂。颜老深得其旨，在治疗外感热病时，常取栀子豉汤为基本方，凡热甚者加黄芩、滑石，湿重者加厚朴、半夏，辨证投之，每能奏功。此外，栀子性滑向下，豆豉性浮上行，二药同用，升清降浊，调畅气机。颜老曾以本方外敷治疗癃闭。具体用法为黑山栀 9g，豆豉 12g，研末，用青葱一握，食盐一匙共捣成，外敷于脐下关元穴，随即患者小便通畅，腹胀等诸症也随之消失。气机畅达，溲能出矣。

（胡晓贞）

七五、镇肝熄风汤

1. 组成　怀牛膝 30g，生赭石 30g，生龙骨 15g，生牡蛎 15g，生龟甲 15g，生杭芍 15g，玄参 15g，天冬 15g，川楝子 6g，生麦芽 9g，茵陈 6g，甘草 4.5g。

2. 功效　镇肝息风，滋阴潜阳。

3. 主治　肝肾阴亏，肝阳上亢所致肝风内动之中风、头痛、眩晕等。症见头目眩晕，目胀耳鸣，脑部热痛，心中烦热，面色如醉，或时常噫气；或肢体渐觉不利，口角渐形㖞斜；甚或眩晕颠仆，昏不知人，移时始醒；或醒后不能复原，精神短少，或肢体痿废，或成偏枯，舌红，脉弦长有力。

4. 用法　水煎服，一日二次。

5. 方解　本方配伍特点在于重用镇潜诸药，辅以滋阴之品，镇潜以治其标，滋阴以治其本，标本兼顾，以治标为主。方中怀牛膝性味苦酸而平，归肝肾经，重用以引血下行，并有补益肝肾之效，用为君药；又用龙骨、牡蛎、龟甲、白芍益阴潜阳，镇肝息风，共为臣药；佐以代赭石降胃平冲，玄参、天冬滋阴清热，壮水涵木；肝喜条达而恶抑郁，故用茵陈、川楝子、生麦芽清泄肝热，疏肝理气，以利于肝阳的平降镇潜，均为佐药；甘草调和诸药，与生麦芽相配，并能和胃调中，为使药。全方共奏镇肝息风之效。

[评述]《素问·调经论篇》谓"血之与气并走于上，则为大厥"，若肝肾阴亏，肝阳偏亢，甚则肝阳化风，风阳上扰，气血逆乱，则眩晕耳鸣，甚则猝然跌仆，不知人事，半身不遂。镇肝熄风汤是张锡纯治疗这类证候的代表方，并为临床沿用至今。颜老认为本方仅适用于下虚上实、标急于本的病证，非内风之患、肝风内动之疾则不可妄投。因本方内重镇潜阳药众多，且剂量亦重，在具体运用时必须注意保护患者胃气，或伍以平胃散以运脾，或辅以二陈汤以化痰。此外，中风眩晕多夹痰盛者，可选加橘红、瓜蒌、天竺黄化痰清热；尺脉重按无力者，加熟地黄、山茱萸滋补肾元；心中热甚者，加生石膏、生山栀清热泻火；头痛明显者，加苦丁茶、夏枯草、菊花清泄肝火；大便不实者，去龟甲、代赭

石、玄参,加山药、乌梅益脾柔肝。

（孙春霞）

七六、真武汤

1. **组成** 附子 9g,茯苓 12g,白芍 9g,白术 9g,生姜 6g。
2. **功效** 温阳利水,健脾化湿。
3. **主治** 脾肾阳虚,水湿泛滥所致的心水、眩晕、心悸怔忡等心脑病症。
4. **用法** 水煎服,一日二次。
5. **方解** 本方为温阳利水之剂。方中以附子大辛大热,温壮肾中阳气,以散在里之寒水为君药;然主水在肾,制水在脾,故以茯苓、白术健脾化湿,扶土以制水泛,合附子温阳健脾以助运化,共为方中臣药;白芍敛阴和里,缓急止痛,利小便,并制熟附子、生姜之辛燥,使利水而不伤阴;生姜辛温,既助附子温阳散寒之力,又助术、苓温散水气之功,均为佐使之品。诸药合用,共奏温补脾肾、利水消肿之功。

[评述] 真武汤在《伤寒论·辨少阴病脉证并治》里是为少阴阳虚水泛而设,颜老应用本方治疗充血性心力衰竭,临床配合使用《素问·汤液醪醴论篇》中治水三法,即“开鬼门”“洁净府”“去宛陈莝”,对控制心衰有着积极的治疗效果。开鬼门即宣肺透表,此法可使肺气得宣,营卫因和,以求“上焦得通,溉然汗出”,作用在肺,每以真武汤为主方,加桑白皮、紫菀、葶苈子;洁净府意在行水利尿,使水邪从下消散,作用在膀胱,则加入五苓散、车前子、肉桂;去宛陈莝乃散结通络、活血化瘀之意。心力衰竭有紫绀证,肝肿大,静脉压增高,下肢浮肿,舌质紫黯等,均提示有瘀血存在,习于方中加益母草、泽兰叶化血为水。此外,颜老也常取本方治疗高血压、低血压、内耳眩晕证属阳虚阴盛者,颇有疗效。

（费鸿翔）

七七、指迷茯苓丸

1. **组成**　半夏曲 60g，茯苓（乳拌）30g，枳壳（麸炒）15g，风化硝 8g。姜汁糊丸，姜汤下。

2. **功效**　燥湿行气，软坚消痰。

3. **主治**　中脘留伏痰饮、痰流四肢之臂痛证。症见两臂疼痛，手不得上举，或左右时复转移，或两手疲软、手足麻木不知所措，或四肢浮肿，舌苔白腻，脉弦滑。

4. **用法**　水煎服，一日二次。

5. **方解**　指迷茯苓丸即《是斋百一选方》卷之五《治痰茯苓丸》所载茯苓丸者。本方原治臂痛，系因痰停中脘、上攻于臂所致。四肢皆禀气于脾，脾湿生痰，痰饮流于四肢，故见四肢疼痛，甚则浮肿。正如《是斋百一选方》卷之五《治痰茯苓丸》所云："伏痰在内，中脘停滞，脾气不流行，上与气搏，四肢属脾，滞而气不下，故上行攻臂。"此证切不可以风湿论治，误用风药，非但贻误病机，且可徒伤正气，唯以燥湿行气化痰之法为宜。方中半夏为君，燥湿化痰，和中化浊；茯苓健脾渗湿，与君药相配，既可消既成之痰，又绝生痰之路，为臣药；枳壳理气宽中，使气顺则痰消；然痰伏中脘，流注肢节，非一般化痰药所能及，故而加入味咸而苦之风化硝，取其软坚润下，既荡涤中脘之伏痰，又助消融四肢之流痰；更以姜汁糊丸，不但取其制半夏之毒，又可化痰散结，共为佐使药。

[评述] 今以肥甘过度者甚多，多有湿热盛行，酿成痰涎，痰涎为物，随气升降，而成非风猝厥者，若以外风例治往往乏效。颜老常取指迷茯苓丸与豨莶草配伍使用治疗中风，颇具效验。二者联用尤善攻击胸中痰饮，祛入脑之痰涎，配陈胆星、海浮石、白芥子、川贝母、天竺黄、石菖蒲，此法在《马培之医案》中有载，颜老每传为临诊秘笈；又流痰注于经络凝聚成结节，如瘰疬、乳核、乳癖及脂肪瘤之类者，投以此方亦能收获奇功，常配伍全瓜蒌、金橘叶、川郁金、象贝母、细青皮、夏枯草、制香附、黑山栀等；若两臂疼痛，疲软乏力，屈伸不利，

可配以川芎、羌活、防风、秦艽、桑枝、片子姜、制乳没等,疏通络道之顽痰,多能取效。

（屠执中）

参考文献

［1］颜乾麟.颜德馨中医心脑病诊治精粹［M］.北京：人民卫生出版社,2009

［2］胡泉林,王宇锋.颜德馨医案医话集［M］.北京：中国中医药出版社,2010

［3］魏江磊.颜德馨方药心解［M］.北京：人民卫生出版社,2010

［4］颜德馨.颜德馨诊治疑难病秘笈［M］.上海：文汇出版社,1997

［5］颜德馨.活血化瘀疗法临床实践［M］.昆明：云南人民出版社,1980

［6］颜乾麟,刘小雨.颜德馨论衡法［M］.北京：中国中医药出版社,2010

［7］邢斌,韩天雄.颜德馨内科学术经验薪传［M］.北京：中国中医药出版社,2010

［8］屠执中,艾静.颜德馨临证实录［M］.北京：中国中医药出版社,2010

［9］屠执中.颜德馨膏方精华［M］.北京：中国中医药出版社,2009

［10］黄全华,许佳年.颜德馨谈养生抗衰［M］.北京：中国中医药出版社,2010

［11］颜德馨.常见病的中医自诊和调治［M］.上海：上海教育出版社,2002

［12］颜德馨,颜乾麟.名医食疗方［M］.上海：上海教育出版社,2003

［13］韩天雄,邢斌.餐芝轩医集：颜氏三代医人耕耘录［M］.北京：中国中医药出版社,2009

［14］胡晓贞.颜德馨中医气血理论与临床实践［M］.北京：科学出版社,2015

［15］余小萍.颜德馨急性热病诊治从新［M］.北京：中国中医药出版社,2010

［16］孙春霞.颜德馨疑难病临证经验选［M］.北京：科学出版社,2015

［17］颜乾麟.中医气血证治学［M］.北京：中国中医药出版社,2015

［18］颜乾麟,韩天雄.海派中医颜氏内科［M］.上海：上海科学技术出版社,2015

［19］颜新.气血与长寿［M］.上海：上海科学技术文献出版社,2003

［20］颜德馨.中国百年百名中医临床家丛书·颜德馨［M］.北京：中国中医药出版社,2001

［21］颜德馨.颜德馨临床经验辑要［M］.北京：中国中医药出版社,2000

跋

颜老曾与我言"做文章著书立说要有创见,临诊疑而不决要有主见",我总结他的讲法"人云亦云我不云,众说纷纭我定论",他说"正是此义。我学生众多,承衣钵者不多,执中你为一个"。已是二十年前事,记忆犹新,恍若眼前。老师离开我们已逾两年,想起许多往事,我从翩翩少年遇到他老人家,今也垂垂老矣,抚今追昔,感慨系之。

颜老哲嗣乾麟兄,颜门女公子颜新教授发起编写《颜德馨用药经验集》之举,我请缨也撰述了一部分稿件,力述他老人家创见和主见之说,又审核了一部分主要由再传弟子撰写的文稿,发现年轻一代人都有很大长进,看到海派颜氏内科接力棒后继有人,又颇感欣慰。

想到这些就写出来,都是心里话,姑且作为本书的跋语吧。

餐芝轩入室弟子屠执中识
己亥年四月

病（症）名索引

（以汉语拼音为序）